实用临床外科学

主编　刘小红　马海军　贾登国
编者　张　红　方向东　石敬生

天津出版传媒集团

天津科技翻译出版有限公司

图书在版编目（CIP）数据

实用临床外科学 / 刘小红，马海军，贾登国主编．
— 天津：天津科技翻译出版有限公司，2017.11（2024.4重印）
ISBN 978-7-5433-3781-7

Ⅰ．①实… Ⅱ．①刘… ②马… ③贾… Ⅲ．①外科学
Ⅳ．① R6

中国版本图书馆 CIP 数据核字（2017）第 288228 号

出　　　版：天津科技翻译出版有限公司
出　版　人：刘子媛
地　　　址：天津市南开区白堤路 244 号
邮政编码：300192
电　　　话：022-87894896
传　　　真：022-87895650
网　　　址：www.tsttpc.com
印　　　刷：三河市华东印刷有限公司
发　　　行：全国新华书店
版本记录：787×1092　16 开本　16.25 印张　379 千字
　　　　　　2017 年 11 月第 1 版　2024 年 4 月第 2 次印刷
　　　　　　定价：98.00 元

（如有印装问题，可与出版社调换）

主 编 简 介

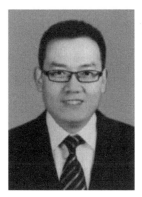

　　刘小红，1976 年生。甘肃环县人，博士学位。现任兰州大学第二医院 VIP 外科副主任医师。1996—2001 年就读兰州医学院五年制本科；2008—2011 年就读于兰州大学临床医学院专业外科学，获硕士学位，导师沈阳教授；2013—2016 年就读于兰州大学临床医学院，专业外科学，导师何晓东教授，获得博士学位。擅长普外科常见病的腹腔镜手术。

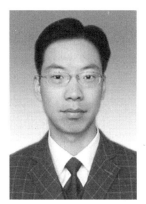

　　马海军，1977 年生，甘肃省临夏州中医医院骨伤科，主治医师。2003 年毕业于甘肃省广播大学临床医学专科，2008 年毕业于西北民族大学临床医学本科。从事骨伤科工作十余年。先后在甘肃省中医医院、天津医院进修。对四肢骨折、关节脱臼（手法复位及手术治疗）、腰腿痛、骨关节炎、腰椎骨折等有丰富的临床经验。发表多篇国家级、省级论文。

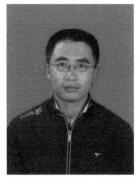

　　贾登国，汉族，甘肃临夏县人，1993 年毕业于甘肃省临夏州卫校医学专业，1999—2004 年进修于兰州大学医学院，2004 年毕业于兰州大学医学院临床医学专业，现任临夏州红台中心卫生院院长，兼外科副主任。经过多次进修和深造，掌握了扎实的理论知识，并且从事医疗工作二十余年，积累了丰富的临床经验，尤其擅长外科手术及外科各种疑难杂症的诊断及治疗，得到广大患者的好评，现已成为本地区外科知名专家。

前　言

外科学是现代医学的一个科目，主要研究如何利用外科手术方法去解除患者的病原，从而使患者得到治疗。随着自然科学的迅速发展，临床外科诊治技术也取得了相应的进步，对人体各系统、各器官的疾病在病因和病理方面获得了比较明确的认识，诊断方法和手术技术也在不断改进。临床外科医师只有不断地学习本学科前沿知识，才能与时俱进，不断创新，跟上医学发展潮流，从而提高诊疗水平和规范医疗行为，更好地为患者解除病痛。为了反映当前临床外科最新研究成果，更好地为临床工作服务，我们在广泛参考国内外最新文献资料的基础上，结合多年的临床经验编写了《实用临床外科学》。

本书共分四章，分别介绍了常见疾病的腹腔镜手术、常见的骨科疾病、阑尾手术、包皮手术等方面的内容。本书内容丰富，文字简练，实用性强，力求全面总结临床外科领域的最新理论、研究进展、临床诊治的核心技术和关键手段，适合于临床外科一线工作者参考，有利于指导解决在工作中遇到的实际问题。

由于编者水平和时间有限，要在有限的篇幅内写成一部全面、准确且要反映最新进展内容的专著，实非易事，敬请广大读者批评、指正。

目　录

第一章 常见疾病的腹腔镜手术

第一节 腹腔镜概述

与电子胃镜类似，是一种带有微型摄像头的器械，腹腔镜手术就是利用腹腔镜及其相关器械进行的手术。使用冷光源提供照明，将腹腔镜镜头(直径为 3 ~ 10 mm)插入腹腔内，运用数字摄像技术使腹腔镜镜头拍摄到的图像通过光导纤维传导至后级信号处理系统，并且实时显示在专用监视器上。然后医生通过监视器屏幕上所显示患者器官不同角度的图像，对患者的病情进行分析判断，并且运用特殊的腹腔镜器械进行手术。

一、发展历史

1901 年，俄罗斯彼得堡的妇科医师 C.O.ott 在腹前壁做一小切口，插入窥阴器到腹腔内，用镜头将光线反射进入腹腔，对腹腔进行检查，并称这种检查为腹腔镜检查。同年，德国的外科医师 Kelling 在狗的腹腔内插入一根膀胱镜进行检查，并称这种检查为腹腔镜的内镜检查。1910 年，瑞典斯德哥尔摩的 Jacobaeus 首次使用腹腔镜检查这一名词，他用一种套管针制造气腹。1911 年，美国 Johns Hopkins 医院的外科医师 Bernhein 经腹壁的切口把直肠镜插入腹腔，用发射光做光源。1924 年，美国堪萨斯的内科医师 Stone 用鼻咽镜插入狗的腹腔，并推荐用一种橡胶垫圈帮助封闭穿刺套管避免操作中漏气。1938 年，匈牙利的外科医师 Veress 介绍了一种注气针，可以安全地做成气胸；在做气腹时，可以防止针尖损伤针下的内脏。用折中安全穿刺针制作气腹的主张被普遍接受，并沿用至今。真正针对性腹腔检查术的发明者是德国的胃肠病学家 Kalk，他发明了一种直前斜视 135° 的透镜系统。他被认为是德国的诊断肝脏和胆囊疾病的腹腔镜检查术的奠基人。他于 1929 年首先提倡用双套管穿刺针技术。1972 年，美国妇科腹腔镜医师协会计划在以后几年中要完成近 50 万例的腹腔检查，这种检查法已被妇科医师广泛接受。洛杉矶的 Cedars-Sniai 医学中心有近 1/3 的妇科手术使用了诊断或治疗的腹腔镜技术。1986 年，Cuschieri 开始做腹腔镜胆囊切除术的动物实验，1988 年，首届世界外科内镜代表会议上他报道了一例实验动物用腹腔镜施行胆囊切除术获得成功，于 1989 年 2 月应用于临床。在人身上首次用腹腔镜做胆囊切除获得成功的法国外科医师 Philipe Mouret，1987 年他在用腹腔镜治疗妇科疾病的同时给同一个患者做了病变胆囊切除手术获得成功，但未报道。1988 年 5 月，巴黎的 Dubois 在开展猪的腹腔镜胆囊切除手术实验基础上也应用于临床，其结果在法国首先发表，并在 1989 年 4 月美国消化内镜医师协会的年会上放映了手术录像，一举轰动了世界。它首先震动了美国的外科界，在美国兴起了腹腔镜胆囊切除手术的热潮，使腹腔镜胆囊切除术从动物实验、临床探索阶段进行到临床发展阶段。1991 年 2 月，荀祖武完成中国第一例腹腔镜胆囊切除术，这也是中国第一例腹腔镜外科手术。10 年来，中国已开展 40 多类腹腔镜外科手术，病例已超过 100 多万。

二、术后调养

(一) 伤口护理

通常腹腔镜的伤口在肚脐处是一厘米长，在下腹部侧则各为 0.5 厘米的伤口，在手术完后，一厘米的伤口通常或做简单的缝合，此时可能使用可吸收线或不可吸收线缝合，若使用不可吸收线缝合，则应于手术后 7 天予以拆线，若用吸收线缝合则不需拆线；至于 0.5 厘米的伤口，使用透气的胶布贴合就可，但有时为增加伤口愈合的整齐性，也可能用缝针，简单的缝合。对于这些伤口的护理，要注意的是保持伤口清洁、干燥，等伤口完全愈合后 (约 10 天)，方可淋浴或弄湿。最重要的是，因腹腔镜的患者，住院天数极短，所以患者返家后，每天一定要注意伤口有无红、肿、热、痛的现象，以防感染发炎的发生，不过腹腔镜术后伤口的发炎相当少见。

(二) 阴道出血

手术时为了使卵巢、输卵管及子宫的背侧检查清楚或提供足够空间手术，通常都会由阴道放置子宫支撑器 (未婚者不用)，来调整子宫的位置，因而术后会有少量的阴道出血，这是正常的。不过倘若阴道出血超过两周，就要请教医师，有无异常的现象。至于做腹腔镜子宫全切除手术的患者，因阴道顶部在切除子宫后，会做断端的缝合，因而两周内的褐色出血仍属正常。要注意的是，在 8 周内若行房或拿重物，容易造成伤口的愈合不良引起断端出血，因此，应避免之。

(三) 生活起居

维持舒适的生活，并做微量的运动，有助于身体的康复，施行腹腔镜输卵管手术及腹腔镜卵巢手术的患者，在手术后两周应可恢复往日的正常的作息，而施行子宫全切除术者，除了在手术初期 (两周内) 应避免骑马、骑脚踏车、久坐，以免骨盆腔充血，造成术后的不适外，要特别注意，避免提超过 5 千克的物品，或增加腹部负担的活动，满 8 周后，再依个人体力与体质，逐渐加重运动量，如此可减少因暂时性骨盆腔支撑减少所造成的日后不适。

(四) 营养摄取

手术后的营养摄取原则上都是一样的，要多摄取水分以补充手术时体液的丧失。通常腹腔镜手术恢复清醒后，应该都可以恢复进食，起先，先喝些温开水，没有不适应的现象，就可以开始进流质的食物 (如稀饭)，隔天就可恢复正常的饮食，由于伤口的愈合需要利用蛋白质，因此要摄取高蛋白质的食物 (如，鱼、瘦肉、蛋……)，以加速伤口的愈合，并避免刺激性的食物，以免刺激胃酸分泌造成肠胃的不适 (如，辣椒、烟、油、咖啡)。腹腔镜术后与一般开腹手术后最大的不同是，因手术中需灌入二氧化碳，以造成气腹方便操作，所以术后容易有残存的二氧化碳气体在腹内，因此术后宜增加蔬菜及高纤维质的水果的摄取，并避免食用产气的食物，如地瓜、豆类、洋葱等，如此可以减少术后腹胀引起的不适。至于较大的手术，如子宫切除手术、子宫颈癌根除手术……因为麻醉时间较长加上手术时间较长，造成肠胃道吸收的气体也较多，比较容易有腹胀的现象，所以 24 小时后再进食比较合适，对于术后容易恶心、呕吐及特异体质的患者，也不需勉强自己进食，待麻醉完全消退后再行进食就可以。

(五) 导尿管的放置

属于门诊的腹腔镜手术，通常不需术前经由尿道放置导尿管于膀胱，而会改成麻醉后再置入，且于术后移除，至于较大的腹腔镜手术或住院性手术，通常会在术前放置导尿管，如此可避免手术中的膀胱损伤，也可以避免术后患者需马上起床解尿，造成伤口疼痛的现象。可见导尿管的放置主要是帮助术后的患者，减少术后移动的不适，因此，只要患者术后觉得恢复很好，可以起身如厕就可以请求医师移除导尿管后自己试行解尿，解尿有困难时再行导尿就可。一般较大的腹腔镜手术，我们习惯将尿管留置2个小时后再移除，以使让患者能得到充分的休息，不必去担心如厕的民生大事。

（六）性生活

一般腹腔镜手术者，在两周后即可恢复正常的性生活，而一般不孕症患者，进行输卵管检查及整形手术者，有时为配合排卵的时间，则一周后也可进行同房，不过行房时不宜太过激烈才行。至于行腹腔镜子宫全切除术者，因为不仅腹部有伤口，在阴道的顶部也有缝合的伤口，因此行房的时间要延后，等休息8周之后，伤口愈合完全，深层骨盆腔的组织也复原了才可行房。但需注意的是，有些妇女会担心：伤口是否会因行房而裂开及丈夫是否会有不良的感受？要注意的是阴道分泌量会较以往减少，因此性前戏的时间要增长，并采用较温和的动作，并给予配偶多些精神上的支持，如此性生活并不会因手术后而有所改变的。由于动过腹腔镜手术的腹部，几乎看不出任何的伤口，因此若不想让丈夫知道自己已经子宫全切除，对方是无从得知的。

三、妇科手术

（一）适应范围

腹腔镜手术多采用2～4孔操作法，其中一个开在人体的肚脐上，避免在患者腹腔部位留下长条状的瘢痕，恢复后，仅在腹腔部位留有1～3个0.5～1厘米的线状瘢痕，可以说是创面小、痛楚小的手术，因此也有人称之为"钥匙孔"手术。腹腔镜手术的开展，减轻了患者开刀的痛楚，同时使患者的恢复期缩短，是近年来发展迅速的一个手术项目。

女性不孕症的原因中，有15%～30%是由子宫内膜异位症所引起的，30%～40%是由于输卵管阻塞或是粘连引起的输卵管狭窄造成的。导致输卵管阻塞最常见原因是输卵管或盆腔腹膜炎症所致。当输卵管由于淋球菌感染、结核菌感染、衣原体感染、支原体感染或其他细菌感染，使输卵管发炎时，可破坏输卵管内膜上皮组织，使输卵管闭塞，炎症可以使输卵管黏膜破坏而形成瘢痕，引起管腔狭窄或阻塞。输卵管阻塞直接导致精子与卵子无法结合，而引起不孕。

随着医学科技的发展，目前，腹腔镜已成为女性不孕症必不可少的检查和治疗手段。腹腔镜技术是一种微创手术，它使医生可以清晰地看到盆腔及腹腔内的组织和脏器情况，可以迅速明确诊断，还可在腹腔镜下进行必要的手术治疗。腹腔镜直视下可进行输卵管通液术，通液量大，疏通效果好；同时也可在输卵管伞端行造口术，消除伞端积水、粘连、盆腔粘连分离；实施卵巢巧克力囊肿剥除术及多囊卵巢打孔术等，能最大限度地减少患者因其他手术造成的各种损伤，且住院时间短，手术安全，恢复快。在现代领域被称为"保存生命质量的手术"。在实施腹腔镜手术的同时，也可将子宫内膜异位症的病灶剔除或将轻微的输卵管粘连分解和分离，不影响输卵管功能，使女性受孕的机会大大增加。

1. 有手术治疗的指征，肌瘤＞5 cm。
2. 子宫大小为妊娠3～4个月以内，原则上不超过4个月妊娠大小。
3. 子宫与周围器官组织无致密粘连。
4. 特殊部位的肌瘤需慎用（阔韧带肌瘤、宫颈肌瘤等）。
5. 单纯子宫肌瘤的切除术。

6. 子宫全切术。

7. 子宫次全切术。

8. 筋膜内子宫切除术。

9. 腹腔镜辅助阴式子宫切除术

10. 辅助生育手术；腹腔镜下卵细胞的收集；配子输卵管内移植。

11. 子宫内膜异位症的治疗。

（二）注意事项

在外科手术向微创方向发展的今天，腹腔镜技术已广泛应用于临床各科，在妇科的应用范围也日益扩展。其中有宫外孕、子宫肌瘤、畸胎瘤、多囊卵巢综合征等疾病。这种技术具有不开腹、创伤小、恢复快、术后疼痛轻等优点，而且缩短了住院天数，腹部不留蚯蚓状瘢痕，有美容效果等。但是，腹腔镜手术毕竟是一种手术，做这种手术的患者，在手术前后还是应当注意一些问题，以使这一"腹壁不开刀手术""腹腔内手术操作与开腹手术大致相同"手术达到满意的效果。

经妇科医师确诊属于腹腔镜手术适应证，并做这种手术后，要注意个人卫生，对脐部要用温水洗干净，最好用棉棒蘸肥皂水或植物油将脐孔内的污垢去除。在饮食方面，术前一天应以清淡、易消化食物为主，切忌大鱼大肉，以防引起术后肠胀气。同时，要做好思想准备，调整心理状态，保证充足睡眠。必要时遵医嘱口服镇静药物。

四、手术过程

（一）人工气腹

于脐轮下缘切开皮肤 1 cm，由切口处以 45° 插入气腹针，回抽无血后接一针管，若生理盐水顺利流入，说明穿刺成功，针头在腹腔内。接 CO_2 充气机，进气速度不超过 1 L/min，总量以 2～3 L 为宜。腹腔内压力不超过 2.13 KPa(1 mmHg=0.133 KPa)。

（二）套管针穿刺

腹腔镜需自套管插入腹腔，故需先将套管针刺入。腹腔镜套管较粗，切口应为 1.5 cm。提起脐下腹壁，将套管针先斜后垂直慢慢插入腹腔，进入腹腔时有突破感，拔出套管芯，听到腹腔内气体冲出声后插入腹腔镜，接通光源，调整患者体位成头低臀高 15° 位，并继续缓慢充气。

（三）腹腔镜观察

术者手持腹腔镜，目镜观察子宫及各韧带、卵巢及输卵管、直肠子宫陷凹。观察时助手可移动举宫器，改变子宫位置配合检查。必要时可取可疑病灶组织送病理检查。

（四）取出腹腔镜

检查无内出血及脏器损伤，方可取出腹腔镜，排出腹腔内气体后拔除套管，缝合腹部切口，覆以无菌纱布，胶布固定。

（五）腹腔镜检查后处理

1. 应给予抗生素预防感染；

2. 缝合腹部切口前虽已排气，腹腔仍可能残留气体而感肩痛和上腹部不适感，通常并不严重，无须特殊处理。

五、发展阶段

(一)盆腔镜

1901年，俄国的妇科医生 D.O.ott 也在额镜照明下切开阴道后穹隆放入膀胱镜观察了一位妇女的腹腔。这是首例盆腔镜。

(二)诊断性腹腔镜

1910年，Jacobaeus 首次应用了套管穿刺针插入腹壁和通过套管将空气输入腹腔，然后放入膀胱镜进行检查。1944年，法国的 Raoul Palmerjiang 将腹腔镜正式应用于妇科领域，对大量不孕患者做了检查并制订了腹腔镜的操作常规。在1963年出版了专著，系统地介绍腹腔镜下一些比较简单的操作，如输卵管通气、通液术；简单的脏器粘连分离术；输卵管电凝绝育术；子宫内膜异位灶电凝、电灼术等。

(三)手术腹腔镜

进入20世纪70年代后，由于冷光源、玻璃纤维内镜的发明，德国 Semm 的人工气腹监护装置——自动气腹机问世，至此腹腔镜手术轰轰烈烈地发展起来。因为它损伤小、无须剖腹手术，很快被医生和患者双方面接受。1980年，美国的 Nezhat 医生开始使用电视腹腔镜进行手术。使手术术野清晰地展现在荧屏上，扩大了视野，许多医生可以同时看到手术过程，利于技术的交流和研讨，也便于助手的配合和麻醉医生的协助。80年代后期德国的 Kurt Semm 教授发明创造了许多新的手术器械和技术。如镜下缝合器械、冲洗泵，各种钳、剪、组合粉碎器、切割器等。现在镜下止血的手段多种多样：有单极电凝、双极电凝、结扎套圈、内缝合技术、钛夹、吻合器等技术的进步使更复杂的手术在镜下完成。1988年，Reich H 做了第一例腹腔镜下全子宫切除术，此后妇科手术范围越做越大，几乎90%的妇科手术均可在腹腔镜下完成。

六、适应证

(一)急腹症

1. 异位妊娠

腹腔镜作为诊断手段，及时、准确且能融合诊断和治疗为同一过程，故广泛应用于妇科领域。它可用于诊断早期未破裂型、早期流产型异位妊娠以及因症状不典型而难以诊断的陈旧性异位妊娠，减少因延误诊断带来的恶果，免除不必要的剖腹探查术。从而大大减少腹腔内出血量，减少休克与输血的发生率，最大限度收集腹腔内积血，达到自体输血的目的。使严重威胁生命安全的异位妊娠转变为对健康危害较小的轻型疾病，也为保守性治疗奠定了基础。

2. 卵巢囊肿破裂

最常见的病因为黄体囊肿或子宫内膜异位囊肿破裂。腹腔镜可根据病变性质及盆、腹腔并发症决定手术方法。

3. 附件扭转

是较罕见的妇科急诊，几乎只在单侧发生。卵巢或输卵管良性肿瘤是导致扭转最常见的原因。恶性肿物也可引起附件扭转，腹腔镜下可明确诊断。

4. 出血性输卵管炎

镜下可见双侧输卵管增粗、充血，并有血液自输卵管伞端流出。

5.外伤后或手术急性腹腔内出血

在妇科或外科急腹症时，若鉴别诊断有困难，即可做腹腔镜检查。对于可疑患者，应倾向于做诊断性腹腔镜检查，其对患者的侵袭影响明显小于剖腹探查术。

（二）慢性盆腔痛

慢性盆腔痛在临床常因无阳性发现而难以明确诊断。但在腹腔镜下可发现多种病变，包括绝育术后原因不明的疼痛。最常遇到的病变是子宫内膜异位症，约占30%。在腹腔镜下也可诊断卵巢囊肿、子宫骶骨韧带增厚、输卵管卵巢静脉曲张、盆腔粘连、盆腔瘀血综合征等。尤其是盆腔瘀血综合征，腹腔镜下若见阔韧带静脉增粗曲张或呈球状、阔韧带底部有陈旧性撕裂，即可明确诊断。但仍有40%的慢性盆腔痛患者腹腔镜下无异常发现。

（三）不孕症

对不孕妇女的腹腔镜检查，有助于查明不孕原因，制订治疗方案，主要包括：

1.输卵管病变

输卵管阻塞是女性不孕的重要因素，占40%～60%。通过腹腔镜检查评价输卵管性不孕应包括诊断输卵管粘连、输卵管积水及输卵管的蠕动状态。经子宫腔注射亚甲蓝，观察亚甲蓝从伞端溢出情况，判断输卵管通畅度最为直观、准确，同时亦可了解输卵管阻塞部位及阻塞程度。

2.盆腔病变

（1）盆腔粘连：尤其是输卵管与卵巢或子宫周围可能发生不同程度的粘连，在腹腔镜下可根据粘连的范围、纤维束的厚薄确定粘连松解术的指针。

（2）子宫内膜异位：以往子宫内膜异位的诊断主要依靠病史和体征，误诊率高达40.7%，漏诊率为17.8%。腹腔镜是诊断子宫内膜异位症的"金标准"，在早期诊断的同时可行有效的治疗。

（3）排卵障碍：通过腹腔镜了解卵巢是否为多囊卵巢或卵巢未破裂卵泡黄素化综合征。

（4）内生殖器畸形：腹腔镜检查可确诊卵巢缺如或发育不良及子宫畸形。

（四）子宫肌瘤

子宫肌瘤切除的一个很重要步骤是术前评估肌瘤直径、数目和定位。根据评估结果，术前使用 GnRH-α 治疗，以使肿瘤缩小，便于手术操作、减少术中出血，同时因闭经 3 个月 还可改善术前贫血状态。但用诊断性腹腔镜发现的无症状性肌瘤，不是肌瘤切除术的适应证。

（五）盆腔包块鉴别

腹腔镜检查在妇科领域中广泛应用，其中最主要的适应证就是盆腔包块的鉴别诊断。包块是良性还是恶性；是赘生性还是非赘生性；是来自子宫还是卵巢，还是来自肠道等。这一系列问题，虽然通过临床症状、体征结合辅助检查可以得到初步诊断，但在某些不易鉴别的情况下，借助腹腔镜，这些问题就可以迎刃而解。

（六）疾病

适合内分泌及功能性疾病，原发性、继发性闭经及月经稀少等可通过腹腔镜检查了解卵巢发育状态，有无卵巢早衰，并同时可以活检证实。

（七）妇科恶性肿瘤

1. 卵巢癌

卵巢癌由于缺少早期的临床症状，致使 70% ～ 80% 的患者就诊时已属晚期。因此，腹腔镜检查是一项很好的诊断及鉴别诊断手段。

2. 鉴别卵巢转移性癌

卵巢转移性癌临床并不少见，约占卵巢恶性肿瘤的 10% 左右，主要表现为包块、腹水等，与卵巢原发癌很类似。通过腹腔镜检查取活检进行病理诊断，可鉴别原发或转移癌。

3. 妇科肿瘤的分期及再分期

通过腹腔镜检查对腹腔内脏器的受累情况进行评估，根据病变的程度来划分期别，指导治疗。尤其是对于腹腔的某些部位，腹腔镜有其特有的优点，如横膈上的病灶，比开腹探查有时可以观察得更清楚。

（八）不孕症

随着现代高科技的发展，仪器和器械不断改进，腹腔镜技术不断进步，这种技术正在不断地完善与进步。

微创手术是最大限度减少患者损失的手术，是 21 世纪的手术方法，腹腔镜技术就是这种微创手术，在现代如妇科领域被称为"保存生命质量的手术"，已经广泛应用于妇科临床，在不孕症的诊断和治疗方面，有助于查明不孕原因并进行手术矫治。

1. 输卵管病变

输卵管病变是女性不孕的重要因素，因输卵管或卵巢炎性粘连及病变的不孕患者，由于输卵管欠通畅和生理的异常而妨碍精子上游，卵子摄取或受精卵运送，常用的手术有腹腔镜下输卵管伞端造口术手术，输卵管周围粘连或盆腔粘连松解术等。但缺点是对输卵管间质部、峡部、壶腹部堵塞及狭窄无法观察及治疗。个别医院的医生无原则的扩大腹腔镜的适应证对输卵管间质部、峡部、壶腹部堵塞及狭窄通而不畅进行腹腔镜治疗是错误的。

2. 子宫内膜异位

腹腔镜治疗的主要目的是根据子宫内膜异位症病损，重建正常的盆腔解剖学，恢复盆腔环境。可分别进行异位电灼、囊肿穿刺、骶韧带病灶切除和腹腔镜下卵巢功能囊肿剔除术等。

3. 多囊卵巢综合征

与多囊卵巢综合征相关的主要问题是在排卵导致不育，手术目的在于去除排卵的机械屏障，导致激素产生减少，使激素水平正常化而恢复排卵，但其治疗效果不及卵巢楔形切除术，且由于电烧作用造成卵巢功能破坏及纤维化的程度加重。

七、子宫内膜

子宫内膜，顾名思义，应当生长在子宫。而当具有生长功能的子宫内膜组织，出现在子宫腔被覆黏膜以外的身体其他部位时，称为子宫内膜异位症。子宫内膜异位症是妇科的常见病和多发病，常见的异位部位是盆腔。凡育龄妇女有进行性痛经和不孕史，妇科检查时触及盆腔内有触痛性结节或子宫旁有不活动的囊性包块，即可初步诊断为子宫内膜异位症。为确诊此病，医生常给患者做 B 超检查或腹腔镜检查。子宫内膜异位症的治疗以手术和药物为主，手术切除异位内膜病灶迄今仍被认为是最佳的治疗方法。

自腹腔镜广泛应用于临床以来，对诊断和治疗盆腔子宫内膜异位症起到了积极作用。腹腔镜不仅可以发现早期疾病，还可在腔镜下治疗，即诊断和治疗同时进行，且避免开腹手术之弊，还可避免盲目用药延误病情。治疗子宫内膜异位症的药物较昂贵，并有一些副作用，患者需用药 3～6 个月。所以，现在治疗子宫内膜异位症首先应选腔镜下诊治，以求尽量去除异位病灶，然后用药巩固治疗。

根据腔镜手术范围的不同，可以分为如下 3 种：保留生育功能手术适用于年轻、有生育要求的患者。

手术范围为尽量切净或灼除内膜异位灶，但保留子宫及双侧、一侧或至少部分卵巢。常施行的手术有卵巢巧克力囊肿（子宫内膜异位症的一种）剥除术、盆腔粘连松解术、盆腔点状内膜异位灶灼除术，同时可行输卵管通液术（此术对解除因输卵管堵塞造成的不孕有益）。

保留卵巢功能手术将盆腔内病灶及子宫予以切除，以免子宫内膜再经输卵管逆行种植和蔓延到腹腔，但要保留至少一侧卵巢或部分卵巢，以维持术后患者的卵巢功能。此手术适于 45 岁以下但无生育要求的重症患者，术后应加用药物治疗。

根治性手术即把子宫、双侧附件（输卵管、卵巢等）及盆腔内所有的内膜异位灶予以切除，适于 45 岁以上近绝经期的重症患者，术后可不再用药。

八、并发症

腹腔镜手术的共有并发症系指在整个腹腔镜手术谱中都可能遇见的一些并发症，这些并发症并不局限于某一确定性的腹腔镜手术中。根据其发生的原因，大致可分为以下两类。

（一）腹腔镜手术的特有并发症

此类并发症仅见于腹腔镜手术，而在传统的术式中是不会发生的。这类并发症主要有：

1. 与气腹相关的并发症。如高碳酸血症，皮下气肿，气体栓塞等。

2. 腹腔穿刺相关并发症。如腹内空腔或实质性脏器损伤，腹膜后大血管损伤等，经穿刺孔疝出的戳孔疝也应归于此类并发症。

3. 腹腔镜专用手术器械性能缺陷或使用不当所致的并发症，如电热损伤引起的胆管缺血性狭窄，高频电流的"趋肤效应"造成的空腔脏器穿孔。

（二）腹腔镜手术的传统并发症

此类并发症本质上与传统术式的并发症是一致的，但其发生的原因、概率、严重程度、处理办法及转归却又不尽相同，如切口与腹内感染、肿瘤术后的腹内或腹壁种植、胆道损伤、术后出血等。

九、妇科手术

（一）损伤

卵巢、输卵管粘连往往是盆腹腔粘连的一部分。所以，多同时有肠管和大网膜与腹膜、子宫的广泛粘连。手术时有两处易造成损伤。一是气腹针穿刺和进第 1 个穿刺套管时。此时易损伤粘连于此的大网膜和肠管。预防办法是按操作要领穿刺，如估计粘连严重，可采用开放式腹腔镜插管技术。二是分离肠管与其他器官的粘连时，特别是子宫内膜异位症，过去盆腔手术史或严重的盆腔感染引起的严重粘连易造成肠道损伤。因此，预计盆腔有严重粘连，术前应做肠道准备。术中尽量使用水分离和剪刀锐分离，看清解剖关系，分离时由浅入深，由疏松到致密。

忌用暴力下推直肠的方法，易造成直肠撕裂伤。对子宫直肠窝封闭的患者，可用卵圆钳，钳夹一块纱布自阴道后穹隆上推 (或助手用手指上推) 有助于术者分辨两者之间的关系。

（二）输尿管损伤

当卵巢输卵管与侧盆壁或子宫骶骨韧带附近的腹膜有严重粘连时，如操作不当，会引起输尿管的损伤。它可以是器械引起的，也可以是电损伤。可以是完全性的横断，也可以是部分性损伤。后果与损伤的程度，发现的早晚，处理是否及时得当有关。一旦发现损伤或可疑损伤，应请泌尿外科会诊，以便能及时正确处理，否则将会造成严重后果。预防的关键是医师对输尿管在盆腔的解剖位置和易发生损伤的部位是否有充分的掌握，严重的盆腔粘连常导致盆腔腹膜的增厚、不易辨别其下方输尿管的走行，贸然分离、结扎、止血易造成输尿管被切断或电损伤。此时应先打开后腹膜找到输尿管，看清其走行方向及与粘连部位的关系后，再行松解术。另一办法是术前先插输尿管导管，对辨别输尿管位置有一定帮助。术式评价：单纯的卵巢、输卵管粘连似乎并不多见，往往还有盆腔其他脏器的粘连。或者反过来说卵巢输卵管粘连往往是盆腔粘连的一部分。因此将其称为盆腔粘连松解术应更为贴切。两者所遵循的手术原则、操作要领和技巧都是相同的，只不过后者所涉及的范围更广一些。本术式虽然只涉及粘连的松解，实则是其他腹腔镜手术之基础和腹腔镜手术的难点之一。首先，粘连松解所使用的所有技巧如钳夹、牵拉、暴露、分离、剪开、电切、电凝、缝扎等均是腹腔镜手术的基础，掌握不好，其他手术就无从说起。其次，盆腔粘连不解决，各组织器官解剖位置不清，强行进行其他手术，可能会造成更严重的损伤，实为手术之大忌。再次盆腔粘连往往是不孕症和慢性盆腔痛患者，如果粘连解决不好或术后造成更严重的粘连，则真是违背了本手术的初衷。因此要求术者熟练掌握腹腔镜手术的各种技巧，熟悉盆腹腔重要脏器的解剖关系及能够及时发现异常并进行有效的处理。所以，本手术不适于初学者。

第二节　腹腔镜手术的麻醉

一、腹腔镜手术麻醉特点

（一）气腹对呼吸功能的影响

1.CO_2 气腹对呼吸功能的影响

CO_2 气腹所引起肺的病理生理变化与气腹压力直接相关。由于气腹引起腹内压力与容积的增加，使膈肌上抬、运动受限，致呼吸道峰值压力增加，肺顺应性和肺活量降低。且因压迫肺基底段，而降低功能残余气量，致通气 / 血流 (V/Q) 失调，这可解释在腹腔镜过程中，患者处于自主呼吸时，可出现相对的低氧血症。增加腹内压还可通过膈肌传到胸腔，导致胸膜腔内压成比例地轻度增加。

以 CO_2 作为气腹时呼吸功能变化与单纯腹部膨胀不同，具有明显的呼吸刺激作用，如在硬膜外麻醉下，CO_2 气腹妇科腹腔镜患者表现为潮气量 (VT) 和呼吸频率 (f) 显著增加，呼气末二氧化碳分压 ($PETCO_2$) 不变，VT、f 的变化即为 CO_2 刺激呼吸所致。无论是自主呼吸还是控制呼吸，气腹都干扰呼吸生理。当自主呼吸状态下行气腹，患者 V，降低，f 增加，氧分压 (PO_2) 显著增加，受镇静药影响较轻。气管内全身麻醉虽可避免自主呼吸状态下的呼吸功能紊乱，但可使原已升高的气道压进一步增加，肺顺应性降低，胸腔内压也相应增加，减少回心血量和心排血量；不论何种体位，因气腹而膈肌和隆突向头侧移位，若气管导管近端固定，导管尖端可移位或进入支气管内。

2. 术后肺功能变化

开腹手术后由于切口疼痛，膈肌活动受限可致呼吸浅快，使功能余气量 (FRC) 和肺活量 (VC) 降低出现低氧血症。硬膜外镇痛完善可使 CO_2 气腹后 FRC 和 VC 增加。评估膈肌及胸廓活动能力可分别测定胃内压及胸膜腔内压，对膈肌活动的影响取决于手术范围。开腹手术后两天内胃内压明显降低，一周后逐渐恢复，而胸膜腔内压无变化，FRC 变化与上述变化相似。腹腔镜胆囊切除术 (LC) 术后 VC 及补呼气量 (FEV) 明显减少，提示膈肌吸气功能有变化。LC 术后肺功能恢复较开腹手术快，前者 5 天，后者 10～12 天恢复。FEV25%～75% 反映呼气流速，开腹胆囊切除术后第二天 FEV25%～75% 测定减少 50%，LC 仅减少 25%，LC 术后当天 FRC 呈短暂减少 20%，而开腹胆囊切除术则减少 34%，老年、肥胖及吸烟者 FRC 减少更明显，FRC 减少术后易发生肺不张及肺炎。

(二) 气腹对循环功能的影响

气腹对循环的功能影响有：①直接压迫心脏，造成心脏舒张障碍；②胸腔内压升高使静脉回流量降低；③压迫腹主动脉及交感神经使血管收缩。即气腹使心搏出量减少，以增加末梢血管阻力来维持血压，麻醉诱导后常有血压轻度下降，气腹后可逆转。另外，麻醉、体位的变化、腹内压增高、神经内分泌反应及 CO_2 吸收等相互作用均可使血流动力学发生变化。气腹前麻醉诱导及头高位使心脏指数 (CI) 减少 35%～40%，头高位 CO_2 气腹初期 CI 进一步减少至患者清醒时的 50%。平卧位行 CO_2 气腹 CI、射血分数 (EF) 及心率无明显变化。气腹后头高位心率、射血分数不变，但 CI、SV 减少。全麻诱导及头高位使心脏充盈压 (肺动脉嵌压、右房压) 明显降低。多数学者报道，气腹时平均动脉压 (MAP) 增加，心脏后负荷伴左室壁压力增加，体循环阻力 (SVR) 明显增加，气腹早期更明显，气腹后 10～15 分钟有部分恢复。左心室每搏做功指数继发性增高，使心肌需氧增加。气腹还可引起心律失常，快速充气更是如此。常见的心律失常为反射性窦性心动过缓，而心搏骤停、房室分离及结性心律可见于保持自主呼吸的妇科手术患者。

(三) CO_2 气腹对血气的影响

CO_2 气腹时易经腹膜大量吸收入血，进而提高血清 CO_2 水平，导致高碳酸血症，临床上用 $PetCO_2$ 监测能够早期发现 $PetCO_2$ 上升；通常 $PETCO_2$ 可反映动脉血 CO_2 分压 (PCO_2)，而且 $PCO_2 > PetCO_2$，但是 CO_2 气腹时，$PETCO_2$ 常 $> PCO_2$。对无心肺疾患的患者，CO_2 气腹所致的轻度高碳酸血症可能不具有临床意义，但在合并严重心肺疾患、高代谢、严重通气障碍时，极易发生高碳酸血症和酸血症。

(四) 气腹对神经、内分泌及代谢的影响

尽管腹腔镜手术对神经、内分泌的影响明显轻于同类开腹手术，但 CO_2 气腹作为一种刺激，仍然可引起机体明显的应激反应，表现在激活下丘脑 - 垂体 - 肾上腺腺轴，引起相应的内分泌激素释放。气腹时血浆肾素、血管加压素及醛固酮明显升高，可能与腹压增高，压迫腹腔血管，使心输出量和肾血流量减少有关。

二、麻醉前准备

麻醉前准备包括四个方面，即患者、药物、器械和麻醉选择。

(一) 患者的准备

患者的准备，特别是老年患者重点应检查心、肺、肝、肾功能，对并存疾病，特别是高血压病、冠心病、肺部感染、肝功能损害、糖尿病等应给予全面的内科治疗。胆囊、胆道疾病患者常有水电解质、酸碱平衡紊乱、营养不良、贫血、低蛋白血症等继发性病理生理改变，麻醉前均应做全面纠正。麻醉前应禁食、禁水 8 小时，小儿可酌情缩短禁食禁水时间。上腹部手术应经鼻插胃管备术中减压。

(二) 麻醉前用药

其目的在于解除焦虑，提高痛阈，抑制腺体分泌，消除不利的反射和减少麻醉的副作用。麻醉前用药应因人而异。常用的方法是地西泮 10 mg、阿托品 0.5 mg 或东莨菪碱 0.3 mg 术前 30 分钟肌内注射。有人认为阿托品可引起不适，仅在术中因麻醉和手术操作引起明显迷走反射时应用，但笔者观察到经历腹腔镜手术的患者麻醉前用阿托品术前、术中、术后并无不适感。

(三) 器械准备

包括检查麻醉机、麻醉用气体和气源、监护仪和一般器械。

(四) 麻醉选择

麻醉选择可根据患者的情况、手术种类、性质、时间要求和麻醉医师的技术、能力、经验和医院的设备条件等多方面考虑。以快速、短效，能解除人工气腹不适，能避免 CO_2 气腹性生理变化为原则。可选择全身麻醉、硬膜外麻醉、局部麻醉或硬膜外麻醉加全身麻醉。

三、麻醉方法的选择

(一) 全身麻醉

1. 全身麻醉优点

腹腔镜手术多数人主张气管插管全麻，其优点是：采用气管插管及使用肌松药施行控制呼吸，有利于保证适当的麻醉深度和维持有效的通气，又可避免膈肌运动，有利于手术操作。在监测 $P_{ET}CO_2$ 下可随时保持分钟通气量，有效地排除 CO_2 气腹后吸收的 CO_2，使 $P_{ET}CO_2$ 在正常范围。麻醉可选用吸入、静脉或复合麻醉。

2. 诱导方法

腹腔镜手术的时间一般较短，因此要求麻醉诱导快、苏醒快、后遗症少。腹腔镜下的人工气腹可增加心脏负荷，降低心排血量，因此应选用对循环影响轻的短效麻醉药。目前多采用镇静药咪达唑仑或依托咪酯、丙泊酚；镇痛药芬太尼；肌肉松弛药卡肌宁或维库溴铵复合诱导气管插管。笔者推荐的诱导方法是：咪达唑仑 0.1 mg/kg 静脉注射，给氧去氮 2 分钟，再注入丙泊酚 1 ～ 1.5 mg/kg、芬太尼 4 ～ 9/kg、维库溴铵 0.1 mg/kg。插入带套囊气管导管可保证良好的通气并防止气腹时可能发生的误吸。气管插管的心血管反应对某些心血管患者仍需要注意，适量用丙泊酚 1 ～ 1.5 mg/kg 可有效防止这一反应。有人主张插管前静脉注射利多卡因 50 mg 可防止室性心律失常。

3. 麻醉维持

(1) 吸入麻醉：吸入麻醉通常采用安氟醚或异氟醚单独或联合应用氧化亚氮 (N_2O) 维持。国外多采用七氟醚或地氟醚单独或复合 N_2O 维持，七氟醚或地氟烷因其组织及血液溶解度低，血气分配系数也低 (前者为 0.60，后者为 0.42，N_2O 为 0.44)，因此其麻醉诱导和苏醒均较安氟醚、异氟醚迅速。此外，对 SVR、MAP 及心肌收缩力的影响也小于异氟醚。N_2O 的应用目前尚有争议，因其可引起术中肠扩张，增加术后恶心呕吐的发生率。

(2) 全静脉麻醉：全静脉麻醉可用咪达唑仑或依托咪酯、芬太尼、丙泊酚或氯胺酮合用，其优点为术后恢复快，恶心呕吐发生率低；丙泊酚全静脉麻醉加"低容高频"通气模式用于麻醉维持其血流动力学和呼吸功能稳定，是一种较为理想而安全的麻醉方法。

(3) 静脉/吸入复合麻醉：上述静脉麻醉药和吸入麻醉药复合应用也可获得理想的效果。推荐的方法是：麻醉初期可并用丙泊酚/异氟醚，使麻醉迅速进入稳定状态；中期减少异氟醚吸入浓度；后期单用丙泊酚。这样可使苏醒期心血管系统稳定，患者无躁动。

(4) 肌肉松弛剂：腹腔镜全麻术中可应用任何肌松剂，卡肌宁或维库溴铵因属中短效肌松药且无心血管影响可能是最佳选择。琥珀酰胆碱因作用时间短常用于麻醉诱导，也可加到生理盐水中静脉滴注维持肌肉松弛，停药后肌肉松弛作用即消失。

4. 术中麻醉管理与监测

(1) 术中麻醉管理：为最大限度减少术中胃内容物反流，应经鼻插胃管减压。气腹时常使腹内压增加 $12 \sim 20$ mmHg，此时，根据 $P_{ET}CO_2$ 应相应增加通气压力以保持合适的通气。由于 $P_{ET}CO_2$ 增加有时血压可能升高并且心率加快，可适当过度通气使 $P_{ET}CO_2$ 在正常范围。

(2) 术中麻醉监测

腹腔镜手术中常规麻醉监测包括：①连续心电图监测；②无创血压；③脉搏、氧饱和度；④ $P_{ET}CO_2$。另外，系列动脉血气分析可提供患者更精确的氧合和酸碱平衡状态。还应监测气道压，以防止因控制呼吸正压过高而引起的呼吸道气压伤。必要时行神经肌肉功能监测，采用机械或肌电装置及四个成串刺激，手术结束时采用双重暴发刺激监测。

(二) 硬膜外麻醉

腹腔镜手术的麻醉有人主张单用硬膜外麻醉，特别是下腹部手术可避免气管插管引起的并发症。如硬膜外阻滞需控制麻醉平面在上腹部手术或下腹部手术。因患者清醒分钟通气量可代偿性增加，排出过多的 CO_2 而可以维持正常 PO_2 和 PCO_2。腹内压增加致静脉回流降低，V/Q 增高，反而可使 $P_{ET}CO_2$ 下降。其次清醒患者因咽喉反射并不消失，尚可不致出现误吸。硬膜外麻醉肌肉松弛满意，术中应激反应轻，术后血栓并发症少，对冠心病心肌梗死有防治作用等优点。但由于 CO_2 对膈肌的直接刺激及胆囊牵引，多数患者主诉肩臂放射性疼痛，此时除减慢充气速度 ($1.0 \sim 1.5$ L/min) 外，常需辅用强效麻醉性镇痛药，如哌替啶/氟哌利多 (50 mg/2.5 mg)。但用药不可过多，以防中枢抑制因而失去呼吸代偿。

硬膜外麻醉最大的不足是气腹后患者不适和躁动，一旦出现并发症处理困难。有人做了硬膜外麻醉和全身麻醉的临床对比观察，总的观点是硬膜外麻醉不如全麻理想，特别是老年人、伴有心血管疾患和呼吸功能受损的患者，不用硬膜外麻醉为妥。

（三）局部麻醉

腹腔镜用于诊断性检查时，因操作简单、持续时间短，可在局部麻醉辅以小量镇静镇痛药下完成。也可在肋间神经阻滞下完成内镜乳房整形术或内镜男性乳房发育症的乳房切除术。

（四）硬膜外麻醉加全身麻醉

全身麻醉尽管可使 PCO_2 维持正常水平，但由于气腹的影响，使血浆肾上腺素 (E)、去甲肾上腺素 (NE) 水平明显升高。其原因可能是全麻只抑制大脑皮质边缘系统和下丘脑对大脑皮质的投射系统，而不能有效地阻断手术区域伤害性刺激向交感神经低级中枢的传导，从而使交感神经 - 肾上腺髓质系统兴奋，E、NE 分泌增加。有研究报道，复合硬膜外麻醉气腹时 E、NE 无明显变化，使肾上腺素能神经末梢释放 NE 减少。这是因硬膜外麻醉阻滞交感神经，从而使手术应激性较轻，这对术后免疫功能恢复有用并有利于减少术后感染，加快手术愈合。硬膜外阻滞还可进行术后镇痛。

硬膜外麻醉时用利多卡因还可对 CO_2 气腹引起的心律失常有防治作用。从大量临床观察来看，硬膜外麻醉加全麻术后躁动发生率明显减少，使气管插管反应减轻，硬膜外麻醉加全麻应该是腹腔镜手术理想的麻醉管用局麻药的半量；然后全麻诱导气管插管推荐的方法是：首先做硬膜外穿刺，注入麻醉诱导药量应适当减少，以防与硬膜外麻醉作用相加而引起低血压。麻醉中维持用全麻药物可明显减少，术后很快恢复。但因腹腔镜手术时间较短，硬膜外穿刺加气管插管比较费时，因而不少人认为，不如单用全麻或单用硬膜外麻醉简单。从笔者处理老年高血压伴冠心病手术稍复杂的患者腹腔镜手术的麻醉经验来看，用硬膜外麻醉加全麻血压和心率在麻醉诱导和麻醉维持中非常平稳。

（五）术后处理

腹腔镜手术后疼痛要比剖腹手术轻，但仍有少数患者感到伤口疼痛和腹部不适，治疗时可用麻醉性镇痛药 (吗啡、哌替啶、芬太尼) 肌内注射、静脉注射或硬膜外镇痛，也可用局部麻醉药 (利多卡因、布比卡因) 低浓度加麻醉性镇痛药 (吗啡、哌替啶、芬太尼) 硬膜外镇痛联合应用常可收到较好的效果。术后有近半数的患者出现恶心、呕吐，这与 CO_2 气腹和术中应用 N_2O、依托咪酯和芬太尼有关。手术结束时预防性静脉注射受体拮抗剂奥丹西酮 (枢复宁)4 ～ 8 mg 可明显减轻其程度。和任何全麻术后一样，腹腔镜手术后若不注意供氧，常很快出现低氧血症，而经鼻导管低流量供氧 (2 L/min) 可避免低氧血症的发生。

四、腹腔镜手术麻醉中及麻醉后主要并发症

1. 低氧血症、高碳酸血症、酸中毒

其原因主要为：① CO_2 经腹膜吸收入血。气腹后 15 分钟和 30 分钟，CO_2 经腹膜吸收率分别为 42.1 ±5.1 ml/min 和 38.6±6.6 ml/min，肺呼出 CO_2 量增加 30% 左右，每分通气量增加 20% ～ 30%。气腹后 30 min 内 CO_2 吸收率为 70 ml/min，30 ～ 75 分钟期间为 90 ml/min。CO_2 吸收率受气腹压波动的影响，随着腹压增高，腹膜毛细血管受压，其血流量减少，阻止了 CO_2 进一步吸收，而在气腹减压时，腹膜毛细血管重新开放，CO_2 吸收明显增加。②腹腔内充气以及特殊体位等因素，膈肌抬高肺受压，引起肺顺应性降低，气道压增加，通气功能受到影响，体内 CO_2 排出减少，加上从腹腔吸收大量 CO_2，导致低氧血症、高 CO_2 血症、酸中毒。

经腹膜吸收入血的 CO_2 部分由肺排出，不能排出的 CO_2 暂时贮存在体内，尤其在骨骼肌和骨腔内，术后逐渐排出，以致有持久高 CO_2 血症的危险。在急性和亚急性高 CO_2 血症时，动脉血 CO_2 分压每上升 1mmHg，体内 CO_2 贮存量就增加 2 ml/kg。

高 CO_2 血症刺激中枢神经系统，增加交感神经活性，导致心肌收缩力增加、心动过速及血压升高。而 CO_2 的直接作用是扩张末梢小动脉并抑制心肌收缩力。CO_2 蓄积可诱发心律失常甚至心搏骤停。因此必须加强术中呼吸道管理和监测，如 $P_{ET}CO_2$、血氧饱和度、气道压力、血气分析。依据 $P_{ET}CO_2$ 升高情况调节每分通气量，使 $P_{ET}CO_2$ 维持在正常水平。对于老年患者、肺顺应性降低、有肺气肿或肺大疱的患者应注意控制气道峰压不致过高，可采用增加呼吸频率，潮气量不变或适当减少以达到过度换气的目的。

2. 反流、误吸

目前有两种观点：一种观点认为，由于腹内压和体位等因素增加了胃内容物反流的危险性，其发生率为 2%～20%。另一种观点认为腹内压增加时，腹腔段的食管下端括约肌压力也相应上升，使屏障压仍保持在较高水平，防止了反流、误吸的发生。但麻醉手术中发生反流的机制比较复杂，目前仍未完全阐明。对该类手术很有必要插入带套囊的气管导管防止误吸，并且放置胃管抽吸减压。后者不但减少反流发生。而且降低了气腹套管针损伤内脏的危险性，同时有利于上腹部手术野的暴露。术后老年患者或在麻醉未完全清醒的患者，反流、呕吐可能发生误吸，一旦发生预后较差。

3. 恶心、呕吐

恶心、呕吐是术后最常见的并发症，发生率高达 40%～50%。其原因有 CO_2 气腹及麻醉用药（N_2O、芬太尼等）。腹腔镜手术患者住院时间短，甚至不住院，因此降低术后恶心、呕吐发生率尤为重要。

具体措施有：①术前和术中常规预防性给药，麻醉前服用组织胺 H_2 受体拮抗药（雷尼替丁、西咪替丁）可使 80%～90% 的患者胃液 pH 值＞2.5、胃液量＜20 ml；②插入胃管抽吸减压可降低术后呕吐率；③甲氧氯普胺（灭吐灵）和奥丹西酮（枢复宁）具有良好的镇吐作用，能提高食管下端括约肌压力，可在手术结束时应用；④应用东莨菪碱皮肤膜片，能明显降低门诊患者腹腔镜手术后恶心、呕吐的发生率以及缩短术后观察时间，并且安全、无副作用。

4. CO_2 栓塞

腹腔镜手术中 CO_2 栓塞的主要原因是 CO_2 通过开放的小静脉以及气腹针误入血管等途径造成，发生率为 0.13‰～5.9‰。临床表现取决于气体进入静脉的量和速度，大量 CO_2 栓塞可使患者致死。因此，早期诊断、及时处理是麻醉管理的关键。$P_{ET}CO_2$ 监测能及早发现 CO_2 栓塞的早期征象，发生 CO_2 气栓时，$P_{ET}CO_2$ 迅速上升。该方法较为可靠、敏感，此外，对估计栓塞的严重性和治疗后肺部气泡消除程度有一定价值。栓塞一旦发生应立即停止手术，解除气腹，吸入纯氧，把患者置于左侧卧位。必要时采取高压氧等综合治疗措施。因 CO_2 游散很快，只要中断进气通常不会带来严重后果。

5. 皮下气肿

发生皮下气肿的主要原因有：①气腹针误入皮下组织；②套管针周围漏气或部分拔出；③腹内压力过高。其发生率为 2.7%。理想的腹内压应保持在 10～15 mmHg，过高容易引起 CO_2 逸出腹腔。一旦出现皮下气肿，应立即观察患者呼吸情况，以明确是否伴有气胸。皮下组织吸

收 CO_2 可引起高碳酸血症，应及时解除气腹和进行过度换气。颈部皮下气肿多为纵隔气肿。

6. 气胸

偶有发生，其机制不清楚，可能与手术损伤膈肌和胸膜、先天性膈肌缺损以及胸腹管未闭等因素有关。后者还可能形成单向活瓣而造成张力性气胸。处理在于加强麻醉监测，如果腹腔镜手术中发现下列情况时应考虑气胸的可能：①通气困难，如气道压力增加或肺顺应性降低；②原因不明的氧饱和度降低；③原因不明的血流动力学变化。单侧气胸临床诊断并不困难，一侧呼吸音低、气管移位、第二肋间穿刺可抽出气体。一旦出现气胸应立即解除气腹，必要时行胸腔闭式引流术。

第三节 腹腔镜胆囊切除术

腹腔镜胆囊切除术 (laparoscopic cholecystectomy，LC) 是胆道外科常用的手术，分为顺行性 (由胆囊管开始) 切除和逆行性 (由胆囊底部开始) 切除两种。传统的开腹胆囊切除术针对性差、创伤大、伤口愈合慢、易出现并发症，导致患者痛苦大、术后恢复不良的问题。自从腹腔镜胆囊切除手术发展以来，此术式迅速为外科医师及病患所接受。

一、适应证与禁忌证

(一) 适应证

1. 有症状的胆囊疾病 (结石、息肉、胆囊炎等)。

2. 无症状但伴有糖尿病的胆囊疾病 (结石直径＞ 2 cm、陶瓷胆囊等)。

(二) 绝对禁忌证

1. 伴有严重脏器功能不全而无法耐受麻醉、气腹和手术者。

2. 出现严重并发症的急性胆囊炎，如胆囊坏疽、穿孔。

3. 伴急性胆石性胰腺炎者。

4. 伴急性重症胆管炎者。

5. 胆囊癌或胆囊隆起样病变疑为胆囊癌者。

6. 慢性萎缩性胆囊炎，胆囊体积＜ 4.5 cm×1.5 cm，壁厚＞ 0.5 cm(B 超测量)。

7. 肝硬化伴门静脉高压者。

8. 中、后期妊娠者。

9. 伴有腹腔感染、腹膜炎者。

10. 伴凝血功能障碍者。

11. 伴膈疝者。

(三) 相对禁忌证

1. 结石性胆囊炎急性发作期。

2. 慢性萎缩性结石性胆囊炎。

3. 胆总管结石病梗阻性黄疸。

4.Mirizzi 综合征、胆囊颈部结石嵌顿。

5.既往有上腹部手术史。

6.病态肥胖。

7.腹外疝。

在开展腹腔镜胆囊切除术的初期应选择较简单的病例，尽量避免选择有相对禁忌证的患者。在取得充分的经验之后，可逐渐将相对禁忌证改为手术适应证。

二、操作方法及程序

（一）围术期准备

同开腹胆囊切除术。术前应放置鼻胃管引流胃内容物，以利术中手术野的暴露。

（二）检查仪器

检查腹腔镜各手术设备连接无误，并运转正常。

（三）麻醉

通常采用全身麻醉，因为全麻易于呼吸道的管理。

（四）体位

仰卧位、头高脚低，右侧略抬高。

（五）建立气腹

于脐下或脐上做一 10 mm 横切口。由此进入气腹针 (Veress 针)，气腹针穿刺成功之后施行气腹，腹腔内压力逐渐达到 12 ～ 13 mmHg 之后，仔细地插入 10 mm 套管针，由此插入腹腔镜。首先大体观察腹腔，然后观察胆囊的外观与周围组织的解剖关系。

（六）主要操作步骤

1.建立操作孔

于剑突下 1 cm 处切 10 mm 的横切口，插入 10 mm 套管针，作为主要操作孔，由此插入电凝钩。于锁骨中线、肋缘下 1 cm 切开 5 mm 切口，由此插入 5 mm 套管针，此通道为胆囊抓钳的操作孔。于腋前线、肋缘下切开 5 mm 切口，由此插入 5 mm 套管针，此通道为辅助操作孔，第一助手可经此孔术中协助暴露手术野。

2.处理胆囊三角

若胆囊与腹腔内脏器有粘连，则可用海绵棒钝性分离。在能够分辨胆总管、肝总管、胆囊管之后，用电凝钩于胆囊壶腹处仔细的切开浆肌层。由此向胆总管方向做钝性分离，充分显露胆总管、胆囊管、肝总管。在确认以上解剖关系之后，分离胆囊管周围的组织，此时应注意不要灼伤胆总管。距胆总管 3 ～ 5 mm 处用钛夹钳钳夹夹闭胆囊管，并切断之。于胆囊三角内侧钝性分离寻找胆囊动脉，显露胆囊动脉无误后，钳夹切断胆囊动脉。

3.剥离胆囊

提起胆囊颈部，距肝约 5 mm 将胆囊逐渐的从胆囊床上切下。充分电凝处理胆囊床上的渗血。并仔细探查确认腹腔内无活动性出血、无胆管及腹腔内其他脏器损伤之后，将胆囊置入标本袋中，再将腹腔镜移到剑突下，经脐部切口将胆囊取出体外。

4.放出 CO_2，消除气腹，脐部和剑突下的切口需缝合腹直肌前鞘，创口用创可贴闭合。

三、常见并发症及防治

（一）穿刺口感染

在阑尾有炎症或阑尾直径超过 1cm 时，如果从穿刺孔取出阑尾时，阑尾未装入标本袋、阑尾与穿刺口接触甚至阑尾破裂，则穿刺口感染的机会明显增加。发生后通过换药治愈。一般文献报道腹腔镜阑尾切除术的穿刺口感染率为 0.5% 左右。

（二）出血

1. 术中出血

气腹针及套管针刺伤腹内肠管、血管而发生出血。穿刺时用巾钳提起腹壁，在估计有腹腔内粘连时，放置第一个套管针采取开放式方法。处理阑尾系膜时发生出血，因钛夹或线结扎阑尾系膜不紧，或用电凝处理阑尾系膜时凝固不彻底，可引起出血。如果发生出血，术者应该用牵引阑尾的左手将阑尾压向侧腹壁，同时将腹腔镜稍微后退，防止镜头沾血引起模糊，术者右手换器械，找到出血部位，用钛夹或用电凝止血，一般不需要开腹处理。

2. 术后出血

首先是阑尾系膜血管出血，主要为技术操作不当，在处理阑尾系膜时，因为钛夹夹闭系膜血管不牢、结扎线不紧，血管回缩至系膜内，术中没有发现，术后形成血肿再使钛夹或结扎线脱落，引起出血；也可因为术中在电凝处理阑尾系膜时，系膜血管凝固不彻底，术后焦痂脱离而出血。其次为穿刺口出血，主要因为手术结束拔出套管针时未仔细观察发现处理穿刺口的出血。其预防为穿刺套管针时避开腹壁血管，拔套管时发现出血及时电凝或缝合处理。术后出血一般比较凶猛，表现为内出血的症状，如面色苍白、脉搏增快、心慌、严重者血压下降等，可行 B 超及腹腔穿刺检查，根据出血量的多少采取保守治疗、腹腔镜探查或剖腹探查止血。

（三）周围脏器损伤

在显露阑尾，分离及处理粘连、系膜及阑尾根部时，如操作不慎，可以引起小肠戳伤、撕裂伤、出血及电烧伤等。遇到这种情况，可使用一块小纱块压迫，仔细观察损伤程度，采取镜下缝合处理，如果处理困难，需要中转开腹处理。

腹腔镜阑尾切除术时，穿刺套管针损伤好发于儿童和瘦长体型的患者，或腹壁肌肉紧张、腹壁和骨盆距离比较近等情况。Troidl 曾经报道 1 例 6 岁的女孩患者，因为急性阑尾炎行腹腔镜阑尾切除术，术中穿刺针损伤右侧髂血管，虽然经过抢救保住了生命，但是出院时不但切除了阑尾，也使右下肢失去了功能，代价非常大。除此以外，国外文献曾经报道另外 5 例穿刺针损伤主动脉、髂总动脉、髂外动脉，其后果十分严重，其中 1 例导致下肢截肢的严重后果。好在这些并发症在近年腹腔镜手术经验成熟后已经少见报道，但初学者仍然有可能发生。所以在进行手术时，特别是穿刺气腹针或者第一个套管针的时候，需要用巾钳提起并固定腹壁，再缓慢旋转进针。

（四）阑尾残端瘘

较为罕见。腹腔镜阑尾切除基本都采取阑尾残端不包埋的方法，当阑尾根部结扎处正好有粪石、结扎或钛夹不紧、电凝固阑尾残端黏膜范围过大过深，导致术后坏死脱落、阑尾根部炎症水肿严重，术后水肿消退后钛夹脱落等都可引起阑尾残端瘘。手术中结扎阑尾根部前先用分离钳轻夹，挤压开该处可能存在的粪石。轻微的残端瘘可保守治疗，或行局部引流，大都可愈合；严重者需要开腹手术引流。

四、注意事项

在施行腹腔镜胆囊切除的过程中如果发现以下情况，继续使用腹腔镜行胆囊切除容易产生胆管损伤等并发症，应根据具体情况中转为开腹手术。

(一)术中发现胆囊三角处胆总管、胆囊管、肝总管有难以分离的粘连、解剖结构难以分辨者。

(二)胆囊管开口过高接近肝门，分离胆囊管困难。

(三)胆囊管过短＜3 mm、过粗(直径＞5 mm)而无法施夹。

(四)胆囊管与肝总管或胆总管并行。

(五)胆囊动脉变异。

另外，如果术中发现已经出现血管损伤而造成活动性出血、胆管损伤、胆管壁电灼伤以及十二指肠等脏器损伤也应及时地中转开腹手术，以便处理这些损伤。

第四节　腹腔镜胃手术

一、腹腔镜胃造口术

胃造口术用于晚期食管肿瘤、晚期胃底贲门肿瘤无法切除时，在梗阻以下建立营养通道。现多可在内镜下进行，即经皮内镜胃造口术，临床上较少单独行腹腔镜胃造口术，主要用于无法行内镜治疗或内镜操作风险较大者，或腹腔镜手术探查后确定肿瘤已无法切除者。

(一)适应证

晚期食管肿瘤、晚期胃底贲门肿瘤导致消化道梗阻者。

(二)禁忌证

1.因心肺疾患等不能耐受全身麻醉者。

2.有腹部手术史，可能存在广泛腹腔粘连者。

3.全胃或胃窦已被肿瘤侵犯者。

(三)麻醉

气管插管全身麻醉。

(四)术前准备

此类患者多有营养不良，术前须给予全面肠外营养支持，纠正贫血、低蛋白血症，调整水电解质平衡。

(五)体位与套管放置

患者仰卧位或仰卧人字位，术者立于患者左侧，助手立于患者右侧，扶镜手立于术者左侧或患者两腿之间。

脐上缘放置10 mm套管建立气腹，插入30°腹腔镜。左侧肋缘下放置5 mm套管作为主操作孔，在其下方10 cm处置入5 mm套管作为辅助操作孔。

（六）手术步骤

首先探查腹腔，了解肿瘤局部侵犯和远处转移情况，用肠钳探查肿瘤活动度，如已固定且腹腔广泛转移，但胃体大部和远端胃尚未受侵犯，则行胃造口术。

用肠钳提夹胃体中下部前壁近大弯侧无血管区，尝试向腹壁提拉，选择提拉后不会引起胃体明显扭曲和张力过大的部位作为拟造口区。用抓钳夹持该处胃壁对应的前腹壁内面，同时在腹壁外通过按压确定位置，做皮肤切口长约 1.2 cm，置入 12 mm 套管。在腹腔镜下用 4 号丝线在拟造口胃壁处做直径约 1.5 cm 大小的荷包缝合，用超声刀在荷包缝合中心切开胃壁，切开范围以距离荷包缝合线 2～3 mm 为宜，同时确认胃壁止血。用吸引器伸入胃腔吸除胃内容物，经 12 mm 套管置入 F20～24 号蕈状管后退出套管，用分离钳将蕈状管头置入胃腔，腹腔镜下收紧荷包线打结。经蕈状管体外端注水，检查胃壁置管处无液体外渗后，再做浆肌层荷包缝合包埋管壁。最后将蕈状管周围胃壁缝合悬吊于腹壁。放尽气体，拔除各套管，体外缝合固定造口管。

（七）并发症及其防治

1.腹膜炎

荷包缝合过紧或过松，导致局部胃壁缺血坏死或胃内容物经导管周围漏入腹腔，加之此类患者多存在营养不良，组织愈合能力差，易发生胃漏。一旦发现应立即开腹手术，修补漏口，改行近段空肠造口。

2.胃内容物

自导管周围溢出多见于导管留置时间长者，若发生应加强局部换药，使用拔毒生肌膏等保护导管周围皮肤，并减少单次灌注量。

3.导管脱出

重在预防，术中需将导管固定确切。平时将导管固定于腹壁，避免牵扯。术后若导管脱出，如未出现腹膜炎、术中已经将胃壁悬吊缝合于腹壁且手术后已超过 5 天，可以尝试直接重新置管，否则需开腹手术重新置管。

二、腹腔镜胃大部切除术

目前腹腔镜胃大部切除术开展还不是很广泛，其主要原因：①手术操作比较复杂，掌握腹腔镜胃大部切除技术需要一个过程；②目前消化性溃疡的内科药物治疗效果已经相当理想，胃良性疾病需要进行胃部分切除的病例很少；③腹腔镜胃手术需要使用价格昂贵的内镜切割吻合器，手术费用相当高。因此，目前国内本手术仅在为数不多的几家医院开展。到目前为止，国内进行腹腔镜胃部分切除术不超过 50 例。对于胃的恶性肿瘤的腹腔镜胃切除手术，虽然目前已经有胃淋巴瘤、幽门或者胃窦部、胃体的癌肿进行了腹腔镜胃切除的报道，但是手术例数更少，目前还没有被大多数的外科医生所认同。主要是担心淋巴结清扫的彻底性，以及手术切除的范围能否达到开腹手术的标准；还担心在气腹状态下的腹腔镜手术如何防止肿瘤细胞的血行与种植转移问题。可以讲，腹腔镜胃切除手术还处于发展阶段，特别是胃恶性肿瘤的腹腔镜胃切除手术，现在还处于探索阶段。腹腔镜胃切除术的手术时间还比传统开腹手术明显长。尽管如此，即使开展的手术例数很有限，腹腔镜胃部分切除术的微创性优点仍然是明显的，如术后疼痛轻、胃肠功能恢复快、下床早、住院时间短、腹壁瘢痕小、并发症也比较低等。相信随着手术例数的增加，经验的积累，腹腔镜手术技术的普及，超声刀的普及以及切割吻合器价格的下降，腹腔镜胃部分切除术将会不断发展与完善。

（一）适应证

1. 内科治疗无效、症状反复的较大胃溃疡，病史长、疑有恶变的胃溃疡。

2. 内科治疗无效的顽固性十二指肠溃疡。

3. 伴有幽门梗阻及反复出血、穿孔的胃十二指肠溃疡。

4. 复合溃疡。胃泌素瘤所致的溃疡。

（二）禁忌证

1. 合并心肺疾患不能行气管插管全身麻醉者。

2. 有上腹部手术史、上腹部有广泛粘连者。

（三）术前准备

1. 患者准备

和常规开腹手术的术前准备相同，术前行胃镜和（或）钡餐检查明确诊断，怀疑有恶性变时需要进行活组织检查。术前备血，置胃管和尿管。伴有幽门梗阻的患者，在术前 3～5 天开始每晚用温生理盐水洗胃，并纠正水电解质平衡；伴有严重贫血的患者，术前应输血以纠正贫血。

2. 麻醉选择

选择气管插管全麻。

3. 特殊器械准备

(1)5 mm、10 mm 腹腔镜胃肠抓钳。

(2) 腹腔镜持针钳。

(3) 内镜用直线形切割吻合器：需准备 45 mm、30 mm、60 mm 钉合器，并准备蓝钉、绿钉、白钉分别用于钉合血管和胃壁。

(4)12 mm、10 mm、5 mm 的一次性穿刺套管。

(5) 超声刀。

(6) 标本袋，可购买成品，也可以使用普通塑料袋或者橡胶手套自制。

（四）手术技术

腹腔镜胃部分切除术后多数行 Billrothll 式胃肠道重建，也有报道行 Billroth-I 式吻合、近端胃部分切除和胃癌根治性切除的报道。

1. BillrothII 式胃大部分切除术

患者取仰卧位，头高脚低。脐孔处先进气腹针，充入二氧化碳建立气腹，压力维持 15 mmHg。穿刺孔位置为：脐部为 10 mm 观察孔，用于置入腹腔镜。左肋缘腋前线 12 mm 为主操纵孔，右肋缘下锁骨中线 10 mm 及其右下方 5 cm 处的 5 mm 穿刺孔为辅助操作孔，术者站在患者的左侧。先检查胃十二指肠，了解病灶的部位和范围，有无食管裂孔疝及其他疾病；用一把 10 mm 直径的无创伤肠钳夹住胃窦部再轻轻向上提起，用超声刀在胃大弯的血管弓内或者弓外分离大网膜，向右分离至十二指肠球部，胃网膜右血管用 4 号丝线双重结扎或者双重钛夹夹闭后再于远侧用超声刀切断。向左分离至无血管区的左侧的第一个血管弓处；将夹住胃窦部的肠钳向下牵拉，从第二辅助操作孔伸入一把 5 mm 抓钳向上抬起肝左外叶，暴露出胃小网膜，在小网膜的比较薄的地方用超声刀切开小网膜，并向右切开到十二指肠球部。遇到的胃右动脉用丝线双重结扎或者用钛夹夹闭。用超声刀小心分离十二指肠后壁，切断十二指肠后壁与胰头之间的小血管，注意避免损伤胰腺；从主操作孔置入 45 mm 的内镜用组织钉合器，用蓝色或者绿色钉合，先切断十二指肠，如果一次切割不完，可进行第二次切割。切断十二指肠后，用 10 mm 肠钳夹住胃窦部向左下牵拉，继续向左切开小网膜，遇到的胃左血管降支用丝线结扎，然后用超声刀切断。分离小网膜到胃体的预定切线上缘为止。胃切除的范围和传统开放手术的范围完全相同。从主操作孔伸入 45 mm 或者 60 mm 的内镜钉合器切断胃体。从胃大弯开始切割，注意钉合器夹住胃体后，先将鼻胃管回抽，防止将其一同夹住切断。一般情况下需要切割 2～4 次，才能将胃离断。切缘有时有少量出血，为切割钉稍长，钉合血管不紧，很快会凝血而自行止血。如果选择切割器钉的长度不正确，出血为喷射性，可以用缝合线缝合切缘止血。将远端胃切除后放置于膈下，进行胃空肠吻合。采取全口还是半口吻合、结肠前还是结肠后、远端对大弯还是对小弯都可以。文献报道多采用腹腔镜下操作比较方便的结肠前、半口、近端对大弯的胃空肠吻合方法。用肠钳先将大网膜和横结肠与系膜向上翻，找到空肠起始部，根据患者情况决定输入段肠管的长度，可以将一根布带置入腹腔内测量输入段的长度。决定吻合方式后，将拟行吻合的空肠上提，用带丝线的弯针将拟行吻合的胃与空肠缝合牵引线并打结，用电凝钩或超声刀将吻合口处的残胃（一般在距离胃断端 2 cm 的胃前壁）和空肠各切开一个 0.9 cm 的小孔，先伸入吸引管吸干净残胃和空肠的一些内容物，防止溢出污染腹腔。再将 45 mm 或者 60 mm 的内镜组织钉合器钉合和底座同时插入残胃和空肠的两个小孔内，将两面对齐后击发，完成胃空肠吻合。退出钉合器，吻合口处的插入钉合器的小孔可以用连续或者间断缝合关闭，也可以用钉合器钉合。将一个足够大的标本袋卷成条状从主操作孔放入腹腔内，在腹腔内展开。将切除的胃装入袋内，从主操作孔或者脐孔取出，取出时需将穿刺口扩大到 2～2.5 cm。笔者用上述方法进行了 8 例腹腔镜胃大部分切除手术，包括 1 例胃溃疡并急性穿孔。2 例球部溃疡并幽门梗阻，均成功完成手术，无中转开腹，手术时间 2～3.5 小时，出血少未输血，术后无并发症发生。

也可将患者置于截石位，术者站在患者的两腿之间进行操作。还有医生将患者放置为平卧位，但术者站在患者的右侧，主操作孔就在患者的右侧腹壁。

2.Billroth-Ⅰ式胃部分切除术

体位和胃大、小网膜的游离，血管的处理和 B-Ⅱ式胃部分切除相同，在分离十二指肠球部完成后，先用一条布带靠近幽门结扎胃窦，防止切断十二指肠后胃内容溢出。可以用超声刀直接切断十二指肠球部，需靠近幽门切断，然后用 3-0 可吸收缝线全层连续缝合十二指肠球部断端。再将主操作孔扩大到 2.5 cm，将直径 25 mm 的圆形吻合器钉座放入腹腔，并放入十二指肠内，将缝合线收紧、结扎。然后用电凝钩或者超声刀在胃体前壁切开一条 3 cm 的切口，将圆形吻合器从扩大的穿刺口插入腹腔，再通过胃体切口插入胃腔。旋转吻合器，将尖头从胃体后壁刺出，与钉座对合，击发后完成胃十二指肠吻合。取出圆形吻合器，缝合胃前壁切口。然后用线性组织钉合器分次切断胃体，完成胃大部切除。也有作者喜欢进行腹腔镜辅助的手术，在腹腔镜下完成胃大、小网膜的分离和胃血管的结扎切断，再于上腹部做一条 5 cm 左右的切口，将胃拉出切口，在体外切除胃，并用缝合方法或者切割吻合器进行残胃十二指肠吻合。

3. 近端胃部分切除术

适合于胃体上部溃疡伴重度非典型增生者。胃体、胃底的游离方法同 B-Ⅱ式胃大部分切除术：先从大弯侧的中间开始用超声刀切开大网膜，切断到胃短血管，然后继续分离到贲门处；再从胃小弯中部开始用超声刀向上分离胃小弯，遇到胃左血管时用丝线双重结扎，再于远侧切断血管，直至贲门右侧。将鼻胃管拔出，使前端到食管内。先用丝线将贲门处准备切断处的上方缝合两针牵引线，再用超声刀切断贲门上方的下端食管。根据病灶的位置，尽量保留贲门及贲门下方的小部分胃底。然后用 3-0 可吸收缝线全层连续缝合食管或者胃底。将主操作孔扩大到 2.5 cm，将直径 25 mm 的圆形吻合器钉座放入腹腔，并放到食管或者胃底内，将预留缝线收紧、结扎。然后用电凝钩或超声刀在胃体前壁做 3 cm 长切口，将圆形吻合器从扩大的穿刺口插入腹腔，再通过胃体前壁切口插入胃内，旋转吻合器，将尖头从胃体后壁穿出，与钉座对合。击发后完成食管胃吻合。拔出圆形吻合器，将扩大的穿刺口缝合到原来的大小。插入线性钉合器，分次切断胃体，将胃体前壁的切口同时切除。然后将鼻胃管插入胃内。也可以进行腹腔镜辅助手术，剑突下切开一条 5 cm 左右的切口，直视下协助将圆形吻合器的钉座放置入食管或者贲门处，切断食管，完成食管 – 残胃吻合，切除并取出标本。

4. 胃局部切除术

胃局部（楔形）切除术适用于胃巨大息肉、良性肿瘤及早期胃癌等的治疗。手术时比较重要的是病灶的定位。如果肿块比较大，术中用胃管吸空胃腔，再根据术前病灶的位置，多数可以发现病变。如果病灶比较小，在腹腔镜下不能够发现，则需要术中使用纤维胃镜进行病灶定位，协助确定切除范围。找到病灶后，首先需要将拟切除的胃网膜切开。如果为良性病灶，可以在肿块病灶上缝合一针作为牵引线，将病变胃壁向腹壁提拉，用内镜线性钉合器将病变胃壁切除并封闭切端；也可将病变胃壁切除后手工缝合切口。如果病灶在胃的后壁，可以先将该病灶的对应的胃前壁切开一条切口，牵引提起病灶切除。胃前壁切口可用钉合器钉合或用 3-0 缝线缝合。笔者进行过 1 例胃体底交界处的胃壁良性肿瘤 (5 cm) 切除，手术顺利，无并发症发生。

5. 全胃切除术

仅见零星报道。其基本方法是腹腔镜下按照开腹手术的切除范围行全胃切除。胃切除后用圆形吻合器行食管空肠吻合术。因为手术操作步骤多，手术时间长，且全胃切除的多为胃恶性肿瘤，目前还处于技术探索中。使用手助装置会克服部分手术操作的困难。

(五) 术后处理

腹腔镜胃切除术的术后处理与传统开放手术基本相同，包括：

1. 保持胃肠减压通畅，术后 1 ~ 3 天肛门排气后（一般较开放手术早），拔除胃管。术后可拔除尿管。

2. 胃管拔除后，开始进少量流质，逐渐过渡到全量流质、半流质、软饭。

3. 禁食期间，注意水电解质平衡，给予营养支持治疗。

4. 术中可能有腹腔污染，应给予预防性抗生素治疗 3 ~ 5 天。

(六) 并发症的防治

腹腔镜胃切除术是一种操作比较复杂的手术，不但可以发生腹腔镜手术的共有并发症，如穿刺针刺伤内脏与血管等；也可以发生胃切除的所有可能发生的并发症，如术中术后大出血、术中胆总管胰腺等内脏损伤、吻合口漏、吻合口出血、吻合口梗阻、十二指肠残端瘘等；当然还可以发生吻合口溃疡、倾倒综合征等远期并发症。并发症的发生与术者的外科手术经验和腹腔镜操作技术有很大关系，还和术者是否能够正确使用切割吻合器有关。术中发生大出血、严重内脏损伤，或者在恶性肿瘤手术中估计切除和清扫淋巴结有困难时，应及时中转开腹手术，后也需要密切观察，如果有并发症发生，必要时，还可以进行腹腔镜探查。

保证手术的治疗效果和防止并发症的发生。怀疑有吻合口漏等并发症时，需要及时处理。

（七）腹腔镜胃切除术的评价

腹腔镜胃切除手术具有创伤小、术后疼痛轻、胃肠功能恢复快、住院时间短及对机体免疫功能影响小等优点；其缺点则是手术时间较长、费用较高、技术及设备器械要求较高等。目前虽然胃良性病变进行腹腔镜胃切除手术的技术已经较为成熟，但是外科医生对开展腹腔镜胃切除手术的观点还不完全相同。Goh 等的一项国际性调查表明，接受调查的 16 名施行腹腔镜胃手术的医生中有 10 名认为腹腔镜手术优于开腹手术，优点是创伤小、痛苦少及恢复快；4 名认为腹腔镜是一种费时而费用高的手术；2 名由于经验少而不能肯定。

开展腹腔镜胃恶性肿瘤切除手术，目前最大的疑问是腹腔镜手术能否严格遵循癌肿切除手术的原则，这些原则包括：切除肿瘤可能已经侵犯的胃部分（两切端无癌残留）；广泛清除所属淋巴引流区中的所有淋巴结和脂肪组织；血管于根部结扎切断；尽量减少对肿瘤组织的挤压并施行整块的切除和通过小的腹壁切口安全地取出标本。目前还缺乏胃恶性肿瘤腹腔镜手术的前瞻性临床研究资料，但是与其类似的腹腔镜结肠癌根治术的切缘的切净率、淋巴结的清扫及血管的清除情况等方面与开腹结肠癌手术无异，并取得了与开腹手术相同的近中期疗效；尽管如此，因为胃癌的淋巴结清扫要比结肠癌的复杂得多，加上淋巴结清扫还与术者的外科基本功和腹腔镜操作技术密切相关，所以腹腔镜胃切除手术时是否能够严格遵循恶性肿瘤的手术原则还有待更多实践和严格的前瞻性临床研究证实。

国内外的文献显示腹腔镜手术可用于早、中期胃癌的根治性切除及晚期胃癌的姑息性手术，但由于技术及设备器械条件要求高，费用昂贵，目前应用还受到不少的限制。早期胃癌的腹腔镜手术例数报道稍微多些，且效果较好。手术方式有：腹腔镜胃局部楔形切除、胃腔内黏膜癌切除及胃部分切除等；Ohgami 等报道采用腹腔镜胃局部楔形切除术或胃腔内黏膜癌切除术治疗 40 例早期胃癌，术后病理检查除 1 例外均为根治性切除，术后住院 4～8 天，认为腹腔镜手术为早期胃癌根治性切除的有效而微创的手术方法。适应证为：①黏膜癌；②直径＜25 mm 的隆起型癌；③直径＜15 mm 的凹陷型癌。对于中、早期胃癌则根据癌肿所在部位行毕Ⅱ式或毕Ⅰ式根治性胃大部切除术或全胃切除术，同时行淋巴结清扫。D1 手术操作较容易完成，而 D2 手术则难度较大；日本学者 YosukeAdach 等人报道，使用腹腔镜辅助的 BillrothI 式胃大部切除术治疗早、中期胃癌，1993—1999 年共治疗了 102 例。术式为 B-Ⅰ式胃大部切除术，其中 49 例为腹腔镜辅助手术，另外 53 例为常规开腹手术。进行腹腔镜辅助手术时，先经腹腔镜切断小网膜和大网膜，分离、结扎胃网膜右动脉、胃右动脉、胃左动脉；然后通过一个长约 5 cm 的腹壁小切口将胃拉出体外，在体外完成胃与十二指肠残端吻合；常规开腹手术则是通过上腹部正中切口完成的。两组患者的手术失血量、术后第 1 天和第 3 天的 WBC、术后第 7 天 C- 反应蛋白、术后第 3 天白介素 -3 水平、止痛药物使用次数、术后到肛门排气时间、术后住院时间、术后 14 天体重下降等方面，腹腔镜辅助手术组明显低于常规手术组；同时腹腔镜辅助手术组术后第 7 日血浆清蛋白水平高于常规手术组；在手术时间、切取的淋巴结数和术后并发症率等方面，两组无显著性差异。Dempsey 报道 4 例胃平滑肌肉瘤经过腹腔镜行胃部分切除的经验，无手术并发症发生。随访 7～56 个月，1 例术后 2 年出现肝转移，其他 3 例未发现复发转移。还有一些比较成功的病例报告，认为腹腔镜 D2 根治术手术与开腹手术效果同样满意。腹腔镜胃空肠吻合术治疗晚期胃癌伴幽门梗阻可取得良好效果。笔者进行过 1 例胃窦部腺癌的根治性切除，切除范围包括 80% 的远端胃体及大、小网膜和所属淋巴结，术后病理报告为低分化腺癌，显示小弯侧有 5 个肿大淋巴结，其中 4 例为阳性，大弯侧及大、小网膜均未发现肿大淋巴结，患者术后无并发症发生，术后已经随访 10 个月，无复发。国内柯重伟等也报道 2 例早期胃癌。患者分别进行了 B-Ⅱ胃癌根治性切除和腹腔镜辅助近端胃根治性切除术，后者术后发生吻合口狭窄，经胃镜扩张治愈，术后已经生存 5.8 年和 4.6 年。

腹腔镜胃恶性肿瘤切除还有一个和结直肠癌相同的引起腹壁肿瘤种植转移的问题，部位不仅发生在取出标本的切口，也可出现在远离该切口的其他腹壁穿刺孔。其种植发生的机制可能是有活力的剥落的肿瘤细胞直接种植于腹壁。动物实验表明，CO_2 的毛细血管扩张作用可增加入口处营养供应，从而有利于肿瘤细胞的生长；临床研究及动物实验还表明，手术操作和器械引起的肿瘤细胞污染可能是导致种植的最主要原因。种植癌出现的时间不一，其主要临床表现为术后 1～12 个月腹壁穿刺孔出现不规则的硬结及疼痛。预防对策包括：使用关节镜套保护切口；完全的肠管与切口隔离技术；防止大肿块强行通过无保护的腹壁小切口；并于缝合腹壁切口前用 5-FU 浸泡 5 分钟；如果怀疑小切口有癌细胞种植，用无水乙醇涂擦处理切口；另外，腹腔镜手术需要借助于气腹，气体在腹腔内形成气流，气流有可能使游离的肿瘤细胞转移，所以手术中要注意防止肿瘤破裂；对于浆膜层有侵犯的患者，笔者采取先用电凝棒凝固破坏该处的肿瘤，避免瘤细胞脱离随气流而转移。近年来前瞻性对照研究已表明，腹腔镜结直肠癌手术近、中期疗效与开腹手术相似，术后癌肿复发率及腹壁种植率亦无明显增高，同样，腹腔镜胃恶性肿瘤切除也可通过结直肠癌切除术的预防方法，防止腹壁肿瘤的转移。

三、腹腔镜迷走神经切断术

20 世纪 80 年代末，随着腹腔镜胆囊切除术的开展，腹腔镜技术被广泛应用于包括迷走神经切断术的许多腹部外科手术中。由于该手术不需打开胃肠道，因此，开腹手术中本术式的外科应激和并发症实际上都是由剖腹手术本身引起的。因此，腹腔镜技术似乎特别适合这种手术。但是由于腹腔镜手术时缺乏触觉感受，这对腹腔镜手术经验不多的医师来说确实有一定困难。

(一) 适应证

尽管多数消化道溃疡患者使用幽门螺杆菌清除及 H_2 受体阻滞剂治疗效果良好，但仍有一些患者适合迷走神经切断术治疗。这些患者包括用幽门螺旋菌清除剂治疗无效者、非类固醇类抗炎药引起的溃疡以及溃疡病并发症的治疗。尽管目前需要对溃疡病进行手术治疗的患者明显减少，但是溃疡病并发出血或穿孔等并发症的外科治疗并无重大变化。

(二) 手术技术

1. 患者体位、手术室布局与套管位置

患者置于平卧位，头高 20°。两腿分开，右臂平伸。术者站立于患者两腿之间，两位助手分别站立于患者两侧。监视器位于患者头部。用 Veress 针在左肋下穿刺建立气腹，维持气腹压 15 mmHg，或在计划放置第一个套管处用切开技术置入套管，建立气腹。本手术需要 5 个套管。第一个 10 mm 套管位于脐上，剑下远端 1/3。两个 5 mm 套管位于两侧肋下、腋中线。另两个 (10 mm) 套管分别位于两侧肋下、腋前线。

2. 迷走神经干切断术

(1) 显露胃食管接合部位于患者右侧的助手用腹腔镜拉钩向头侧牵引肝左外叶。另一助手从左侧腋前线套管置入抓钳将胃向器下、向左牵引。透过小网膜囊上部的透明区很容易辨认肝尾状叶与右膈肌脚。

(2) 分离右膈肌脚术者经两个肋下套管分别置入无创伤抓钳和电凝钩或分离剪。打开小网膜囊，显露右膈肌脚的最上部。小网膜中迷走神经的胃外纤维可以予以切断，不必担心出血。但是如果有副肝动脉存在，就需仔细分离，置钛夹后离断，或用超声刀离断。进一步向膈食管韧带方向剪开，注意避免食管前壁损伤。助手将胃向下、向右牵引，以便更好地显露胃膈韧带，并予以切开。切开上述腹膜覆盖有助于游离食管。

(3) 分离左膈肌脚和食管后区辨认与右膈肌脚紧密相邻的左膈肌脚下部，在食管后区继续分离。直到切开胃膈韧带后边的腹膜。在左膈肌脚的前面将其彻底游离。

(4) 切断迷走神经后干沿食管后壁游离迷走神经后干，尽可能向上进入纵隔，避免留下 Grassi 神经或高于胃食管接合部平面的迷走神经后干发出的交通支。迷走神经后干充分游离后，在钛夹之间切除一段神经送组织学检查。

(5) 前迷走神经干切断膈食管韧带，食管前面至少需游离 3 cm。这时很容易在食管壁的肌层中找到迷走神经前干。而后用电凝钩或电凝剪切断。将胃底与食管左壁缝合 1 ～ 3 针，以避免术后反流性食管炎。

3. 迷走神经后干切除与胃壁浆肌层切开

迷走神经后干切除的技术见前所述。切开膈胃韧带后，用 Babcock 钳向下牵引胃大弯，从胃食管接合部开始向下距胃小弯边缘 1.5 cm 处用电凝钩切开胃壁浆肌层，至幽门环上方 5 ～ 7 cm 为止。以保留迷走神经分布到幽门的分支。注意避免切透胃壁黏膜层。浆肌层切开完成后，用不吸收缝线间断缝合切开的胃壁组织。可经胃管注入亚甲蓝溶液，检查有无渗漏。

4. 高度选择性迷走神经切断术

其标准技术是离断进入胃小弯的神经和血管分支，保留 Latarget 神经的鸭爪支。迷走神经胃支分布于小网膜前后页中，沿胃小弯走行，随伴行血管进入胃小弯。高选迷走神经切断术就是紧贴胃壁将小网膜完全从胃小弯分离，从而切断迷走神经进入胃壁的小分支。所遇血管均需给予钛夹夹闭，而后予以离断。

(1) 显露第一助手向前、向左牵引胃，第二助手抬高胃小弯，并使之保持张力。术者用左手的器械牵引胃小弯的网膜，以显露 Latarjet 神经。打开贴近胃小弯的小网膜前层腹膜，很容易发现在其后面的 Latarjet 神经。

(2) 游离胃小弯从胃角切迹下 2 cm 开始剪开前层腹膜，注意避免损伤胃小弯的血管。继续向上游离至左肝下界。此时，第二助手将肝脏向右牵引，第一助手将胃向左、向下牵引，最大限度暴露胃食管接合部。术者用左手的器械抬起膈食管韧带，进一步将其分离。

(3) 分离网膜及控制血管第一助手将胃小弯向左牵引。术者使用电凝钩贴近胃壁分别分离小网膜前、后层，其中的血管用钛夹夹闭。

(4) 分离食管及去神经打开小网膜囊后，轻轻抓取胃后壁，向前牵引，以分离食管后方。食管后壁分离包括切开胃膈韧带后层，以便游离食管。食管分离从右向前进行。食管去神经至少要达 6 cm，以避免复发。此时，Latarjet 神经和胃小弯之间的夹角被打开，这样在使用电凝时可以保持与神经有足够距离。分离接近胃角时，只能使用分离剪或钛夹进行分离，因为此处神经距离胃壁过近。使用 30°腹腔镜时比较容易显露后 Latarjet 神经。小网膜切开下端至幽门的距离应小于 6 cm，以防止术后复发。

(三) 腹腔镜迷走神经切断术的评价

高选迷走神经切断术的出现，使在治愈溃疡病的同时，保护了胃的生理功能和良好的生活质量。由于 H_2 受体拮抗剂、幽门螺杆菌清除剂的出现，十二指肠溃疡的手术指征发生了根本性变化。溃疡病的手术目的仅限于治疗其并发症，如幽门梗阻、溃疡出血或穿孔。然而，对非手术治疗无效时，则需要进行选择性溃疡病手术治疗。

消化性溃疡的治疗目的首先是促使溃疡愈合，防止发生致命性并发症；其次是缓解症状。一项前瞻性随机研究表明，高选迷走神经切断后复发率较迷走神经干切除为高，但是手术后并发症发生率明显低于后者。由于无须打开胃，以及无须行胃肠吻合，迷走神经切断术是十分安全的，且无术后死亡。有关腹腔镜迷走神经切断术的报告表明，该术式并发症发生率和复发率都很低。根据文献报道资料，由有经验的腹腔镜外科医师进行迷走神经切断术，是治疗慢性十二指肠溃疡患者的快速、有效、安全的选择。

四、腹腔镜胃窦癌根治术

1997 年，Goh 等首次将腹腔镜胃癌 D_2 根治术用于治疗进展期胃癌，取得了良好的近期效果，使手术指征从早期胃癌扩大到进展期胃癌。至 2004 年，日本已有 7800 例胃癌患者接受了腹腔镜手术。目前腹腔镜技术在早期胃癌的应用已逐渐得到外科医师的广泛认可。我国早期胃癌诊断率仍较低，导致腹腔镜胃癌根治手术进展缓慢。但近年来随着微创技术的发展，腹腔镜在胃肠道手术中的应用已成主流趋势，腹腔镜胃癌根治术逐渐成为胃肠外科的新热点。相比传统开放手术，腹腔镜手术的优势是视野广泛、局部清晰放大。但由于胃肠道游离度大不易控制，淋巴结清扫的彻底性不易把握，胃肠道重建的操作有其难度，故腹腔镜胃癌根治术在胃肠道腹腔镜手术中难度最大，其广泛开展受到限制。

胃癌根治性切除包括三方面内容：①彻底切除原发灶和周围受累组织；②规范清扫相关淋巴结；③清除腹腔脱落癌细胞。在腹腔镜手术中应用超声刀可对肿瘤原发灶和周围受累组织进行安全快捷的游离。由于胃是空腔器官，附着的大小网膜是薄片状结构，经 4～6 cm 的腹壁切口就可将胃肿瘤及其相连组织提出体外，直视下切除，一般在体外完成胃肠道重建。腹腔镜手术淋巴清扫常规做整块清扫，即连同其周围结缔组织整块清除，以保持淋巴结及其淋巴管的完整性，减少癌细胞脱落种植。由于胃周淋巴引流方向大体和胃主要动脉相伴，胃周 16 组淋巴结主要分布在各胃血管附近，因此，腹腔镜手术同样强调动脉脉络化清扫。腹腔镜手术对有效清除腹腔脱落癌细胞更有优势，因其视野广泛，视角多变，可有效冲洗腹腔各部位。在保证切缘与肿瘤的安全距离、清扫淋巴结站数和个数等方面，腹腔镜手术完全能达到甚至超过开放手术的标准。

（一）适应证

早期、进展期胃窦癌。

（二）禁忌证

1. 晚期胃窦癌，估计难以将转移淋巴结清扫干净者。

2. 合并心肺疾患不能行气管插管全身麻醉者。

3. 有上腹部手术史、上腹部有广泛粘连者。

（三）术前准备

1. 纠正贫血、低蛋白血症，补充维生素，调节水电解质平衡。

2. 术前晚生理盐水普通灌肠一次。

3. 术晨留置胃管、尿管。

（四）麻醉

气管插管全身麻醉。

（五）体位与套管放置

患者仰卧位两腿分开，呈人字位或改良截石位。于脐下缘放置 10 mm 套管作为观察孔，并充气维持腹腔压力在 13 mmHg。左侧腋前线肋缘下 1 cm 放置 12 mm 套管作为主操作孔，左锁骨中线平脐处放置 5 mm 套管作为辅助孔。在以上操作套管右侧对称位置放置两个 5 mm 套管。术者立于患者左侧，助手在右侧，扶镜手立于患者两腿之间。

（六）手术步骤

腹腔镜胃窦癌根治术步骤。

将大网膜向头侧掀起，由横结肠上缘无血管区分离胃结肠韧带，向右至结肠肝曲，向左至结肠脾曲，结扎切断胃网膜左动、静脉，游离胃大弯至胃网膜左动脉第二血管分支。显露结肠中动脉，沿其表面剥离横结肠系膜前叶，直至胰腺下缘。于胰腺下缘分离显露肠系膜上静脉，清扫 14 v 组淋巴结。紧贴胰头表面分离暴露胃网膜右动静脉，在根部结扎切断，清扫第 6 组淋巴结。沿胃网膜右动脉根部，分离十二指肠、胃窦与胰腺之间的疏松组织，暴露胃十二指肠动脉。从右至左、从下至上剥离胰腺被膜至胰腺上缘。沿胰腺上缘剪开后腹膜，暴露冠状静脉，近基底部结扎离断。在胰腺上缘顺延暴露肝总动脉，沿动脉鞘分离，清除第 8 组淋巴结。显露腹腔动脉干、脾动脉近段、胃左动脉，于根部结扎切断胃左动脉，清扫 7、9、11 p 组淋巴结。沿胃十二指肠动脉向上，于胃右动脉根部结扎切断，以清扫第 5 组淋巴结。打开肝十二指肠韧带，暴露肝固有动脉，清扫 12 a 组淋巴结。沿肝下缘游离小网膜至幽门右侧，再向下沿胃小弯游离至肿瘤上方 3～4 cm，清扫 1、3 组淋巴结。游离十二指肠球部至幽门下 2 cm，用直线切割闭合器离断十二指肠。提起横结肠，找到空肠起始部 (Treitz 韧带)，用布带标记距 Treitz 韧带 12 cm 处空肠。做上腹正中纵向切口 5～6 cm，放置切口保护膜后，将胃及大小网膜拖出腹腔，于预定平面切除肿瘤。将近段空肠提出腹腔，于标记处放置圆形吻合器钉砧头 (直径 28～29 mm)，吻合器经胃腔在胃后壁行胃空肠 Billroth Ⅱ 式吻合，检查吻合口有无出血，如有需缝扎止血。经胃腔将胃管经吻合口放入空肠输入袢内，缝合或用直线切割闭合器在距吻合口 2 cm 以外闭合胃腔。胃肠道重建也可用 Billmth Ⅰ 式吻合，即将圆形吻合器钉砧头放入十二指肠残端，吻合器经胃腔在胃体后壁与十二指肠行端侧吻合。缝合小切口，重建气腹，检查腹腔有无出血和吻合口情况。大量蒸馏水冲洗手术创面。常规放置引流管于手术创面，由左上套管孔引出。放尽气体，拔出各套管，逐层缝合脐部套管口，术毕。

（七）术后处理

1.胃肠减压

持续胃管减压，待肛门排气后拔除。

2.镇痛

持续硬膜外置管麻醉泵镇痛。

3.体位

术后待麻醉清醒、血压平稳后改为半卧位，有利于呼吸，减少肺部感染机会。

4.按摩

长时间气腹手术使四肢静脉回流受到一定影响。术后间断四肢按摩对防止深静脉血栓形成非常重要。

5.支持治疗

行胃癌根治术的患者多有不同程度营养不良，术后应给予全面的肠外营养支持，并注意调节水电解质平衡，使用抗生素，对胃肠道不适等对症处理。

6.饮食

术后3天禁食、禁水。肛门排气后，开始饮温水，每次10～20 ml，每2小时1次。逐日增多，逐渐过渡为糖盐水、米汤、肉汤等。一般在术后8天进全量流质，术后9天可改为半流质饮食。

（八）并发症及其防治

1.出血

胃的血供复杂、解剖变异多，术中常因解剖层次不清或腹腔镜视野不清损伤血管。较大动静脉需用结扎锁夹闭后切断，小血管用超声刀先凝后切。术中应保持视野清晰，避免大动作挑拨分离，注意轻柔操作，避免暴力牵拉。

2.脾脏损伤

在游离胃大弯时操作粗暴可撕伤脾下极，如脾脏出血不能有效控制，需行脾切除。必要时应转开腹手术处理。

3.胆道或门静脉损伤

应及时中转开腹。

4.术后并发症

残端漏、吻合口漏多发生在术后4～6天。发生在术后1～2天的漏常是由于吻合技术的原因，发生在术后4～6天的漏则多是由于局部组织供血不良、张力增大、水肿等原因，无论哪种情况，有无腹膜炎体征、漏口引流量大小，以及有无不可控制的发热，是决定是否需要手术探查、清洗引流的主要依据。

5.较长时间气腹手术使深静脉血栓形成的危险性增大，术后注意适当抬高双下肢，穿弹力袜，或间断按摩四肢。

6.气腹针或穿刺套管导致肠管和组织损伤，术中术后出血、肠漏。避免发生的关键是规范操作。

五、腹腔镜消化道穿孔修补术

胃十二指肠溃疡穿孔是溃疡病常见并发症。腹腔镜溃疡病穿孔修补是继腹腔镜胆囊切除术后较早开展的腹腔镜手术之一。其突出优点是能够明确诊断，有效地闭合穿孔，并能彻底冲洗腹腔，使腹膜炎迅速得以控制。

（一）手术技术

术前置胃管、尿管。麻醉方法选用气管插管全麻。术前给予预防性应用抗生素。患者置于平卧位。术者站立于患者的左侧，助手站立于右侧。脐下缘穿刺建立气腹，置入 10 mm 套管。经该套管置入 30° 腹腔镜。于左、右肋下各置入两个操作套管，右侧为 5 mm、左侧 12 mm 套管。有时肝左外叶妨碍穿孔处显露，可于右腋前线另置一 12 mm 套管，由此置入腹腔镜拉钩牵引肝左外叶，协助穿孔处显露。

套管安置完毕后，首先进行腹腔探查。了解腹腔污染的程度，取腹腔内渗液送细菌培养。穿孔部位多在十二指肠前壁。经左上腹转换套管送入带线缝针，笔者常选用 2-0 Vicryl 缝线。于穿孔处缝合 1 针、2 针。注意打结时避免撕裂穿孔处组织。将大网膜提至穿孔处，用打结线予以固定。用大量生理盐水冲洗腹腔，彻底吸净腹腔内渗液。于修补处放置橡皮引流管，从右侧 5 mm 套管中引出。

术后 24 小时取出引流管，48 小时取出胃管。术后根据患者情况给予抗生素 3～5 天。肠功能恢复后开始给予口服流质饮食。恢复饮食后即可开始溃疡病的药物治疗。6 周后复查胃镜，了解溃疡愈合情况。

（二）腹腔镜溃疡病穿孔修补术的评价

胃十二指肠溃疡穿孔是普通外科常见的急症。其处理方法包括非手术治疗和手术治疗。前者用于空腹穿孔、腹膜炎较轻、年龄较轻的患者。手术治疗的方式包括穿孔修补、高选迷走神经切除和胃大部切除术。腹腔镜穿孔修补操作简单、安全、效果确切。经过穿孔修补，腹腔充分冲洗后，腹膜炎很快就能得到控制。目前溃疡病药物治疗效果已经十分理想。腹腔镜穿孔修补术后及时给予药物治疗，定期复查，是比较理想的治疗方法。

1990 年 Nathanson 最早报道了腹腔镜溃疡病穿孔修补术。随之 Mouret 报道了使用纤维蛋白胶黏合大网膜闭合溃疡病穿孔。有人主张切除溃疡边缘，然后再进行缝合。这样常使穿孔处变的张力很大；其周围组织也处于水肿状态，所以缝合操作很困难；很容易撕裂水肿的穿孔周围组织。穿孔修补技术需要一定的腔内缝合打结技术。但对熟练的腹腔镜外科医师已经不存在技术问题。进行腹腔镜探查、修补穿孔时，必须使用 30° 腹腔镜。否则在 0° 镜照射下，穿孔部位就像从地平线看一口没有盖的水井，很难发现穿孔部位，更不容易操作。

六、腹腔镜全胃根治性切除术

对于贲门、胃底、胃体的恶性肿瘤，采用近端胃切除还是全胃切除，学术界仍有不同意见。有资料显示，胃底贲门癌发生幽门上和幽门下淋巴结转移者分别为 25% 和 20%，如果不做全胃切除则难以达到根治目的。进展期贲门癌行根治性全胃切除术后 5 年生存率为 83%，而行近端胃切除术仅 16%。从临床统计数据看，近端胃切除术后吻合口漏致死率高，术后易发生顽固性反流性食管炎，并不能改善术后生活质量。目前多数学者认为，对于胃上部癌应行根治性全胃切除术。

根治性全胃切除的指征主要取决于胃癌部位、胃壁浸润范围及淋巴结转移情况。一般认为，近端胃癌占据 2 个解剖学分区的应行全胃切除。由于胃癌手术十分重视对转移淋巴结的清除，有学者认为近端胃癌有幽门上下或大小弯淋巴结转移，或远端胃癌有贲门或大小弯淋巴结转移者均应考虑全胃切除。

（一）适应证

早、中期胃底贲门癌侵犯胃体；胃体癌；胃窦癌侵犯胃体。

（二）禁忌证

1. 晚期胃癌，估计难以将转移淋巴结清扫干净者。

2. 合并心肺疾患不能行气管插管全身麻醉者。

3. 有上腹部手术史、上腹部有广泛粘连者。

（三）术前准备

1. 纠正贫血、低蛋白血症，补充维生素，调节电解质平衡。

2. 术前晚生理盐水普通灌肠一次。

3. 术晨留置胃管、尿管。

（四）麻醉

气管插管全身麻醉。

（五）体位及套管位置

患者仰卧位两腿分开，或截石位。脐下放置 10 mm 套管作为观察孔，充气维持腹腔压力在 13 mmHg。左侧腋前线肋缘下放置 12 mm 套管作为主操作孔，左锁骨中线平齐处置 5 mm 套管做辅助孔。以上套管右侧对称位置分别放置 5 mm 套管（图 1-1、1-2）。术者立于患者左侧，助手在右侧，扶镜手立于患者两腿之间。

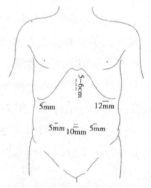

图 1-1 腹腔镜全胃根治性切除术套管位置

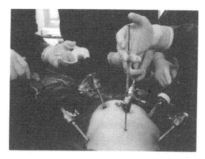

图 1-2 腹腔镜全胃根治性切除术套管放置实图

(六) 手术步骤

用头皮针将 2 ml 纳米碳淋巴示踪剂 (或亚甲蓝) 注射在肿瘤边缘的胃壁组织内, 以显示肿瘤区域淋巴结 (图 1-3)。将大网膜向头侧掀起, 由横结肠上缘无血管区分离大网膜和横结肠系膜前叶, 向右至结肠肝曲 (图 1-4), 向左至结肠脾将胃向右下方牵拉, 靠近脾下极切断并结扎胃网膜左动静脉。向上切断数支胃短动静脉, 清扫第 4 sa 组淋巴结 (图 1-5)。将胃底拉向右下, 显露贲门左侧, 游离暴露左膈肌脚, 清扫贲门左侧(第 2 组)淋巴结, 必要时切断左肝三角韧带(图 1-6)。沿横结肠上缘无血管区分离, 向右侧切除大网膜至结肠肝曲 (图 1-7)。显露结肠中动脉, 沿其表面剥离横结肠系膜前叶, 直至胰腺下缘。于胰腺下缘分离显露肠系膜上静脉, 清扫第 14 v 组淋巴结 (图 1-8)。紧贴胰头表面分离暴露胃网膜右动静脉, 在根部结扎切断, 清扫第 6 组淋巴结 (图 1-9)。沿胃网膜右动脉在胃十二指肠、胰头之间分离, 显露胃十二指肠动脉 (图 1-10)。剥离胰腺被膜至胰腺上缘。沿胃十二指肠动脉向上分离, 裸露肝总动脉, 清除第 8 组淋巴结, 显露肝固有动脉起始部。沿肝总动脉分离裸露胃左动脉, 在其根部结扎切断, 清除第 1 组淋巴结。同法解剖腹腔动脉干, 清除第 9 组淋巴结。沿肝固有动脉表面顺延暴露胃右动脉, 于胃右动脉根部结扎切断, 以清扫第 5、8 组淋巴结。沿肝固有动脉向上切除肝十二指肠韧带前叶, 清扫第 12 a 组淋巴结。沿肝下缘游离小网膜至贲门右侧, 切开腹段食管表面浆膜, 裸露食管下段。切断左右迷走神经干, 使食管下段充分游离 (图 1-11)。游离十二指肠球部至幽门下 2 cm, 用直线切割闭合器离断十二指肠 (图 1-12)。用布带捆扎距 Treitz 韧带 15 cm 处空肠 (图 1-13)。自剑突下做上腹正中纵向切口 6 ～ 8 cm, 放置切口保护膜后将胃及大小网膜拖出腹腔。于贲门上切断食管, 取下切除标本, 食管残端放置 25 mm 圆形吻合器钉砧头 (图 1-14)。将空肠距 Treitz 韧带 15 cm 处离断, 用圆形吻合器将远端空肠与食管残端做端侧吻合。经空肠残端开口将胃管经吻合口拉入空肠, 在直视下缝合空肠残端。将近端空肠与远端空肠行端侧吻合, 此吻合口距食管空肠吻合口约 40 cm。缝合小切口后重新建立气腹, 清查活动性出血并冲洗术野。常规放置引流管于左肝下缘处, 由右下套管孔引出。逐层缝合脐部套管孔, 术毕。

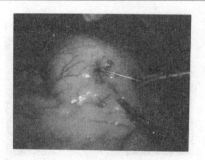

图 1-3　注射淋巴示踪剂

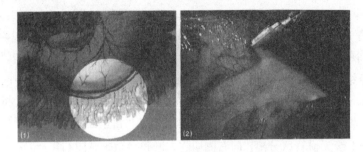

图 1-4　超声刀从横结肠中段向结肠脾曲分离

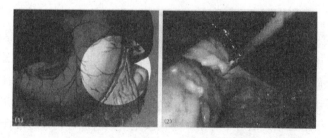

图 1-5　结扎切断胃网膜左动静脉，向上切断数支胃短动静脉，清扫第 4 sa 组淋巴结

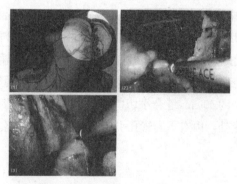

图 1-6　将胃底拉向右下，显露贲门左侧，游离暴露左膈肌脚，清扫贲门左侧（第 2 组）淋巴结

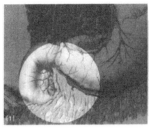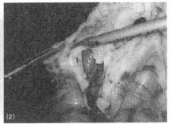

图 1-7 沿横结肠上缘无血管区向右侧切除大网膜至结肠肝曲

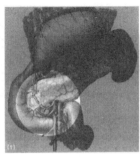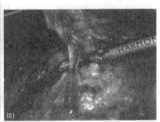

图 1-8 沿结肠中血管走向分离横结肠系膜前叶，显露肠系膜静脉根部、
胃结肠静脉干及胃网膜右静脉，清除第 14v 组淋巴结

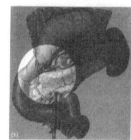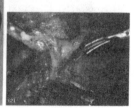

图 1-9 结扎切断胃网膜右动静脉，清除第 6 组淋巴结

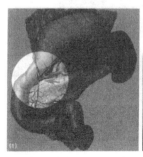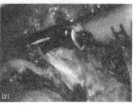

图 1-10 沿胃网膜右动脉在胃十二指肠、胰头之间分离，显露胃十二指肠动脉

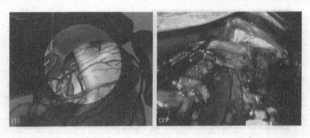

图 1-11　裸露贲门上食管，切断左右迷走神经干，充分游离食管下段

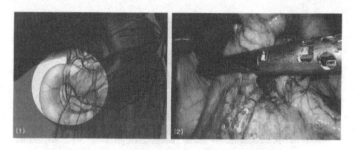

图 1-12　在幽门下 1 cm 用直线切割闭合器离断十二指肠

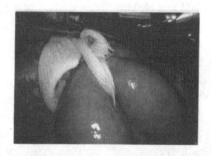

图 1-13　用布带捆扎距 Treitz 韧带 15 cm 处空肠

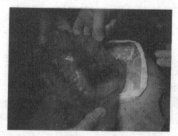

图 1-14　做腹壁切口取出标本，在直视下切断贲门上食管，食管残端放置钉砧头

（七）并发症及其防治

1. 出血

胃的血供复杂、解剖变异多，术中常因解剖层次不清或腹腔镜视野不清损伤血管。较大动

静脉需用结扎锁夹闭后切断，小血管用超声刀先凝后切。术中应保持视野清晰，避免大动作挑拨分离，注意轻柔操作，避免暴力牵拉。

2.脾脏损伤

如脾脏出血不能有效控制，需行脾切除。

3.胆道或门静脉损伤

应及时中转开腹。

4.术后并发症

主要有十二指肠残端漏、吻合口漏。

5.深静脉血栓形成

多见于下肢，对老年、吸烟患者和有血栓形成病史等高危因素的患者应严密观察，重在预防。若出现下肢肿胀疼痛、皮温降低等症状，行多普勒超声检查多可确诊，应及时行抗凝溶栓治疗和相关物理治疗。

6.气腹

针或穿刺套管导致肠管和组织损伤，术中术后出血、肠漏。避免发生的关键是规范操作。

7.皮下气肿

多因套管放置不当，或由大口径套管更换成小口径套管，或术中套管脱落、拔出后仅缝合皮肤所致。如术中出现皮下气肿，并呈蔓延趋势，须用腹壁缝合针在腔镜视野下缝合引起气体弥散的套管孔，如出现大面积严重的皮下气肿应及时中转开腹手术。

第五节 腹腔镜结直肠手术

自从20世纪80年代腹腔镜胆囊切除术取得成功以来，腹腔镜技术开始应用于结直肠手术。手术范围从结肠造口术到结肠段大部切除术直至全结肠、直肠切除术，均已获得了成功。腹腔镜技术广泛应用于结直肠良、恶性疾病中。在我国结直肠癌是常见恶性肿瘤之一，发病率呈上升趋势，根治术后5年生存率在50%～70%之间。大肠癌强调早期诊断和以手术为主的综合治疗。腹腔镜结直肠手术具有创伤小、恢复快的优点，是腹腔镜消化道外科中较为成熟的手术方法，其安全性和可行性已得到多项前瞻性随机临床对照研究的证实。

一、腹腔镜胰十二指肠切除术

腹腔镜胰十二指肠切除术分为腹腔镜辅助与完全腹腔镜两种，后者难度更大，技术要求更高。难点在于术中出血的预防与处理、周边淋巴结的清扫、胰头钩突部的完全切除与胰-肠吻合、胆-肠吻合的实施。胰腺周围解剖层次多、血管丰富，手术难度大，术者必须具备丰富的开放胰十二指肠切除手术经验和高超的腹腔镜操作技术，目前国内外仅少数几家医院有条件开展这一手术。

（一）适应证

早、中期壶腹周围癌、较早期的胰头癌，肿瘤直径≤3.5 cm。全身情况及心肺功能良好，肝脏、腹膜及网膜无转移灶，无下腔静脉、门静脉受侵，无腹腔淋巴结转移，无腹腔动脉或肠系膜上动静脉受侵或被包裹。

（二）禁忌证

1. 晚期肿瘤，有肝脏等胰外器官转移或组织侵犯，或门静脉及腹腔动脉受侵，超出根治范围的腹腔淋巴结转移。

2. 全身情况较差、不能耐受长时间麻醉及手术。

3. 有严重的出血倾向，如门静脉高压、血液系统疾病等。

4. 有腹部手术史，且腹腔广泛粘连者为相对禁忌证。

（三）术前准备

1. 纠正全身情况，给予适当的营养支持，补充能量、纠正低蛋白血症。

2. 保护和改善肝、肾功能，但术前一般不主张行经皮肝穿刺胆道引流术（PTCD）或内镜鼻胆管引流术（ENBD）降低黄疸。

3. 改善凝血功能，补钙和维生素 K_1、维生素 K_2 及维生素 C。

4. 胆道梗阻易引起肝内感染，常规使用对胆道感染有效的广谱抗生素。

5. 术前常规肠道准备。

（四）麻醉

气管插管全身麻醉。

（五）体位与套管放置

患者取低腿截石位，头高足低 15°。术者立于患者两腿间，助手立于患者右侧，扶镜手立于患者左侧。气腹压力 15 mmHg。一般采取 5 孔法，脐下缘放置 10 mm 套管为观察孔，右肋缘下腋前线、右锁骨中线平脐处各置 5 mm 套管，剑突下偏左、左侧锁骨中线平脐处各置 12 mm 套管。手术后期在上腹正中做纵行小切口，或在耻骨联合上做横行小切口取出标本。

（六）手术技术

手助的腹腔镜胰十二指肠切除术需要置入 5 个套管，并在右肋下做 8 cm 切口，用于将非优势手（左手）经一个手助装置（DexterityPneumosleeve）伸入腹腔。在整个手术过程中，术者的左手放在腹腔内，并维持正常的气腹压力。用优势手（右手）进行分离、切除和重建。伸入腹腔的手用于轻轻的牵引、触摸肿瘤的范围、评价肿瘤是否能够切除。此外可以用手指压迫控制出血，以及帮助体内缝合。置入手助装置的切口可以用于取出标本。常规进行术中腹腔镜超声检查，以进行肿瘤分期，了解肿瘤、胰腺及其血管的相互关系。

手助的腹腔镜胰十二指肠切除以 Kocher 操作开始，即用内镜分离剪剪开十二指肠外侧腹膜，用左手分离十二指肠后区。此部位的小血管可给予电凝止血。在胰腺与下腔静脉之间的无血管区用手指进行钝性分离。游离结肠肝区，并用左手将其向下翻转。打开覆盖十二指肠第三部无血管的腹膜返折，向上到达肠系膜根部的大血管。这样，十二指肠第二、三、四段均已游离，暴露下腔静脉。

从前、侧面打开覆盖胆总管的腹膜。分开肝十二指肠韧带前面的腹膜和小网膜，暴露该韧带内的结构。用右角腹腔镜分离钳分离胆总管、门静脉和胃右动脉。切除胆囊，并经胆囊管行胆道造影。用超声刀翻开胃结肠韧带，保留胃网膜右动脉。向幽门方向进一步分离，用内镜组织钉合器距幽门 1 cm 离断十二指肠第一部。用一根粗线穿过胆总管，并将其提起。用 30 mm 内镜钉合器在距胰腺上缘大约 3 cm 处将其离断。

显露胃十二指肠动脉，用内镜钉合器将其离断。用冲洗吸引棒将肠系膜上静脉和门静脉与胰头部钝性分离。在左手协助下，将胰颈部小心、轻轻地与门静脉分开。用超声刀在门静脉和肠系膜血管前方，自胰腺下缘开始向上离断胰腺。此处用超声刀分离极少出血。用组织钉合器将十二指肠第四段离断。然后用超声刀将肠系膜上静脉从胰腺钩突分离。将标本置于非渗透性尼龙袋中，然后从手助袖套中取出。

用体内缝合技术完成三个吻合口的吻合。将近端空肠袢拉到上方于胰腺断端对合，用其对系膜侧肠壁与胰管行双层吻合。在吻合口中置入一 5 F 儿科导管作为支架，长度 5 cm 即可。该支架管的一半插入胰管，用 4-0 单股可吸收缝线将其固定在胰管和空肠。然后用 3-0 丝线间断缝合胰被膜和空肠浆肌层。用 3-0 单股可吸收缝线行肝总管空肠端侧吻合，吻合口前、后壁均为连续缝合。最后将胃与空肠经手助袖套提出至腹壁外，行幽门空肠对端吻合。于空肠内置入一喂养管，经任一就近穿刺孔引出。于吻合口前、后各置一橡皮引流管。

（七）注意事项

1. 根据手术进程调整腹腔镜、监视器位置、术者站位和患者体位。

2. 套管位置应根据患者体形适当调整，有助于手术顺利进行。

3. 在切除胆囊、解剖肝门和第一探查时，术者立于患者左侧较合适。

4. 术前良好的肠道准备可给手术带来良好的暴露。

5. 术中每步操作都应力求解剖清楚，不能盲目求快。保持术野清晰才能更快、更好地完成手术。

（八）术后处理

1. 术后常规使用生长抑素 3～5 天，积极补充能量、蛋白质，以及维持水电解质平衡和预防性使用抗生素。

2. 术后使用胶体有助于减轻吻合口水肿，对术后恢复及减少吻合口漏有一定帮助。

3. 术后 1 周内定时监测体温、脉搏、呼吸、血压等重要指标，监测水电解质平衡情况和血糖变化。必要时进 ICU 病房监护治疗。

4. 预防休克和出血，首先要补充血容量，维持有效循环量。应用药物改善凝血障碍，以减少出血和渗血。

5. 预防肝肾综合征，长期黄疸的患者常有肝肾功能障碍，术后应进行护肝治疗，应用支链氨基酸等。在维持有效循环血量的基础上，应保证尿量在 50 ml/h 以上。必要时可应用渗透性利尿药如甘露醇等，以防急性肾功能不全。

6. 准确记录各种引流量，并观察引流液性质。腹腔引流管引流量逐渐减少至无引流后 1 周内拔除。如放置胆道 T 管或肠内引流管，若无异常情况可于两周左右拔除。

7. 其他术后处理同一般腹腔镜手术。

（九）并发症及其防治

1. 胰漏

术后腹腔引流多 50 mL，引流液淀粉酶升高，即诊断为胰漏，多发生在术后 5～7 天。可采用禁食、胃肠减压、抑制胰腺分泌、充分引流、全肠外营养支持等非手术治疗。如胰漏超过 3 个月或引流不畅合并感染、出血、梗阻性胰腺炎，须行手术治疗。

2. 腹腔出血

术中大出血多在分离肠系膜上静脉 (SMV)、门静脉 (PV)，或其分支时发生，第二次探查时须注意胰腺下缘肠系膜上静脉汇入支出血；切除胆总管时应注意避免门静脉及肝右动脉损伤；切除胰腺钩突时也易出血，主要血管应夹闭后离断；胰 – 肠吻合时也应注意避免肠系膜上静脉损伤。如出血汹涌，先采取局部压迫止血，压迫血管裂口的近端和远端，清理术野，显露良好后再行修补。术后早期出血多为术中止血不彻底或凝血功能障碍所致，先行输血、应用止血药物等非手术治疗，如病情无好转，须尽快手术止血。术后 1 ~ 2 周的出血，多为胰漏腐蚀周围血管所致，应采取积极非手术治疗，血管造影检查可明确出血部位，同时可行动脉栓塞等止血，一般可获成功。如以上处理后仍不能止血应手术治疗。

3. 胃肠道出血

术后早期出血应考虑来自三个吻合口、胃黏膜或因凝血功能障碍。术后 5 ~ 7 天胃肠道出血应考虑应激性溃疡，可予输血、应用止血药物、抑酸、生长抑素等非手术治疗，必要时手术止血。

4. 腹腔感染

多由胰肠吻合口漏、胆漏或腹腔出血合并感染导致，应加强全身支持治疗，输血、血浆、清蛋白等，同时应用广谱抗生素和肠内、肠外营养。腹腔感染的预防十分重要，如术前使用广谱抗生素、术中注意无菌操作，严密止血、大量冲洗、保持腹腔引流管通畅等。治疗感染同时需注意避免二重感染发生。

5. 胆漏

予禁食、胃肠减压、抗感染、营养支持等非手术治疗，保持引流通畅。如引流不通畅，出现腹膜刺激征者应手术探查。

6. 胃排空障碍

多由术中胃迷走神经及其分支损伤、营养不良、心理因素等所致，应通过造影排除吻合口漏及机械性梗阻，多可经非手术治疗恢复，包括胃肠减压、鼻饲管肠内营养等。

7. 腹腔镜手术相关的双下肢深静脉血栓形成、穿刺导致肠管或组织损伤、皮下气肿等，防治措施与其他腹腔镜手术相同。

二、腹腔镜远端胰腺切除和肿瘤切除术

对胰腺肿瘤患者是行远端胰腺切除还是肿瘤局部切除，取决于胰腺病灶的病理结论。目前行远端胰腺切除或肿瘤局部切除的适应证是：胰腺良性肿瘤、胰岛细胞瘤、胰体尾内分泌肿瘤或慢性胰腺炎。

(一) 手术技术

患者置于 45°侧卧位，以使左侧抬高。或置于全侧卧、反向 Trendelenburg 体位。术者站立于患者两腿之间，第一助手站立于患者右侧。放置脐部套管后，首先进行腹腔镜探查。腹腔镜超声检查有助于了解胰腺、肿瘤以及血管的相互关系。有怀疑的腹膜结节应取活检做冰冻切片检查。

　　胰腺切除开始于进入小网膜囊，显露胰腺。用超声刀打开胃结肠韧带，将胃向上抬起，显露胰腺体尾部的前面。为了更好的显露胰尾部，通常需要游离结肠脾曲，并分离胃短血管。此时需要用腹腔镜超声确定病灶、脾血管和胰管的相互关系。如果胰腺肿瘤较大，邻近脾脏，或累及血管，就应同时切除脾脏。如果远端胰腺切除用于治疗慢性胰腺炎，保留脾脏技术难度很大。因为脾血管炎症和纤维化会使将胰尾从脾门分离出来几乎不可能。如果决定同时切除脾脏，于胰腺预定切线处游离出脾动脉，用内镜钉合器将其离断，再用钛夹夹闭加强。胰腺和脾静脉用内镜钉合器同时离断，从胰体向胰尾方向游离胰腺。切除胰尾病灶时，可以在游离脾血管前开始游离脾脏和胰腺。分离脾脏的韧带附着，将脾脏后面和胰尾从后腹膜游离。在其他情况下，如果可能，笔者主张保留脾脏和脾动、静脉。用腹腔镜超声确定胰腺离断平面后才游离胰腺。用超声刀从胰腺下缘开始游离，在病灶的右侧、胰腺和脾血管之间轻轻分离。用右侧弯小直角钳在胰腺与其后面组织之间建立通道，在其中置入线性钉合器将胰腺离断。钉合器击发后，胰腺断面的出血还须另行予以缝合。如果能辨清近端胰管，应用单股非吸收缝线给予 U 形缝合。抓住胰腺断端，向前牵引，向胰尾方向继续分离。显露脾动、静脉的横行支，用右侧小直角器械进行分离，而后给予结扎。继续分离，完全游离胰尾。用超声刀离断胰腺周围附着的组织，创面仔细止血。术者用左手将标本经手助装置中取出。在胰腺残端放置引流。在行完全腹腔镜胰体尾切除时，如果操作困难可以改成手助手术，可使分离较为容易。

　　当决定行胰岛细胞瘤局部切除时，胰腺的显露同前所述。用腹腔镜超声定位胰腺病变，然后用电凝钩或超声刀进行分离。在肿瘤和胰腺实质之间选择适当分离平面进行分离，用钛夹结扎通向肿瘤的营养血管。将切除的标本放置于标本袋中，将 lofilm 操作套管适当扩大，从中取出标本。在肿瘤切取部位放置引流。

　　（二）腹腔镜胰体尾切除及胰腺肿瘤局部切除的评价

　　世界文献表明，现在共完成 68 例腹腔镜胰体尾切除术和胰腺肿瘤局部切除术。13 例中转开腹手术 (19.1%)。手术指证包括胰岛细胞瘤 (45 例)、慢性胰腺炎 (11 例)、胰腺囊腺瘤 (10 例)和浸润性肿瘤 (2 例)。远端胰腺切除的 42 例患者中 37 例手术成功，25 例保留了脾脏。多数胰体尾切除由 Cusehieri 完成，他所报告的病例中多数是慢性胰腺炎。由于胰腺周围纤维化的影响，将胰尾从脾脏分离出来几乎是不可能的。术后最常见的并发症是胰瘘 (7.3%)，1 例需要再手术。根据上述文献资料统计，术后平均住院时间为 9 天。

　　由此可见，远端胰腺切除和肿瘤局部切除是安全的，术后并发症发生率和住院时间比常规手术要短。开腹远端胰腺切除和局部肿瘤切除后并发症发生率为 10%～30%，死亡率为 0～6%。从上述文献来看，中转开腹率相当高。其原因可能与多中心、个案报道资料有关。腹腔镜胰腺切除毕竟是较新而又复杂的手术，对多数人来讲需要有一个学习曲线。另外的原因可能是腹腔镜探查或术中超声探查未能发现病变。平均住院 9 天应该是比较理想的。其时间长短受一些并发症影响，或者术者出于谨慎考虑，使这些患者住院观察时间较长。

　　腹腔镜胰体尾切除术保脾的指证应该是良性、定位准确的胰腺神经内分泌肿瘤。胰腺浸润性病灶通常需要行胰脾联合切除术。慢性胰腺炎的患者多有严重的腹膜后纤维化，很难进行安全的保脾手术。一些术前诊断为良性的胰腺囊腺瘤，手术切除后病理检查为恶性。这类患者如果进行根治性治疗，其预后比较理想。因此，腹腔镜手术中探查怀疑为囊腺癌者应中转开腹手术治疗。

腹腔镜胰体尾切除术的病例选择至关重要。其基本依据是病理、临床特征和过去手术史。相对禁忌证为肥胖和过去上腹部手术史。可以手术切除的胰腺癌患者，应该进行腹腔镜检查分期，证实其可以进行根治性切除，然后中转开腹手术。腹腔镜胰腺手术应该限于姑息性减黄手术、良性肿瘤、良性胰岛细胞瘤和慢性胰腺炎。这种手术应该由具有胰腺外科经验和高级腹腔镜手术经验的医师来完成。

三、腹腔镜肠粘连松解术

肠粘连是胃肠外科的常见病，多由腹部手术或腹腔内感染引起，而前者占 80% 左右。肠粘连并不一定会引起症状，有症状表现者约占 30%，通常表现为慢性或急性腹痛，完全性或不完全性肠梗阻。部分粘连性肠梗阻患者可经非手术治疗缓解或治愈，但对于非手术治疗无效或反复发作的患者，须行手术治疗。传统开腹手术虽然能解除引起症状的粘连，但直接用于触摸的腹腔内操作再粘连发生率很高，术后容易复发，故并不是治疗肠粘连的理想方法。腹腔镜手术在此领域应用则有很大优势，可以最小创伤达到松解粘连的目的，且仅有器械进入腹腔的操作模式大大降低了术后再粘连的发生。腹腔镜肠粘连松解术在临床应用日渐增多，取得了良好的效果，但其主要适用于有明确粘连部位的简单粘连，如肠管与腹壁粘连成角、粘连带卡压等。对于广泛复杂的肠间粘连或腹腔粘连，腹腔镜下分离操作困难，且易引起副损伤和并发症，应权衡利弊，重新选择合理方案，转开腹手术处理。对需手术治疗的粘连性肠梗阻病例，在排除腹腔镜手术禁忌证后，提倡先进行腹腔镜探查，以力争在最小创伤下达到治疗目的并减少复发。即使存在复杂粘连的情况，也可帮助医师掌握腹腔情况，选择切口和术式。

（一）适应证

1. 有腹部手术史，反复腹痛，排除功能性因素和内科疾患者。

2. 诊断明确的粘连性肠梗阻，经非手术治疗未能缓解。

3. 反复发作的粘连性肠梗阻缓解期。

（二）禁忌证

1. 肠梗阻导致严重腹胀者。

2. 严重营养不良，全身情况差，或合并重要器官疾患等不能耐受全身麻醉者。

3. 腹腔复杂手术史，预计粘连广泛而复杂者。

（三）术前准备

1. 术前留置胃管胃肠减压。

2. 全面肠外营养支持，纠正水电解质平衡紊乱，纠正贫血或低蛋白血症等。

（四）麻醉

气管插管全身麻醉。

（五）体位与套管放置

患者取仰卧位，双上肢内收，根据操作部位术者立于患者一侧，扶镜手立于患者同侧头端，显示器摆放于对侧，麻醉师位于患者头端，器械护士位于足端。

观察孔及操作孔位置须根据原手术切口及所估计的腹腔内粘连部位设计，所用套管的大小和位置可灵活掌握，以便于观察和操作。至少需要三个套管，第一个套管位置的选择非常重要，原则上应置于远离原手术切口的位置，一般在距原切口 5 ~ 10 cm 处。若既往手术切口未涉及脐部，可选择在脐上缘或下缘，但术前须估计脐周腹壁与腹腔内容物有无粘连，可通过 B 超滑动试验了解，如有粘连应选择其他位置。应采用开放法放置套管，以避免损伤。其余两操作孔位置根据探查所见的粘连情况选择，常用位置包括麦氏点及其左侧对称位置、腋中线平脐处，或腹直肌旁等，套管穿刺应在腹腔镜监视下进行。各套管之间距离至少 10 cm，并呈三角形排布，以利操作。

（六）手术步骤

先置入 30° 镜探查，若有腹腔积液先予吸除，如有必要先分离网膜和小肠与腹壁的粘连，为下一步手术创造条件，便于全面探查腹腔。首先观察肠管是否有缺血坏死，若有肠坏死则须转开腹手术行肠切除术，尽量选择经原切口开腹，切口大小以可拖出需要切除的肠管为限，一般 5 ~ 6 cm 已够。若不能利用原切口，则在邻近腹壁开小切口，应充分考虑美容效果及术后腹壁强度等因素。若尚无肠坏死，则从回盲部开始顺序探查，如发现粘连广泛或肠管粘连成团，则不宜在腹腔镜下处理，应中转开腹。注意对扩张和空瘪肠管的探查，扩张端为梗阻近端，空瘪端为远端，扩张肠管与空瘪肠管的交界处即为梗阻所在，松解引起梗阻的粘连即可达到治疗目的。如果梗阻为粘连带压迫所致，处理较为容易，用分离钳等器械穿过粘连带下方，将其与肠系膜分开后用剪刀离断。因电切过程会引起粘连带收缩，增加损伤相连肠袢的风险，故应尽量避免使用带电器械处理，如需做带电操作，器械与肠壁应保持一定距离，以免损伤。剪断粘连带后，应观察受压肠壁是否失去活力，若失去活力，应行肠切除术，可尽量经邻近小切口将肠管提出腹腔进行切除吻合。当梗阻部位不能清楚确定时，则松解有可能导致症状的粘连，如小肠之间的粘连使肠管呈锐角。分离肠间粘连也应避免使用带电器械，应尽量使用剪刀进行锐性分离，避免钝性分离，避免损伤肠管。肠管松解后应仔细检查，若浆膜破损应予修补。在分离粘连的过程中，术野渗血将影响观察，容易导致副损伤，应及时控制和清理。松解完成后，应将全部小肠再检查一遍，为减少术后再粘连的发生，应尽可能减少组织热损伤，彻底吸尽积血，并使用生理盐水冲洗术野。将大网膜放回原位，覆盖于小肠表面。若分离面较大，应由套管孔置入引流管。排尽气腹，撤除套管，切实缝合脐部套管孔，术毕。

（七）术后处理

1. 保留胃肠减压至肠功能恢复，恢复流质并逐渐过渡至正常饮食。

2. 恢复饮食前给予全面的肠外营养支持，调节水电解质平衡。

3. 若分离范围广泛，须预防性使用抗生素。

4. 鼓励患者早期下床活动，有利于避免再次形成肠粘连。

（八）并发症及其防治

1. 肠管损伤和肠漏

放置第一个套管时较易损伤与腹壁粘连的肠管，肠管与腹壁粘连紧密和电切操作也容易导致损伤。故术前应充分评估拟置套管处的粘连情况，第一套管应尽可能远离原手术切口。术中细致操作，尽量保持肠壁完整性，并随时检查，发现损伤及时修补，粘连紧密时不要使用带电器械分离。粘连复杂而广泛时应中转开腹。肠漏多因术中不当操作导致未发现的肠壁损伤，如使用有损伤抓钳提拉肠壁、视野不清下盲目分离粘连等。肠壁全层损伤在术后早期即可表现（术后 1 ～ 2 天内)；而非全层损伤时，如使用带电器械不当造成的肠壁热损伤，当时无穿孔，损伤肠壁在术后经坏死过程后表现为迟发穿孔 (术后 3 ～ 4 天)。肠漏征象包括引流增多，可见肠液样物和腹膜炎体征，腹腔穿刺见肠液或脓液，血常规提示白细胞增高，立位或侧卧位腹部 X 线片可见游离气体。若确诊肠漏应积极手术探查，若患者一般情况尚好，腹膜炎较局限，无明显感染中毒症状，可考虑再次腹腔镜探查，修补漏口，或经小切口将肠段拖出腹腔修补或切除，必要时可行腹腔镜下肠造口术，清洗腹腔，并充分引流，可减少二次手术创伤，有利于患者恢复。若患者全身情况差，感染中毒症状明显，病情重，则不应再行腹腔镜探查，而应尽早开腹探查。

2. 术后肠梗阻

术中探查不彻底，遗漏其他造成梗阻的粘连，或少数粘连倾向明显的患者，术后很快形成再粘连，都可导致术后肠梗阻。故探查时务必仔细、全面，以防遗漏，并注意减少组织热损伤、腹腔冲洗等防粘连措施。术后肠梗阻应先行胃肠减压、营养支持和抑制肠道分泌等非手术治疗，部分病例可以缓解，若治疗无效需再次行腹腔镜探查手术或开腹手术。

第六节　腹腔镜结直肠恶性肿瘤手术

结直肠癌根治术可选择传统开腹方式和腹腔镜辅助结直肠癌根治术。腹腔镜结直肠手术在全世界已获得较广泛的开展，是腹腔镜消化道外科中最成熟的手术方式。现有的临床研究表明，腹腔镜结直肠手术的术中和术后并发症与开腹手术无明显差异，而手术时间、术中出血等已相当甚至优于开腹手术。腹腔镜结直肠手术在操作技术上的可行性、安全性已得到证实。

在治疗原则上，腹腔镜消化道肿瘤手术同样须遵循传统开腹手术的肿瘤根治原则，包括：①强调肿瘤及周围组织的整块切除 (enblock resection)；②肿瘤操作的无接触原则 (no touch principle)；③足够的切缘；④彻底的淋巴清扫。　我国直肠癌多发生于直肠中下段。直肠癌根治术有多种手术方式，但经典的术式仍然是经腹直肠前切除术 (保肛) 和腹会阴联合直肠癌根治术 (非保肛)。直肠全系膜切除 (TME) 理念可显著降低直肠癌术后局部复发，提高 5 年生存率。

腹腔镜直肠癌根治术一样应遵循 TME 原则：①直视下在骶前间隙进行锐性分离；②保持盆筋膜脏层的完整性；③肿瘤远端直肠系膜全切除或不得少于 5 cm，远端肠管切除至少距肿瘤 2 cm。

腹腔镜 TME 具有以下优势：①对盆筋膜脏壁二层间隙的判断更为准确；②更清晰地显露腹下神经丛，避免损伤；③不用牵拉挤压肿瘤，更符合无接触原则。

一、腹腔镜直肠、乙状结肠切除术

(一) 血管结扎

患者置于头低右侧斜位，这样可使小肠移向右上腹部，便于术野显露。术者和第二助手站立于患者右侧，监视器放置于其对侧下方。第一助手站立于患者左侧，注视其对方的另一个监视器。从脐部套管置入腹腔镜。第一助手经左上腹套管置入 Babcock 钳，从左下腹套管置入 5 mm 无损伤抓钳，向左侧方向牵引乙状结肠系膜，使之保持张力。从骶骨岬部开始向 IMA 右侧切开后腹膜。钝性分离肠系膜下动、静脉周围组织，注意保护腹主动脉前的下腹部神经丛。显露、保护左侧输尿管和生殖神经。此时助手须在切开的腹膜切缘连同顶 A 一同抓持，以保持结肠系膜张力。找到 IMA 起源处后，在其前面切开腹膜，连同肠系膜下静脉一同分离清楚，用内镜血管钉合器将其离断。此时需确切辨清左侧输尿管，并将其牵引开，以避免损伤。用 LigasureLapl™以安全的封闭肠系膜下血管。有时乙状结肠侧方附着需要分离清楚，从侧方寻找到输尿管。分离完成后，需要检查 IMA 断端是否出血。必要时用内套扎线 (UnitedStatesSurgicalCorp.，Norwalk, CT) 结扎 IMA 残端以策安全。在肿瘤手术时，笔者经常使 IMA 蒂骨骼化，可以在胰腺下缘另行分离、钳夹肠系膜下静脉。

（二）游离肠管助手

提起乙状结肠和降结肠系膜，术者在腹膜后平面继续向头侧方向分离。向下清扫 Gerota 筋膜，使其离开结肠系膜后面。在这个分离过程中，术者须始终保持正确平面，该平面应该在 Gerota 筋膜与结肠系膜之间，向外侧靠近肠管。将中间的系膜附着全部分开，分离线在肠系膜下静脉左侧，并与之平行。有时会有一支结肠或脾曲静脉分支，需予以游离、切断。始终需注意保持正确地平面，及在 Gerota 筋膜浅面分离，辨清解剖关系。这样就不会把脾静脉误认为结肠左静脉。在分离脾曲的系膜后附着时需特别小心，因为此时结肠左侧的边缘血管特别容易损伤。这些血管将结肠中血管来的血液带到左侧结肠，是游离后肠管的生命线。

结肠系膜后面向头侧游离完成后，显露，并切开结肠在侧腹膜的附着，与其前面的后腹膜切开处汇合。笔者所采用的从中间向左侧腹膜后分离的方法，有助于早期发现左侧输尿管，并保持良好的视野。由于暂不游离结肠在侧腹壁的附着，可以在游离系膜和肠管时保持一定张力。

游离脾曲时，需要把左下方的监视器移到患者的左肩部方向。术者站立在患者的两腿之间，使用左侧的两个套管。两位助手站在患者的右边。所有手术组人员都注视患者左肩部方向的监视器。通常从脾曲的后面、侧面开始游离，可以加快脾曲的完全游离。此时需小心地进行牵引和反牵引，以显露网膜和结肠之间的平面。脾曲从其最头侧的脾结肠韧带附着游离后，向中线方向将大网膜从横结肠上分离，其游离长度应足以使结肠下拉至盆腔，进行无张力的结 - 直肠吻合。

（三）系膜离断应用

器械放置的三角形原理，使拟离端的组织保持一定张力，并使术野得到良好显露。将结肠系膜游离到拟定切线处的结肠边缘。结肠系膜的游离可采用钝性与锐性分离相结合的方法。小血管给予电凝，较大的血管用钛夹夹闭。

（四）近端肠管离断

近端肠管离断可以用 1～2 个 30 mm 内镜钉合器钉合或 1 个 60 mmEndoGIAII 钉合器钉合。向下牵引结肠，看是否能无张力的到达盆腔，如果长度不够，或有张力，则需进一步游离。有时近端结肠需要提前离断，以帮助脾曲的游离。将离断了的近端结肠向中间、头侧和前方牵引，以显露左侧结肠的后外侧附着。如果怀疑残留结肠的血液供应，在将左侧结肠从切口中提出放置吻合器钉座时需仔细检查、确定其能否生存。如果有疑问，需进一步游离左侧结肠，直到确认血供良好、没有张力。

(五)显露盆腔手术野

一般来说，将患者置于适当体位和用腹腔镜用拉钩 EndoPad-die(UnitedStatesSurgicalCorp.，Norwalk，CT) 相结合的办法，就能获得良好的显露。笔者在进行盆腔分离时，采用了几种简单的技术可以改善牵引和暴露。在女性患者，在阴道中放入橡皮扩张器或其他刚性器械，将阴道向前抬高，获得适当的组织张力，确定直肠阴道平面。需要直肠前方广泛分离时，可以使用常规妇科腹腔镜手术中使用的标准子宫拨杆将子宫推向前方，帮助显露手术野。也可以在子宫底穿过缝线，将其从前腹壁引出，并打结固定在前腹壁，将子宫向前方牵引。游离直肠时，可以用棉线带绕过直肠、乙状结肠，打结或施以钛夹后用以牵引直肠。也可以用缝线代替棉线带，穿过前腹壁，加以固定。这样可以省下一把牵引用的器械。在向下暴露和分离盆底时，可以通过向会阴部施加压力，向头侧方向抬高盆底。

(六)盆腔分离

分离盆腔时，手术组医生和监视器回复到手术开始时的位置。用开腹手术时标准的锐性分离技术向盆底方向游离直肠，其游离长度依肿瘤位置而定。一般是先从后方游离，然后是后侧方向右，再向左，最后分离前方。从直肠后方进入适当平面后，一般不出血。直肠深筋膜和骶前筋膜之间的结缔组织很容易用剪刀进行分离。腹腔镜下分离侧韧带也十分容易。分离直肠后方时可以发现盆腔神经丛，保持分离平面向前就可以保留这些神经。由于腹腔镜可以接近术野以及其放大作用(10～20倍)，使直肠系膜视野十分清楚，保证正确的分离平面，出血量很少。根据笔者的经验，依靠这种放大了的视野可以更好地完成精确的手术。

(七)远端闭合以及直肠冲洗

远端切线至少要距离病灶2 cm以上。从肛门置入直肠镜进行腔内检查，发现病灶后在腹腔镜引导下在肠壁上做一缝线作为标记。用超声刀分离直肠系膜，遇较大血管后用钛夹夹闭，而后离断。建立直肠后壁和直肠系膜前部之间的平面后，用内镜血管钉合器可以使分离明显加速。也可以用 LigasureLapl™可靠的离断直肠系膜。拟切断处直肠游离完毕后，用 EndoTA 或 EndoGIA 钉合器钉合、切断直肠。注意尽可能使切线与肠管垂直。可旋转头内镜钉合器可以很方便地在盆腔深部离端远断直肠。笔者常规用4%碘附溶液经肛门冲洗直肠，以减少肿瘤细胞脱落种植的危险。

将左下腹套管切口扩大成15 mm，以置入标本取出袋。将标本置入袋内后再将此切口扩大成3～5 cm，将装有标本的标本袋取出。

(八)吻合

将游离了的降结肠从左下腹切口取出。切除带有吻合器钉部分的肠管，用0号聚丙烯缝线沿肠管断端做一排荷包缝合，将31 mm圆形吻合器钉座置入降结肠腔内，收紧荷包缝合，将结肠断端扎紧，固定在钉座的中心杆上。然后小心地将其送回腹腔，注意不要扭转其系膜。用0号聚丙烯缝线间断缝合这一腹壁切口。重新置入左下腹套管，用 Rumel 止血带将这一套管扎紧。重新建立气腹。经肛门送入圆形吻合器，在腹腔镜引导下将其顶尖从关闭了的直肠端引出。将吻合器与其钉座对合、击发后完成结肠直肠对端吻合。将结肠近断端系膜同时送入盆腔，保证无张力、无扭转。将小肠送往右侧，防止其进入结肠的游离系膜下方引起梗阻。吻合器击发前最重要的是要有良好的视野，这是保证吻合满意的前提。

为检查吻合口是否有渗漏，于盆腔内充满盐水，没过吻合口。用肠钳阻断近端结肠，经肛门镜向直肠内注入空气，观察吻合口有无漏气。检查吻合器击发后切掉的环状肠管残端是否完整，并送病理检查。笔者认为常规放置引流并非必须，如果有必要，则经右下腹套管置入引流管。

完成上述步骤后，用生理盐水灌洗腹腔。仔细检查腹腔了解有无出血。取出各穿刺套管。

所有 10 ～ 12 mm 穿刺孔都需用常规技术或经腹腔缝线予以闭合。

二、腹腔镜右半结肠切除术

左、右侧结肠切除的基本原则相同，一侧是另一侧的镜像。因为右半结肠切除比较常见。笔者认为肠切除后体外吻合肠功能的恢复同腹腔内吻合一样，手术技术要简单得多。因此这里介绍体外吻合的技术。

（一）血管结扎与腹膜后游离

结肠癌患者的右半结肠切除术包括完全切除右半结肠、广泛切除其系膜；高位结扎回结肠、结肠右和结肠中血管，完全清扫其血管供应周围的淋巴结。如果要切除盲肠或近端升结肠癌，切除回结肠血管和供应肝区的结肠中动脉就已足够。

患者置于 Trendelenburg 体位，手术台左侧摇低，以使小肠移向左上腹部。术者站立于患者两腿之间，两位助手都站立于患者左侧，监视器放置于患者右肩部方向。由助手抓持末端回肠，并使之保持张力。打开升结肠旁沟后腹膜，向中线方向游离升结肠和回盲部。完全游离右半结肠系膜。助手提起游离了的结肠和末端回肠，并使之保持张力。用分离钳在回肠、升结肠系膜下方无血管区分离，显露十二指肠、右侧输尿管、生殖血管和 Gerota 筋膜。将其从右侧结肠系膜剥离。在 Gerota 筋膜上方向头侧方向钝性分离，达肝下缘和十二指肠第二部。通常在系膜背侧可以发现回结肠动、静脉，进一步可以追溯到其从肠系膜上动、静脉的发起处。仅有 13% 的患者存在结肠右血管，该支血管在回结肠动脉发起处近端直接起源于肠系膜上动脉。通常结肠系膜完全从十二指肠和胰尾部游离后才能找到结肠右动脉。如果找不到结肠右血管，就直接开始分离、结扎回结肠血管。所有血管都要小心地从肠系膜上动、静脉发起处分离、离断，离断处距肠系膜上血管应该保留一定安全距离 (10 ～ 15 mm)，向拟切除处远端清扫淋巴结。在血管两侧各做一窗口，从腹侧或背侧分离都可。在离断回结肠血管前必须向远侧追溯至盲肠，以正确地将其同肠系膜上血管区分清楚。因为肠系膜上血管很容易与回结肠血管蒂相互混淆。在离断回结肠血管前，笔者通常向尾侧提起回结肠系膜和回肠，然后从腹侧仔细检查这支血管。用内镜血管钉合器或 LigasureLapl™离断回结肠血管蒂。

接着从腹侧右结肠系膜根部向头侧、中部进一步分离，直到找到结肠中血管的腹膜返折。用内镜分离剪剪开该处的腹膜返折，钝性分离其下方的组织，游离出结肠中血管。如果尚未发现、分离结肠右血管，向结肠中血管方向分离须十分小心。因为结肠中血管解剖变异很多，仔细分离十分重要。小心将结肠中血管从腹膜后结构和小网膜囊分离，此时经常可以看到一束相当大的发于肠系膜上动脉和静脉的结肠中血管，可以用 30 mm 内镜血管钉合器离断，或分别用钛夹夹闭，而后剪断。使用 LigasureLapl™分离结肠中血管可以减少操作的困难，缩短手术时间。

（二）系膜和肠管离断

接着转向结肠中血管的左侧，抓住横结肠系膜边缘，从结肠中血管蒂向上切开系膜到横结肠边缘。用钛夹逐一夹闭边缘血管。切除附着在横结肠上的大网膜。清除预定横结肠切除线周围的网膜组织。在此阶段分离中应由助手始终使系膜和肠管保持张力。用内镜钉合器离断横结肠。离断横结肠需用 1 ~ 2 只 30 mm 钉合，或用 1 只 60 mm 钉合 (EndoGIAII, UnitedStatesSurgicalCorp., Norwalk, CT；www.ussurg.com)。寻找、抓持末端回肠，确定近端切除线。从回结肠血管蒂开始完全切除部分回肠系膜，清理拟切除回肠周围边缘血管。用内镜钉合器离断回肠。将回肠近断端与横结肠靠拢，并用缝线固定。

进一步游离切断的标本。由于多数游离是在背侧进行，所以只有标本侧面和后腹壁的腹膜附着需要进一步游离。此游离从盲肠开始，将其向结肠脾区方向牵引，这样就可以向肝区方向游离右侧结肠背侧和侧面的附着。有时在结肠肝区和 Gerota 筋膜之间有一薄层结缔组织附着，此时最好从结肠系膜后面游离。因为从这个角度观察、处理结肠在后腹膜的附着最方便。将末端回肠和盲肠向肝脏方向反转，辨清十二指肠。切断附着在十二指肠第二段的腹膜，完全游离已切除的标本。

(三) 标本取出

取出标本需使用非渗透性标本取出袋，如 EndoCatch II。首先将脐缘切口扩大至 15 mm，以置入标本取出袋。将标本置入袋内后再将该切口切开至 3 ~ 5 cm，以取出装入标本的袋子。切开标本检查切缘是否距荷瘤肠段有一定距离。

(四) 吻合将切除的标本

经扩大的脐部切口取出，标本经过的通道须置保护装置，以防肿瘤切口种植转移。用线性内镜钉合器行回肠横结肠对端吻合。

笔者所采用的技术和其他人有所区别。一般是首先游离右侧结肠，然后用体内或体外打结法结扎血管。笔者的技术有下述优点。

1. 由于完全分离肠系膜后才开始游离结肠，将手术对荷瘤肠段的刺激降到最低程度。腹腔镜手术中游离了的肠段比开腹手术要难处理的多，因此，在完全游离系膜前将其留在原位，不予处理，这样可以减少肿瘤细胞腹腔内播散的危险。

2. 腹腔镜下右侧结肠的主要动脉从肠系膜上动脉起源处都看得很清楚，因此可以在手术开始时即高位结扎这些动脉。从系膜后途径游离血管还可以把小肠挡在手术视野外，有利于显露。

3. 由于已于近端结扎了动脉，很容易清除系膜周围淋巴结。保留的系膜有利于在分离时保持张力。只要右侧结肠还固定在侧腹壁，就可以在系膜上施加反作用力，促使系膜分离。

4. 在完全游离荷瘤肠段之前用内镜钉合器离断结肠远端和近端，可以减少肿块脱落细胞肠腔内污染的可能。

5. 切除的标本可以立即放入标本取出袋中，经过有伤口保护套的创口安全的取出。这样就可以避免肠腔内容物溅出，导致肿瘤细胞在腹腔内播散或污染切口。

三、腹腔镜结直肠手术的展望

(一) 多中心前瞻性

有关腹腔镜手术与常规手术的多中心前瞻性随机对比研究正在进行。每项研究至少有 7 个中心参加，均涉及上千例患者的手术资料。这些研究将得出有关腹腔镜手术的安全性，以及是否符合肿瘤学治疗原则等问题的权威性结论。

（二）术前处理的进展

现在大家的注意力都放在基础科学研究和技术进步上，但是绝不能忽视外科患者的围术期处理。无论是常规手术还是腹腔镜手术，患者的围术期处理都有待研究和改进。如综合多模型康复计划可以允许进行"48 小时的结肠切除术"。

（三）技术、器械、文献和外科教育的进步

器械的改进包括：新型的盆腔拉钩、可成角的内镜钉合器、多用途器械和监视器；设备改进方面包括光学系统的改进、图像增强设备和三维图像技术。机器人设备的应用、具有触觉反馈作用的腹腔镜器械的出现都将极大地促进腹腔镜结直肠外科的发展。这些设备有些已经出现，有的正在研究之中。

笔者还发现能够充分协调、配合的手术组对于取得最好的手术效果、缩短手术时间至关重要。随着腹腔镜设备的发展，视频记录设备也必将不断改进。由此必然促进学术交流以及手术组人员经验的积累。

（四）结论

尽管腹腔镜结直肠手术治疗肿瘤技术需要有相当长的学习曲线，但是由有经验的腹腔镜外科医师完成这项手术是安全、可靠的。腹腔镜结直肠手术具有微创外科技术共有的优点。可以达到同开腹手术一样的效果。但是需要经过 5 ～ 10 年随访来同常规手术比较复发和生存率。腹腔镜手术治疗结直肠癌的效果是令人鼓舞的。随着腹腔镜设备的改进与基础和临床研究的进步，腹腔镜结直肠癌手术必然不断发展和成熟。

第七节 腹腔镜脾切除术

脾切除术是治疗门静脉高压症、血吸虫病以及血液系统疾病的常用手术。传统的脾切除技术切口长、出血多、术后恢复慢。随着腹腔镜技术的发展，许多作者尝试用腹腔镜技术切除脾脏。1991 年，Delaitre 首先报道了腹腔镜脾切除术治疗血小板减少性紫癜。国内许红兵、胡三元等率先开展了此项技术。

一、LS 的适应证和禁忌证

LS 是腹腔镜外科中高难度手术之一，它不但要求手术者要有熟练的腹腔镜技术，而且要有丰富的开腹脾切除经验。即使术者具备了上述条件，假如 LS 的适应证选择不当，LS 亦不会成功。LS 适应证的选择应遵循从易到难的原则。开展 LS 的初期应选择脾脏大小基本正常的患者，随着经验的积累和操作技术的熟练，再对脾大的患者进行腹腔镜脾切除。

1. 综合国内外文献，LS 适应证主要有

(1) 需行脾切除治疗的血液病患者：如遗传性球形红细胞增多症、原发性血小板减少性紫癜 (ITP)、血栓性血小板减少性紫癜 (TTP)、溶血性贫血、遗传性椭圆形红细胞增多症、霍奇金淋巴瘤、非霍奇金淋巴瘤、慢性淋巴性白血病等。ITP 患者脾脏不大，是开展 LS 最理想的疾病。对霍奇金病的患者，腹腔镜术既可切除受累的脾脏，同时又能对肝脏、膈下、肠系膜及

腹主动脉旁淋巴结探查活检，从而获得组织学诊断资料，正确地将霍奇金病进行病期划分，有利于治疗方法的选择及疾病预后判断。

(2) 脾脏良性占位病变：如脾错构瘤、脾多发性囊肿、肉芽肿性脾炎等。

(3) 脾外伤：腹部外伤患者，腹腔镜探查发现脾粉碎性破裂，无法保脾者，在患者条件允许情况下可急症行 LS。

(4) 门静脉高压症伴脾脏中度肿大患者：国外有的学者认为,LS 不应只限于血液病患者，LS 同样适用于脾大的患者，如果因脾太大不能把其装进塑料袋，可在耻骨联合上方做一小的横切口取出，从而避免了上腹部大切口。免气腹手助腹腔镜脾切除术、handport 手助腹腔镜脾切除术、小切 VI 腹腔镜脾切除术等技术将进一步促进 LS 的开展。

(5) 最近研究发现 HIV 感染的患者，施行 LS 既可提高患者的免疫力，又能避免 HIV 交叉感染。

2. 虽然多数脾脏疾病能用腹腔镜进行脾切除，但是 LS 仍有相对禁忌证和绝对禁忌证，主要包括：

(1) 重要器官功能不全，难以耐受麻醉。

(2) 有难以纠正的凝血机制障碍。

(3) 膈疝和肥胖患者。

(4) 急性腹膜炎、有左上腹手术史。

(5) 脾脓肿等脾感染性疾病。

(6) 中、后期妊娠。

(7) 脾脏恶性肿瘤。

(8) 脾动脉瘤。

(9) 淋巴瘤伴脾门淋巴结肿大。

(10) 门脉高压症患者脾周围静脉曲张，侧支循环丰富，行腹腔镜巨脾切除加断流术，术中常发生镜下难以控制的出血，应列为 LS 手术禁忌证。

二、LS 术前准备和麻醉

脾脏是质脆实质脏器，周围相邻器官较多，血管丰富，手术显露困难，LS 手术难度大，具有大出血等潜在的危险性。因此，充分的术前准备是手术成功的前提。

1. 器械准备

LS 是腹腔镜外科中较复杂、难度较大的手术，除一般的腹腔镜设备和器械外，还需要准备特殊器械和设备。如处理脾胃韧带或脾蒂用的内镜组织钉合器、圈套器 (endoloop)、持针器和内镜下缝合针线，牵开左肝叶或按压胃用的扇形牵开器，向上挑脾脏的钝性拨棒，牵胃钳，置入内镜钉合器用的 12 mm 套管，标本取出袋，腹腔镜超声刀，30°腹腔镜，handport 等器械。

2. 一般准备

在腹腔镜脾切除术前，通过行超声检查测量脾脏的大小，估计手术难度。通过测量上、下极连线可将脾脏分为三种类型：①正常脾脏 (长径 < 11 cm)；②中等脾大 (11 ~ 20 cm)；③严重脾大 (> 20 cm)。测定脾脏的大小对手术入路的选择有很大的帮助。B 超或 CT 检查时应注意是否有副脾存在。

对于脾大的患者术前行脾动脉栓塞可使脾脏缩小，有利于手术操作和减少术中出血。该项技术使用 3 号或 5 号法国蛇形导管及螺旋形导丝，将 3～5 mm 的微型螺旋状金属丝或可吸收的明胶海绵碎片放置于脾动脉在脾门的每一个分支，导管需抽回 2～4 cm 至脾动脉主干发出胰大动脉远侧，主要分支可放置 1～2 个 5～8 mm 长的微型螺旋导丝，这样可避免急性胰腺炎或胰腺组织坏死 (双重栓塞技术)。当再造影证实 80% 或更多的脾组织血运被阻断后，脾动脉栓塞术即告成功。术前脾动脉栓塞术一般不作为常规用于脾脏正常大小的患者，主要用于脾大，尤其是巨脾而行腹腔镜脾切除的患者。该技术是外科医生常用的辅助操作，可使脾脏缩小，有利于腹腔镜手术操作，减少腹腔镜脾切除术中出血和降低中转开腹率。

由于血红蛋白低于 60 g/L，血小板低于 $50×10^9$/L，白细胞低于 $4×10^9$/L，中性粒细胞低于 $0.5×10^9～1.0×10^9$/L 的患者对手术的耐受力差，创面切口渗血多影响切口愈合，所以术前要输全血或血小板悬液。ITP、免疫性溶血性贫血的患者在术前 3 天应用肾上腺糖皮质激素 (40～60 mg/d)，以防止术中或术后发生溶血危象，甚至肾上腺皮质危象。因血液病患者术前均使用了大量肾上腺糖皮质激素而致免疫力下降，术后容易发生各类感染，所以术前要预防性应用抗生素。术前 2 周给予注射多价肺炎球菌疫苗，使患者产生抗体预防 LS 术后暴发感染。凝血机制异常的患者，应尽可能地纠正凝血缺陷。ITP 或 TTP 患者术前输注免疫球蛋白 G，可使血小板回升减少术中出血。

3. 麻醉

采用气管插管静脉复合麻醉或连续硬膜外麻醉。采用硬膜外麻醉时气腹压力不要太高，以免影响患者呼吸，腹腔压力一般保持在 12 mmHg 以下，同时静脉应给予冬眠合剂，使患者处于睡眠状态，有利于腹腔镜手术操作。

三、手术步骤

由于腹腔镜医生的习惯和腹腔镜器械不同，LS 的方法有很大差别。如患者的体位、术者的站位、使用套管的大小、数量、位置和处理脾血管方法等均有不同。总的来讲，根据患者体位不同，大致可分为三类：仰卧位 (仰卧截石位)、右侧卧位和混合体位。术者站在患者右侧或患者两腿之间。

1. 仰卧位 (仰卧截石位)

(1) 五孔法：将患者置于仰卧位 (仰卧截石位)，头部及左季肋部侧垫高，手术者站在患者右侧或患者两腿之间操作，助手位于患者两侧。上腹部放置 5 个套管，12 mm 套管自脐缘切口置入腹腔，通过该套管放置 0°或 30°腹腔镜并连接电视系统，两个 12 mm 套管置两侧上腹 1/4 处，两个 5 mm 套管置于上腹部双侧肋缘下，从 12 mm 套管内置入抓持钳、剪刀或腹腔镜。

右侧 5 mm 套管放入扇形牵开器牵开左肝叶，当牵拉肝脏时，器械尖端应离开膈肌以免撕裂组织而致出血。通过中央偏左侧的套管把大网膜向下方牵拉并用器械牵拉胃以显露脾脏。首先寻找副脾，一经发现应立即切除，因为一旦脾切除后它们就更加难以定位，再通过左侧 12 mm 套管用电凝棒，电凝钩或剪刀在近脾下极处打开膈结肠韧带、脾结肠韧带及脾周的支持组织。应细心地靠近脾脏离断胃结肠韧带，胃网膜左血管应逐个用金属夹钳夹，如果比较细小，可以用烧灼离断。脾下极可以用 5 mm 器械轻轻提起以显露脾肾韧带中的脾门结构及胰尾，助手注意力要保持集中以避免脾脏裂伤和血管损伤而导致出血。提起脾下极，可以很容易靠近脾脏逐个地解剖脾动、静脉所有分支和属支并钳夹。处理脾血管时要紧靠脾脏以减少胰尾损伤。

脾胃韧带和脾肾韧带中有许多血管，分离它们并不容易，需要有熟练的解剖知识。手术操作要注意脾门部血管的解剖类型，分散型血供的脾脏意味着在脾门处较广的区域内分散着更多的血管需要解剖，这样逐个处理血管要容易些。集中型血供的脾脏在操作时血管可能少一些，但由于脾门处血管贴得更紧且术野狭小，故解剖起来更困难一些。当整个脾脏被切除后，将标本取出袋通过 12 mm 套管放入腹腔内，将袋口展开，把脾脏放入其中。

将脐部套管拔出并扩大切口到 2 cm，用 10 mm 抓钳抓住袋口的边并拖至脐部切口将其提出切口外，自腹腔外轻柔地牵拉袋子使脾脏靠近脐部的腹壁。展开袋口在脾的尖端切取一块组织供病理学检查。随后用手指或剪刀将脾组织弄碎，边吸出血液边取脾组织，最后抽出袋子。如果脾脏大于 20 cm，则在耻骨联合上方做 7.5 ～ 10 cm 长横切口，将前臂放入腹腔，把脾脏拉至盆腔在直视下取出。确认止血严密，拔出所有的套管。脾床放置引流管从左上腹引出，皮下用可吸收线缝合，皮肤用免缝纸带粘贴。

(2) 四孔法：患者取头高足低位。手术操作时，左季肋区垫高，右侧斜位 30°。腹腔镜套管位于脐下缘。B 孔置入 5 mm 套管，用于插入钝性拨棒或扁形牵开器；C 孔亦为 5 mm 套管，插入无创伤抓钳；D 孔为 10 mm 或 12 mm 套管，用于插入电剥离钩、分离钳、钛夹钳、圈套器、内镜钉合器。

手术操作由脾下极开始，先用无创伤钳或肠钳将脾区结肠向下牵开，显露出脾结肠韧带，用电凝钩分离，血管上钛夹，切断。然后将脾下极向上挑起，用电凝钩剥离脾肾韧带。暴露脾胃韧带和脾蒂，靠脾脏用电凝钩逐渐分离出胃短动、静脉及脾动、静脉，逐一置钛夹后切断，或用内镜钉合器离断、圈套器结扎及针线缝扎。注意勿损伤胃壁和胰尾。将脾向下牵开，电凝切断脾膈韧带，使脾完全游离。扩大 D 切口至 2.5 cm，放入 20 mm 扩张套管。经扩张器将取脾袋放入腹腔，把脾装入袋内，用抓钳夹闭袋口，从扩张器内将袋口拉至腹腔外。展开袋口，用剪刀从袋内将脾剪碎取出。

血液病脾切除术后血小板减少复发的原因之一是没有切除副脾，因此，术中应仔细探查副脾常见部位有无副脾。

2. 右侧卧位

患者右侧卧，手术台屈曲并腰部垫高以加大肋下缘与髂嵴的距离。于肋下缘置入 4 个 12 mm 套管。3 个套管位于肋前缘，另一个偏后，每两个套管之间保持足够的距离，以保证操作器械互不影响。患者稍微向后倾斜，以便增加肋缘下各种操作器械的活动度。如果患者的体位不合适，在手术操作时器械的把可能与手术台接触使活动受限。

首先沿肋前缘用气腹针建立气腹，并由此置入第一个套管。放入摄像镜头。彻底探查有无副脾，一经发现应予以切除。其余套管的位置应由患者的脾脏大小和形状来决定。偏后方的第 4 个套管通常在分离完脾结肠韧带或脾肾韧带之后才置入腹腔。切断脾结肠韧带后轻柔地向上牵拉脾脏的下极就形成了一个拱状结构，脾胃韧带是拱的左壁、脾肾韧带是右壁、底部是胃，所有脾的解剖在一个视野中都能看到。

电灼或钛夹夹闭胃网膜左动脉的分支。然后切开脾胃韧带中无血管的部分，以显露脾肾韧带中脾门的结构，这样第 4 个套管在直视下由后方置入，可以避免左肾损伤。脾左侧有约

2 cm 宽的韧带与脾相连，借此可以用抓钳把脾提起。将腹腔镜从后方的套管放入，把胰尾与脾门处已无血运的腹膜后组织分离开，以免在控制出血时损伤胰尾。如果脾门血管是分散型血供类型，因其分支在脾门范围较广，应逐支夹闭和切断。脾蒂处如为集中型血供，在将脾门与胰尾分开并辨认清楚后，可以使用内镜组织钉合器钉合、切断。

在腹腔镜脾切除术中很少使用缝线，偶尔胃短血管很短使用钛夹不安全时才用线结扎。牵拉膈结肠韧带上部，将脾提起切断胃短血管。脾完全游离后，放入塑料袋中。保留膈结肠韧带的上面部分可使脾放入袋子的过程简化。通过后方取出标本较为困难，因为此处肌肉很厚，且常需扩大切口和电凝肌肉止血。确认止血彻底后，用可吸收线关闭套管切口，皮肤用免缝纸带粘合。

3. 混合体位

将患者身体左侧垫高 45°成右侧斜卧位，左上肢固定于悬吊架上，再将手术台向左倾斜 30°，使患者接近仰卧位，于脐周穿刺置入气腹针充气使压力达 14 mmHg，然后常规置入 4 个套管。

探查腹腔有无副脾后，从大网膜中部打开大网膜，并向上解剖游离胃短血管，将脾门显露清楚，术者将胃向后、向右推，助手将网膜向前下牵拉，以进一步暴露并处理胃短血管和脾动脉，脾动脉用"0"丝线结扎，若此时脾静脉容易分离，亦可同时结扎。然后，将手术台回转 30°使患者成右侧斜卧位，脾脏会自然地移向前方，使其后方暴露。处理脾肾韧带，于脾脏后方打开后腹膜，将脾脏完全游离。此时可再次结扎脾动、静脉，或用内镜组织钉合器切割、离断。将切除的脾脏装入尼龙袋，粉碎后取出。

四、手术体位的选择

每一种手术方法各有优缺点，LS 亦不例外。右侧卧位时，由于重力作用使脾脏滑向前方，减少了用器械牵拉脾脏造成的损伤，同时又由于脾脏悬吊于膈肌上，这时也很容易地进入脾脏后方进行操作，使腹膜返折处的分离解剖也变得简单。胰尾上、下缘比仰卧位更容易显露，手术时间比仰卧位缩短 30 ～ 60 分钟。但由于这种体位使脾脏移向小网膜囊，使脾门及胃短血管不易暴露，而且不能彻底地探查副脾。文献报道在仰卧位时手术中有 2 VA 的副脾被发现，右侧卧位手术中 18% 发现副脾。仰卧位时很容易暴露脾门。因为打开大网膜后，脾动、静脉处于水平位，脾脏自然地倾向一侧。因此，这是结扎脾动、静脉，彻底探查小网膜囊周围副脾的最佳体位。仰卧体位在做其他伴随手术时更为适用。

五、术后并发症的发现及预防

由于脾脏质地脆，器官血运丰富，脾蒂血管粗大，尤其病理性脾脏，体积明显增大，血供更加丰富，毗邻器官较多，如术中操作不当，则可能导致难以控制的出血等严重并发症。因此，腹腔镜医师必须了解腹腔镜脾切除术可能出现的并发症及其防治。

1. 术前脾动脉栓塞的并发症

脾动脉血供有许多类型，使选择性脾动脉栓塞这项技术变得复杂，因此该技术要求仪器设备要完善和有专业知识的医师来完成。

(1) 急性胰腺炎：选择性脾动脉栓塞的部位应当在胰大动脉远侧以避免导致胰腺炎。

(2) 栓塞后综合征脾：部分栓塞后几乎全部患者都会出现一过性发热、左上腹疼痛和食欲缺乏。发热一般在 39℃左右，持续 5～7 天，一般经抗感染、解热镇痛等对症治疗后缓解。

(3)脾破裂：栓塞后脾出现瘀血、水肿，尤其合并脓肿形成时，可出现脾破裂，此时应马上手术治疗。

(4)脾脓肿：主要是导管、导丝和栓塞剂受细菌污染，也可能是由于栓塞后血流改变方向，门静脉血液逆流，致使门脉中的细菌污染脾实质。因此控制栓塞范围，术前、术中、术后给予抗生素，严格无菌操作至关重要。若出现脾脓肿应尽早手术。

(5)意外栓塞多：由操作不当而致栓塞剂反流造成。在注射造影剂前要做实验性注射，以确定在某种速度注射时造影剂无反流。在透视下谨慎地注射栓塞剂，并控制合适栓塞范围是避免意外栓塞的关键。

2. 腹腔镜脾切除术的并发症

(1)LS 术中、术后出血：血液病和肝硬化的患者术中术后出血的原因除凝血机制异常外，主要有以下因素。

1) 脾被膜损伤出血：用抓钳钳拉脾脏；钳夹提拉脾周围韧带时过度用力或脾脏与侧腹壁有纤维粘连带，在未预先分离粘连的情况下，推移脾脏，均可撕破脾被膜，此外胃短动、静脉极短，分离血管或切断脾胃韧带时靠脾太近，也可损伤脾被膜，引起出血。

2) 脾实质破裂出血：用器械拨脾脏显露脾周围韧带或血管时用力不当可致脾实质破裂出血。

3) 脾蒂破裂出血：文献报道用组织钉合器切断脾蒂或胃短血管时有导致大出血或脾动、静脉瘘的可能。钉合器在夹闭脾蒂前其尖端应离开其他组织，否则器械离开后可以导致脾动脉主干发生严重出血。盲目地使用组织钉合器也可导致胰腺尾部损伤。脾静脉壁很薄，在解剖脾静脉时易破裂导致大出血。

4) 胃短动、静脉撕裂出血：胃短动、静脉较短，位置深在，显露困难，过度牵拉胃体及脾上极时，易造成血管破裂出血。

5) 周围静脉交通支破裂出血：在正常情况下，脾隔韧带与脾肾韧带中含有少量血管，电凝切断即可。门静脉高压症继发脾大时，这些韧带内的血管增粗迂曲，分离过程中未予钳夹，只做钝性分离或电切，则可引起曲张静脉破裂出血。ITP 患者血小板低，易出血，因此，穿刺套管针时腹壁切口要小，以防切口渗血，穿刺套管针时最好一次进入腹腔，避免反复穿刺导致腹壁血肿。

(2) 内脏损伤：内脏损伤的原因除了穿刺套管及气腹针所致外，还与手术操作有关，不恰当地使用电灼可以引起医源性的胃、结肠和胰腺的损伤。分离脾结肠韧带、胃脾韧带时距结肠过近，电刀产生的热电效应可引起胃、结肠损伤，导致延迟性胃、肠穿孔。上钛夹时钳闭了胃壁，造成胃壁缺血坏死，造成胃瘘。胰尾紧靠脾脏，若远离脾门解剖脾血管，则易损伤胰尾，形成胰瘘。盲目地对脾门处脂肪组织电灼可引起严重的出血。因此，电凝、电切、上钛夹、切断脾胃韧带、脾结肠韧带及脾膈韧带时要保持一定的张力，稍靠脾脏，切勿损伤结肠、胃及膈肌。

总之，保障 LS 手术安全的重要措施是正确掌握中转开腹的手术指征与时机。在术中遇到腹腔镜下难以处理的问题，如大出血、内脏损伤，均应及时中转开腹手术，这是防止手术并发症，避免严重后果的明智之举。

六、腹腔镜治疗脾脏疾病评价

随着腹腔镜脾切除技术的日益成熟，国内外开展该项技术的医院越来越多。其适应证由最初的血液病正常脾脏，拓宽至门静脉高压症巨脾切除加断流。笔者统计了国内外 174 例 LS，出现并发症 23 例，并发症发生率为 13.21%，无 1 例死亡。中转开腹 12 例，中转开腹率为 6.9%，手术时间最短为 80 分钟，最长 435 分钟，住院天数 3～5 天。以上可以看出，LS 是一种安全有效的方法，具有微创外科一切优点。

Diaz 对 15 例 LS 和 15 例 OS 进行了分析，结果 LS 费用较 OS 高出 2.9 倍，手术时间较 OS 长 1.7 倍，住院时间明显缩短，并发症减少。LS 前是否行脾动脉栓塞，目前仍有争议。许多高级腹腔镜医生很少或根本不采取这种治疗。它不但增加了费用，而且也增加额外风险。但对于巨脾患者，术前行脾动脉栓塞是施行 LS 较好的辅助手段。

腹部外伤后脾脏是否有损伤，以及损伤程度如何，有时术前很难确诊。不必要的剖腹探查，增加了患者痛苦。腹腔镜技术不仅可以诊断脾外伤，同时可进行有效的治疗。

尽管腹腔镜技术在脾脏外科得到了应用，取得了令人鼓舞的效果。但是，我们应该清楚地认识到，腹腔镜处理脾脏疾病有一定的困难，手术风险大，开展 LS 应该慎重，要严格掌握其适应证。

第八节 腹腔镜小肠手术

小肠长度长，系膜活动度大，在腹腔镜下探查有一定难度，但也有利于设计小切口位置，将小肠提出腹腔行切除术。近年来，腹腔镜与内镜联合探查胃肠道病变的价值逐渐得到认识，辅助腹腔镜可以使内镜涉及常规情况下难以达到的小肠，使通过微创手术治疗小肠出血等疑难疾病成为可能。开展腹腔镜小肠手术必须熟练掌握分离、缝合、吻合等基本操作。小肠壁柔软易损，在腹腔镜手术中应注意无损伤原则，使用无损伤器械轻柔细致操作，术中随时注意有无损伤，及时发现并补救。虽然大多数开腹术式都已经可以经腹腔镜手术实施，但不能单纯追求完全腹腔镜手术，需权衡利弊选择术式，这也是所有腹腔镜手术的统一原则。

一、腹腔镜小肠部分切除术

（一）适应证

1. 绞窄性肠梗阻；瘢痕组织或畸形导致的肠梗阻；绞窄性疝、肠扭转、肠套叠等所致的肠管坏死；肠系膜血管栓塞所致的肠管坏死。

2. 小肠炎性疾病（如克罗恩病等）导致的出血或穿孔。

3. 肠管损伤严重，不能缝合修补的外伤性肠破裂。

4. 小肠息肉、肿瘤或肠系膜肿瘤。

5. 小肠内出血经非手术治疗无效者。

（二）禁忌证

1. 肠梗阻或肠麻痹致肠管高度膨胀，此种情况下难以建立有效的手术空间并容易导致损伤。

2. 既往腹部严重疾病或复杂手术史，腹腔存在广泛粘连。

3. 合并大出血、休克、严重感染、重要器官衰竭等危重情况。

4. 因严重心肺疾病等不能耐受全身麻醉者。

（三）术前准备

术前应根据症状、体征和辅助检查尽可能明确诊断，或提出各种可能诊断，并制订相应方案，减少手术的盲目性。既往腹部手术史对诊断肠粘连有重要意义；无腹部手术史时应考虑疝和良恶性肿瘤的可能；对黑色素瘤、肺癌或胃肠恶性肿瘤患者应考虑到小肠转移的可能；对子宫内膜异位症患者应考虑小肠种植的可能。

腹部 X 线片是检查肠梗阻简单有效的方法，大约 85% 的小肠梗阻是由肠粘连、疝或肿瘤引起的，其中肠粘连是主要病因。CT 对小肠疾病诊断也有一定价值，在诊断肿瘤性病变和确定梗阻平面等方面较有优势。对于慢性腹痛患者，小肠钡餐检查可以诊断部分息肉、憩室、肿瘤等。B 超腹壁滑动试验可评估既往有腹部手术史患者的腹腔粘连情况，有助于设计套管位置。介入血管造影能精确检测活动性出血部位，并进行栓塞等治疗，可避免部分盲目的手术探查，难以定位的小肠出血可先行介入诊治，无效时再考虑急诊手术。

肠梗阻患者术前须留置胃管胃肠减压，并给予充分的液体支持，纠正水电解质平衡紊乱，使用抗生素等。对营养不良患者应给予全面胃肠外营养支持，纠正贫血和低蛋白血症。预计手术需时较长者应留置尿管。

器械准备应注意配备无损伤抓钳。由于小肠术中有很多反复钳夹和松开动作，所以不带锁定功能的器械更为方便。使用可视套管可降低穿刺损伤概率。

（四）麻醉

气管插管全身麻醉。

（五）体位和套管位置

术者立于患者一侧，扶镜手与之同侧，而助手立于对侧，显示器分别摆放在术者和助手对面，麻醉师位于患者头端，器械台位于患者足端。

患者平卧位，术中可据术野暴露需要调节手术台倾斜角度。一般在脐上或下缘以开放法放置第一个套管作为观察孔。操作孔位置及数目应根据探查所见灵活掌握，常用部位包括麦氏点及其左侧对称点、锁骨中线平齐处等。对于有腹部手术史的患者，第一个套管应远离原切口。全腹腔镜下小肠部分切除术一般需要 4 个操作孔，因要使用直线切割闭合器，主操作孔放置一个 12 mm 套管。而在腹腔镜辅助下经小切口切除术只需 2 个 5 mm 套管。

（六）手术步骤

1. 全腹腔镜下小肠部分切除术

(1) 病灶定位：部分肠系膜及小肠肿瘤直接可见，但仍要仔细探查腹腔各部和全部小肠。用无损伤抓钳或肠钳自 Treitz 韧带开始逐段探查小肠至回盲部，反向亦可。探查时注意观察肠管颜色、肠壁形态等，并用器械触压肠管以体会肠壁质地和了解腔内占位等，病灶部位多有肠壁增厚、僵硬、肠蠕动不连续等征象。

(2) 肠段游离：若为肿瘤病变，先在病灶远近端至少 5 cm 处用布带穿过肠系膜无血管区，打结阻断肠腔，以防止病灶在肠腔内迁移，也可控制肠内容物流出。超声刀按扇形区域游离拟切除肠段小肠系膜，较粗血管用钛夹或结扎锁夹闭后切断。

(3) 将欲切除肠段的近、远端靠拢，用无损伤抓钳夹持，使拟吻合的肠袢平行靠拢，为放置吻合器做好准备。用带电剪刀在拟吻合近远端肠袢对系膜缘切开肠腔，同时电凝止血，切口大小以能插入腹腔镜直线切割闭合器前端一支为宜。然后，将直线切割闭合器 (多用 45 mm) 前端两支分别插入近远端肠腔，术者左手器械和助手器械共同将输入袢和输出袢拉直、展平，使闭合器充分插入肠腔，并将肠管对系膜缘置于闭合范围。

(4) 肠腔吻合：腹腔镜直线切割闭合器前端必须完全插入输入袢和输出袢，以保证切割钉合距离和术后吻合口通畅。吻合前再次确认肠管及系膜对位正确、系膜缘不在闭合范围。激发闭合器完成肠管侧侧吻合。

(5) 病灶切除和肠袢闭合：术者左手持抓钳将肠腔内两条钉合线对齐靠拢并拉直，助手持两把分离钳钳夹切口两侧，三个钳夹点形成"三点一线"。术者右手直线切割闭合器将"三点一线"(即近远端肠管切除线) 置于闭合范围，激发后切除病变肠段，同时闭合输入袢和输出袢肠管。此步可用 1 次 60 mm 或 2 次 45 mm 直线切割闭合器完成。

(6) 系膜孔关闭：2-0 可吸收线缝合肠系膜裂孔，缝合时注意勿过深而损伤系膜血管。

(7) 标本取出：将标本装入标本袋，扩大 12 mm 套管孔 (以牵拉后能取出标本为限)，取出标本。缝合取标本口，重建气腹后探查吻合肠管状况，排除活动性出血。若无异常放尽气体，撤除各套管，切实缝合脐部套管孔，术毕。

以上步骤也可以先用直线切割闭合器在病变肠段两端切断肠管后标本装袋，再进行腹腔镜下近远端肠管的侧侧吻合，操作方法同上述。这样可以避免病变肠段对吻合操作的干扰，特别是在病变肠段较长或肿瘤较大时。

2. 腹腔镜辅助小肠部分切除术

腹腔镜探查发现病变后可做邻近小切口将肠管提出腹腔处理。若发现可疑肠段又无法确定时，可经邻近小切口将肠管提到腹腔外用手探查，对于某些腔内病变或出血，可切开肠壁，置入内镜探查。拟切除肠袢的系膜游离可在腹腔镜下进行，也可以在腹腔外进行。自小切口提出肠管时应放置切口保护套，并随时注意避免系膜卡压影响肠管血供。在腹腔外按常规方法进行肠管切除和吻合，缝合系膜裂口。将肠段回纳后关闭切口，重建气腹，观察吻合肠管状况，排除活动性出血。若无异常放尽气体，撤除各套管，切实缝合脐部套管孔，术毕。

腹腔镜辅助经小切口小肠部分切除术操作比较简单快捷，在同样情况下，切口并不会比全腹腔镜切除的取标本口更大。

3. 腹腔镜根治性小肠切除术

小肠恶性肿瘤少见，其中腺癌约占 1/2，其他如淋巴肉瘤、平滑肌肉瘤等。若术中冰冻病理提示肿瘤为恶性，应大范围切除所有受侵组织，要求切除病变两端 10 ～ 15 cm 正常肠管及相应肠系膜，再从肠系膜上动脉起始处结扎切断肿瘤肠段血管。处理肠系膜血管可在腹腔镜下用超声刀进行，肿瘤肠段切除宜经邻近小切口拖出腹腔进行，并注意切口保护，以减少复杂腹腔内操作导致的肿瘤细胞污染，腹腔镜探查可帮助设计切口位置和大小。若肿瘤不能切除须行肠短路吻合以解除梗阻，吻合可按上述方法在腹腔镜下完成，也可在腹腔镜下定位拟吻合肠段后经腹壁小切口完成。小肠腺癌可尽量在腹腔镜下清扫区域淋巴结至肠系膜上动脉根部，而恶性间质瘤并不强调淋巴结清扫。回肠末段恶性肿瘤须行根治性右半结肠切除术。

二、其他腹腔镜小肠手术

(一) 小肠粘连松解术

腹腔镜肠粘连松解术治疗简单粘连导致的肠梗阻很有优势。

(二) 小肠修补术

小肠损伤的常见原因是腹部闭合性或开放性外伤，腹腔镜手术中的操作误伤也可致小肠壁全层破裂或浆肌层破裂出血。对于较小且不影响肠壁血液供应的小肠损伤，在损伤时间较短、污染较轻的情况下可以行腹腔镜下单纯修补术。顺序探查全部小肠，确认损伤部位后以肠钳夹闭损伤肠管两端，避免肠液继续污染腹腔。用带电剪刀剪除创缘坏死组织，同时电凝止血，再用2-0或3-0可吸收线缝合伤口。缝针放入腹腔前须先调整弯曲度，以便通过套管置入和取出，也有利于腹腔镜下操作。沿与小肠纵轴垂直方向全层缝合肠壁，必要时可做浆肌层缝合加固。最后清洗腹腔，吸尽积液，酌情留置引流管以便术后观察。

(三) 小肠憩室切除术

小肠憩室可引起感染、穿孔和出血等，引起症状的憩室需要手术治疗。小肠憩室切除术至少需要两个操作孔 (若使用直线切割闭合器需放置一个 12 mm 套管)，必要时增加 1 ～ 2 个助手操作孔，常用部位有下腹部中线、麦氏点、脐右侧等。探查发现憩室后用抓钳抓住其顶部提供牵引，超声刀离断周围供血血管并完全游离憩室后，用直线切割闭合器于憩室根部切割闭合，也可用带电剪刀切除憩室后，沿与小肠纵轴垂直方向缝合切口。

(四) 小肠系膜肿物切除术

小肠系膜囊肿和肿瘤临床上并不多见，囊肿包括肠源性囊肿、皮样囊肿、囊性淋巴管瘤、外伤性囊肿等，多为良性，往往在增大至引起压迫症状时才被发现。实性肿瘤中恶性者约占60%，根治切除率低，预后差。肠系膜囊肿若未涉及肠壁或肠管血供可行单纯肿物切除术，在腹腔镜下用超声刀或带电器械游离其周围系膜后完整切除，标本装袋取出，注意切口保护。若肿物涉及肠壁或切除后影响肠管血供，须同时行相关肠段切除术，手术可完全在腹腔镜下完成或经邻近小切口将肿物和相关肠段拖出腹腔后切除。恶性肿瘤如局限，应做根治性切除，范围包括其周围系膜和相关肠段。若已转移则应尽量争取姑息性切除，以解除或预防梗阻。手术方式以经邻近小切口拖出腹腔切除为宜，并注意切口保护，这样可以减少腹腔内操作导致的肿瘤细胞污染。腹腔镜探查可帮助设计切口位置和大小。

三、术后处理及并发症

(一) 术后处理

腹腔镜手术具有明显的微创优势，对胃肠道扰动少，因此术后疼痛少，可早期下床活动，肠功能恢复快。术后腹胀或无肠鸣音者暂禁饮食，有肠鸣音、无腹胀者可早期恢复流质 (术后48 小时内)，从少量饮温水开始逐渐增加过渡，有利于小肠功能恢复，减少肠痉挛和腹胀的发生。

(二) 并发症及处理

术后并发症包括肠漏、吻合口漏、吻合口狭窄、内疝和术后肠梗阻等。肠漏多因术中不当操作导致未发现的肠壁损伤，如使用有损伤抓钳提拉肠壁、视野不清下盲目分离粘连等。肠壁全层损伤在术后早期即可表现 (术后 1 ～ 2 日内)，而非全层损伤时，如使用带电器械不当造成的肠壁热损伤，当时无穿孔，损伤肠壁在术后经坏死过程后表现为迟发穿孔（术后 3～4 天）。肠漏征象包括引流增多，可见肠液样物和腹膜炎体征，腹腔穿刺见肠液或脓液，血常规提示白细胞增高，立位或侧卧位腹部 X 线片可见游离气体。一旦确诊肠漏应积极手术探查，若患者一般情况尚好，腹膜炎较局限，无明显感染中毒症状，可考虑再次腹腔镜探查，修补漏口，或经小切口将肠段拖出腹腔修补或切除，清洗腹腔，并充分引流，可减少二次手术创伤，有利于患者恢复。若患者全身情况差，感染中毒症状明显，病情重，则不应再行腹腔镜探查，而应尽早开腹探查。

小肠吻合口漏在临床较少发生，但老年、全身情况差、营养不良、贫血和低蛋白血症，以及肠道功能恢复不良致高度腹胀患者易发生吻合口漏，故围术期应重视患者全身情况的调整和支持。另外，吻合口漏和吻合口狭窄多与吻合技术有关，若腹腔镜下吻合技术不熟练、对血运和缝合层次无把握，建议经小切口在腹腔外吻合，并不会增加创伤。小肠吻合口漏的处理原则和方式与肠漏类似，一旦发现应尽早手术探查，若再次吻合困难时可暂行肠外置术，待时机允许时再行吻合回置术。术中未缝合系膜裂孔，可导致术后内疝。口服水溶性对比造影剂对发现吻合口狭窄有一定意义。腹腔镜手术后麻痹性或炎性肠梗阻的发生较开腹手术少。吻合口狭窄、麻痹性和炎性肠梗阻多可经非手术治疗缓解。若吻合口狭窄导致的肠梗阻无法缓解或反复发作，则须开腹手术治疗。

第九节 腹腔镜肝脏手术

自 1991 年 Reich 等实施了世界首例腹腔镜肝切除术以来，随着腹腔镜技术的不断成熟，腹腔镜技术在肝脏疾病中的应用已逐步得到认可和推广。腹腔镜肝切除的范围已由肝缘、浅表病变的肝局部切除扩大到半肝乃至更大范围的规则性切除。

一、腹腔镜肝脏良性病变手术

肝脏良性病变包括肝脏良性肿瘤、囊性病变、血管瘤和肝脓肿。肝脏良性肿瘤比较少见，其基本治疗是行肝切除术。肝血管瘤的手术指征应同开腹手术。对小于 40 cm 的肝血管瘤，一般无须处理。位于肝脏边缘的血管瘤，在做其他腹腔镜手术时可以一并切除。对于深部血管瘤，笔者在行腹腔镜胆囊切除时，同时穿刺瘤体，注入平阳霉素进行治疗。大于 5 cm 的血管瘤可以考虑手术切除。但巨大的肝血管瘤腹腔镜手术可能会困难比较大。对于孤立、液化的肝脓肿，笔者行腹腔镜引流，取得良好效果。在确定肝脏囊性病变的治疗时首先需考虑与肿瘤性囊肿区别，因为其治疗原则是截然不同的。先天性肝囊肿仅需开窗引流；而肿瘤性囊肿则需行连同囊壁在内的肝切除。还需考虑孤立性、多发性或寄生虫性囊肿，其腹腔镜手术的原则各有不同。本节重点讨论肝囊性病变的治疗。

（一）手术技术

1. 腹腔镜非寄生虫性肝囊肿开窗引流

患者体位取决于囊肿的部位。位于肝 II～V 段的囊肿，可以采用平卧位；而位于 VI～VII 段的囊肿应采用左侧斜位。气管插管全麻成功后，与脐下缘做 1 cm 切口。置入 10 mmHasson 套管，建立气腹，维持腹压在 12 mmHg。用 0° 腹腔镜进行腹腔探查。于右侧腋前线肋下置入 5 mm 套管，剑突下置入 10 mm 套管。其他辅助套管依囊肿位置而定。换用 30° 腹腔镜镜管，很容易看到肝膈顶部。用穿刺针在靠近肝表面穿刺囊壁，见囊液清亮，无胆汁及杂质后，在囊壁较薄弱处切一小口，用吸引器将囊液吸净。用抓钳抓持囊壁，用分离剪或超声刀剪开囊壁，使囊肿开窗，充分引流。囊壁出血可用电凝止血。从剑下穿刺孔置入腹腔镜，检查囊腔内有无胆汁漏出或乳头状囊生物。对多发性囊肿需用内镜分离剪逐一剪开。有时囊肿深部的肝静脉或门静脉颜色发蓝，酷似深部的多发性囊肿，需仔细加以鉴别，避免意外损伤。囊肿壁充分开窗后，用无水乙醇或氩离子束喷扫囊肿壁，防止术后囊壁分泌过多囊液。用大量生理盐水冲洗腹腔。估计术后渗液较多时，需放置引流。切除的囊壁送快速病理检查。一旦发现为肿瘤性囊肿时应行肝部分切除。

2. 腹腔镜技术治疗寄生虫性肝囊肿

对小的位于肝脏边缘的寄生虫性肝囊肿，可以行肝部分切除。其切缘应包括整个囊肿壁。

对较大的肝包虫病的腹腔镜治疗应包括三个方面。

(1) 行腹腔镜胆囊切除，经胆囊管胆道造影。

其目的是了解囊腔是否与胆道相同，以及胆管内有无寄生虫碎片。

(2) 经皮穿刺囊肿，注入 10 ~ 20 ml 高渗盐水并持续 10 分钟，彻底杀灭囊腔内的寄生虫。然后用大吸引管吸出囊腔内灭活了的囊液以及寄生虫碎片。必须小心操作，防止囊液溅出，造成包虫腹腔内种植或过敏性休克。

(3) 置入标本取出袋，打开囊腔，将切除的囊壁置入标本袋内取出。检查囊腔内有无胆汁渗漏。最好在经胆囊管造影后注入亚甲蓝。如果囊腔蓝染，表明其与胆道相通。此时可在腹腔镜下缝合、关闭与囊腔相通的胆管。然后可以用甲醛溶液擦拭囊壁。最后用大网膜填塞囊腔。放置腹腔引流。所有患者在围术期均应给予抗包虫病药物，如丙硫咪唑或吡喹酮，以预防术中因囊液溅出污染而造成包虫病复发。

(二) 手术效果评价

1. 非寄生虫性单发巨大肝囊肿

这类患者通常无症状，不伴有肝功能异常。但是随着囊肿不断增大，就可以出现临床症状，并发生诸如囊肿破裂、感染或囊肿内出血等并发症。对于无症状的肝囊肿无须治疗。仅对有明显症状或并发症的患者才需外科治疗。

单发肝囊肿穿刺抽吸治疗后 100% 复发。外科治疗的目标是囊肿减压和防止复发。腹腔镜手术治疗方法简单，创伤小，是单发肝囊肿外科治疗中很好的选择。术中应将切除的囊壁送快速病理检查，以防止同时伴有新生物存在。单发性肝囊肿术后复发率很低。但是如果患者同时伴有其他部位的小囊肿，术前检查和术中未发现，则术后这个小囊肿很快就会发展成大囊肿。可能原因是大囊肿减压后对肝脏的挤压力解除，使小囊肿迅速发展。笔者有位肝右叶巨大囊肿患者，腹腔镜囊肿开窗后 2 个月复查，肝左叶又发现囊肿复发。腹腔镜处理非寄生虫性肝囊肿的难易取决于囊肿的部位。位于肝后部的囊肿腹腔镜操作常很困难。为此，笔者建议对肝后段的囊肿采用手术或乙醇注射治疗。术中常规切取囊壁行冰冻切片检查，考虑为肿瘤时行腹腔镜或中转开腹行部分肝切除。

2. 多囊肝病

多囊肝病 (PLD) 的治疗远较单发性肝囊肿复杂，因为其累及较大范围肝实质损害。根据囊肿的数量、分布和部位，可以将 PLD 分成两型：Ⅰ型是指较大的多发性囊肿，数量不多，主要分布于肝前面 (Ⅱ~Ⅴ段)。Ⅱ型 PLD 是多发性小囊肿，广泛分布于肝脏各个部位。Ⅰ型 PLD 适合于腹腔镜治疗。但是深部囊肿常经一薄层膜与表浅囊肿相隔。通常腹腔镜下很难看到。因此多发囊肿很难彻底开窗。同时深部囊肿的包膜有时也很难与深部的肝静脉和门静脉区别，容易导致意外损伤。

PLD 术后的并发症发生率取决于手术病例的选择。文献报道连同Ⅱ型 PLD 在内，6 个月内复发率高达 60%。如果仅选择Ⅰ型 PLD 患者进行腹腔镜开窗引流，其复发率约为 11%。笔者一位 PLD 患者术后 1 周复查 CT 即见原来未开窗的小囊肿明显增大。笔者认为肝内各囊肿之间处于互相制约、压力平衡状态，大囊肿减压后，必然使小囊肿迅速生长。因此在考虑手术时需注意选择囊肿较少、易于完全处理的 1 型 PLD 患者。对手术不能报过于乐观态度，这一点一定要向患者讲明。Ⅱ型 PLD 不适合手术治疗。笔者曾为一位Ⅱ型 PLD 患者行开窗引流治疗，术后大量腹腔渗液，随后出现严重低蛋白血症。经治疗终于渡过危险期，耗资巨大。

3. 肝包虫囊肿

即使有着熟练开腹手术和腹腔镜手术经验的外科医生在手术治疗肝包虫病时也会感到十分棘手。

手术治疗肝包虫病时，有两个问题需要注意：①切除灭活了包虫的囊壁，囊腔内填塞大网膜。保留与下腔静脉分支相接触的囊肿壁，避免损伤。②对位于肝前面的囊肿，应行包括囊肿壁在内的部分肝切除。将囊肿壁从肝实质中剥除几乎是不可能的。手术并发症主要有包虫腹腔内种植、出血、感染，以及过敏性休克。由于腹腔镜处理肝包虫病有一定难度，且存在上述严重并发症的可能，故目前最好不用腹腔镜技术治疗肝包虫囊肿。

二、腹腔镜肝切除术

随着腹腔镜仪器设备和技术的不断改进，使腹腔镜肝切除这一高难度手术成为可能。最早开展的腹腔镜肝切除主要是切除肝脏边缘的小肿块。继之发展成为肝左外叶切除、解剖性肝切除以及大范围的肝切除。1992 年 Gagner 首先报道了腹腔镜肝部分切除术。意大利罗马的 Hiischer 教授完成了各种类型的腹腔镜肝切除术 50 余例，是世界上运用腹腔镜技术进行肝切除较多的。

(一) 术前准备

患者术前应该进行详尽的检查。首先是影像学检查，明确诊断及肝肿瘤的部位，了解腹腔镜切除的可行性，评估手术中可能遇到的困难。其次是肝功能和全身情况检查，了解患者是否能承受手术。腹腔镜肝切除术的禁忌证应与常规手术相同。术前应给予保肝药物、足量维生素、葡萄糖，纠正低蛋白血症。术前 1 日开始给予抗生素。

(二) 手术技术

1. 麻醉与监测

麻醉方法采用气管插管全麻。建立中心静脉和动脉插管，术中监测中心静脉压和动脉血压，并连续心电图、血氧饱和度以及潮气末 CO_2 分压监测。系列动脉血气分析可提供患者更精确的氧合和酸碱平衡状态。还应监测气道压，以防止因控制呼吸正压过高而引起的呼吸道气压伤。术前半小时给予第三代头孢菌素预防感染。

2.腹腔镜肝切除的特殊器械与辅助设备

除了完整的一套腹腔镜手术设备外，腹腔镜肝切除还应具备下列器械和设备。

(1)30°角腹腔镜以提供较为广泛的视野。

(2) 腹壁提起装置一些复杂的大范围的肝切除需用非气腹技术完成。

(3) 腹腔镜超声有些肿瘤不突出于肝表面。腹腔镜手术时，不能像常规手术一样靠手的触觉判断肿瘤的位置和界限、时间。

(4) 腹腔镜多普勒超声可以用于判断大血管的位置、门静脉有无瘤栓等。

(5) 超声刀术中用于分离肝内小的血管和胆管，减少术中出血。

(6) 腹腔镜用氩气刀用于肝断面止血。

(7) 腹腔镜用纤维蛋白胶喷头用于肝断面止血和一些不便使用电凝或氩气束凝固的部位止血。

(8) 手助腹腔镜手术袖套利用手助技术可以完成许多复杂的腹腔镜肝切除术。

(9) 微波组织凝固器用于切肝前肝预定切线固化。

3.患者体位与设备布局

患者取平卧位，头部略抬高，两腿分开。术者站于患者两腿之间。洗手护士站于患者左侧。持镜者站于患者右侧。另一助手站立于患者左侧。两个监视器及腹腔镜设备位于患者头侧。高频电刀、超声刀、氩气刀等设备分别放置于患者两侧。如果病灶位于右后叶，患者则需置于左侧斜位。

4.套管位置

本术式需用5个12 mm套管。沿脐平面向头侧略呈弧形排列。脐下缘套管用于放置腹腔镜;其他套管分别位于两侧腋中线和患者平卧于手术台，两腿分开，头部抬高术者站腋前线。如果需用非气腹装置，则经上中腹立于患者两腿之间，持镜者站立于患者右侧，助手站立于患者左侧，建议使用两个监视器带 (Pringle 技术)。

5.手术步骤

建立气腹后，于腹腔内置入 30°腹腔镜，全面探查腹腔。了解有无腹腔内转移、温氏孔情况以及肿块切除的可能性。用腹腔镜超声探查肿块的范围及与大血管和肝门的关系。用彩色多普勒超声检查门静脉、肝静脉血流、有无瘤栓及与肿块的位置关系。如果病灶位于边缘或左外叶，可以完全用腹腔镜技术切除。如果拟行右半肝或大范围肝切除，则需行腹腔镜辅助的技术完成手术 (非气腹技术)。这时需要做 6 cm 正中切口，置入腹壁提起装置。也可于右上腹置入手助袖套，用手助技术完成手术。

(1) 左肝切除：腹腔镜分离同开腹手术。肝圆韧带用腔内直线型组织钉合器离断。肝镰状韧带、三角韧带和冠状韧带分别用电凝或超声刀离断。打开肝胃韧带，显露温氏孔。这时可置入较细的橡皮管环绕肝门管道，放置到位后，束紧橡皮管，用钛夹暂时夹闭，以阻断肝门。阻断肝门后可使术中出血显著减少。即使肝硬化患者也能耐受 1 小时以上。

肝组织分离可采用两种方式：一种是直接切肝，另一种是游离、控制欲切肝段血管后再行切肝。切肝前可以用微波沿预定切线进行凝固固化，可以显著减少切肝时出血。肝实质密度正常时，可以使用 Kelly 钳挤碎无血管的肝组织。肝硬化时肝脏密度增加，宜用超声刀进行分离。水分离枪分离对肝硬化的肝脏无济于事。无论用哪种分离技术，遇到较小血管时，用超声刀离断；遇较大血管或胆管时，用组织钉合器离断 (需用白色血管用钉合)。用 Babcock 钳将肝左、右叶分别牵开。进一步分离，显露至第二肝段的血管。将这些血管两端置钛夹后剪断。仔细寻找肝左静脉，用钛夹夹闭，或用组织钉合器离断。处理肝左静脉需小心谨慎。因为一旦撕裂该静脉，腹腔内高压的 CO_2 气体会随撕裂的肝静脉进入下腔静脉，导致气体栓肝叶切除完成后，肝断面用氩气束凝固止血。氩气流量为 4 L/min，输出功率 100 ~ 200 W。应用氩气刀可以对肝断面进行彻底电凝止血，其上的焦痂不会脱落而导致再出血。在使用氩气刀凝固肝断面时，必须注意观察腹内压，必要时打开套管阀门放气减压。肝断面也可以喷涂纤维蛋白胶止血。广州倍特生物技术公司已经推出腹腔镜手术专用的喷涂套件。

肝断面彻底止血后，松开肝门阻断带。将标本置于标本袋中取出，防止污染皮肤。于肝断面放置引流，可于 24 小时后取出。

(2) 右肝切除：经腹腔镜探查确认病灶可以切除后，依次离断肝圆韧带、镰状韧带、右三角和冠状韧带。用超声刀将右肝从膈肌游离。用超声刀游离肝上与下腔静脉交界处，靠近腔静脉时用腹腔镜用剥离器轻轻分离。夹闭血管蒂前，要先行血管多普勒检查。

同左肝切除一样，肝实质分离可以用两种方式之一。直接劈开肝实质，遇血管后再做相应处理；或者先游离、离断拟切除肝段血管，再切除肝脏。后一种方式需要解剖 Calot 三角，经胆囊管追寻到胆总管，并找到肝右胆管。从肝动脉向上找到肝右动脉。用组织钉合器离断相应肝动脉和门静脉分支。将右肝管游离后，两边置钛夹后剪断。靠胆总管的断端再用套扎器 (endoloop) 套扎。

完成肝门游离后，应改为腹腔镜辅助的操作，并用腹壁提起装置把腹壁提起进行操作。目的是防止肝右静脉系统撕裂后出现气体栓塞。为了减少肝实质分离时的出血量，只要有可能，就应该阻断肝门。如前所述，间断放松肝门阻断带可使肝门阻断时间超过 1 小时。所有肝切面上的小血管都可以用钛夹夹闭。大的血管和胆管需用腹腔镜用线性组织钉合器离断。

肝门不游离切肝时，用腹腔镜剥离器分离右肝静脉，在无张力状态下用钉合器钉合、切断。这种方法可以清楚地看到下腔静脉以及肝静脉与下腔静脉汇合的情况。也可以在邻近下腔静脉处肝实质外缝扎肝静脉，这样比较安全，不至于撕破肝静脉。在切肝过程中注意避免过度牵拉肝脏，以免压迫下腔静脉引起血液回流减少，或张力过大，撕裂肝静脉。在气腹状态下，高压的 CO_2 可以随撕裂的肝静脉进入血循环，引起气体栓塞。

将肝脏完全游离后，把切除的标本置于一塑料袋中，扩大切口后从腹腔取出。肝断面处理方法同前所述。

(3) 肝楔形切除：如果病灶位于第Ⅲ～Ⅵ肝段，并且靠近肝边缘，可以直接用线性钉合器钉合、切除。无须游离肝周围韧带。对较大，或多发性病灶，则需要正规的肝段切除，或大范围肝楔形切除。此时往往需要阻断肝门，离断肝胃韧带。用超声刀和切割吻合器进行分离。对小的血管或胆管，仅需夹闭残留肝侧，切除面无须处理。遇第Ⅳ肝段较大病灶时需要离断肝圆韧带和镰状韧带。而位于第Ⅱ或第Ⅶ肝段的病灶，则需分别离断左或右三角韧带。

6. 术后处理

术后 3 天内患者应置于 ICU 病房严密观察病情变化。注意监测肝功能改变，评估残留肝脏功能代偿情况。充分估计较长时间肝门阻断对肝功能的损害。术后初期每日应检查血细胞和血小板计数、凝血情况与血清和尿电解质水平。每日给予 10% 葡萄糖溶液，并加适量胰岛素。高支链氨基酸注射液可望改善机体应激状态造成的对氨基酸代谢的不良影响，改善肝功能。仅在患者凝血机制异常时才考虑给予新鲜冰冻血浆制品。虽然尚有争论，但一般认为肝切除后应给予适量清蛋白制品。抗生素使用时间应当延长，最好给予第三代头孢菌素。术后次日可开始进食。

(三) 对腹腔镜肝切除术的评价

腹腔镜肝切除术除了具有同开腹肝切除共同具有的手术难度外，还面临肝静脉撕裂后气体栓塞以及标本取出两个主要技术困难。术中止血也比开腹手术困难。因此属于难度较大的腹腔镜手术。目前，腹腔镜肝切除还多限于边缘病灶的楔形切除。首先报道腹腔镜肝切除大宗病例的是意大利罗马的 HUscher 教授。他于 1998 年报道 38 例腹腔镜肝切除的资料。其中 5 例楔形切除、11 例肝段切除、10 例正规左半肝切除、1 例扩大左半肝切除、5 例两个肝段切除、5 例正规右半肝切除、1 例扩大右半肝切除。其中中转开腹手术 2 例。所选病例中包括肝良性或恶性肿瘤、Caroli 病等。该组病例中平均手术时间为 189 分钟 (110 ～ 285 分钟)；术中出血 380 ml(100 ～ 1 200 ml)；肝门阻断时间 44 分钟 (20 ～ 80 分钟)。术后平均住院 10 天。术后并发症发生率为 43%，包括胸腔积液或感染、胆瘘以及穿刺点血肿。

腹腔镜肝切除术的优点是显著减轻手术创伤，这对一些体质较差、预后不良的患者尤为重要。其次，肝细胞癌患者多伴有肝硬化及门静脉高压。腹腔镜肝切除无须较长的手术切口，不损伤门静脉高压症时腹壁血管所建立的侧支循环，故而减少了因侧支循环破坏而导致的门脉压增高。减少了术后出血和大量腹水的可能。腹腔镜肝切除术的另一个技术上的优点，是行右肝切除时可以在肝实质内，也可以在肝实质外分离肝右静脉。由于使用线性切割钉合器或超声刀进行分离，减轻了肝右静脉的张力。而不用像开腹手术时一样，为显露肝右静脉需用力把肝脏向左牵引，这样肝右静脉张力过大，易于将其撕裂造成大出血。即使经肝外入路分离肝静脉，也是比较安全的，损伤肝静脉的可能很小。

腹腔镜肝切除中重要的一环是用 Pringle 技术阻断肝门。Hilscher 强烈推荐在腹腔镜肝切除时阻断肝门，认为这样可以明显减少术中出血，患者可以很好的耐受肝门阻断。实际腹腔镜肝切除时术中失血量同开腹手术无明显差别。通常术中失血量超过 600 ml 时就应考虑给予输血。HUscher 的病例中肝门阻断时间比开腹手术要长，但多未超过安全界限。肝门阻断并不影响术后肝功能恢复。对于伴有肝硬化的患者，即使肝门阻断时间较长，术后第一天转氨酶和凝血酶原时间并无显著升高。从组织学来看，腹腔镜肝切除的标本中可见轻度肝细胞损害，这同开腹手术时肝脏的病理变化并无区别。腹腔镜肝切除术的手术时间比开腹手术略长。死亡率与开腹手术相同。然而，腹腔镜手术后住院时间却有明显缩短。

在开始手术前，常规进行腹腔镜超声检查可以进一步明确肿瘤的定位，有无转移，并以此指导手术切除范围。因此，腹腔镜肝切除前行腹腔镜超声检查的重要性超过常规开腹手术。超声刀和切割吻合器是腹腔镜肝切除术中必不可少的分离、止血工具。肝断面用纤维蛋白胶喷涂不仅可以有效地制止肝断面渗血，而且还可以封闭小的胆管，避免术后胆瘘。肝切除时使用微波组织凝固器止血效果令人满意。注意避免将微波导针刺入肝静脉。氩气刀可以有效地制止肝断面出血，而且组织碳化很轻。需注意的是喷出的氩气可以增高腹腔内压，应注意监测，必要时打开套管放气阀放气，以避免腹压过于升高。

三、腹腔镜中晚期肝癌的综合治疗

（一）手术技术

气管插管全麻成功后，患者平卧，于脐下用 Verres 针穿刺，注入 CO_2 建立气腹。依次置入各穿刺套管。除穿刺点 C 为 5 mm 套管外，其余 4 点均为 10 mm 套管。穿刺点 A 用于插入腹腔镜；B 穿刺点先作为辅助操作孔，而后插入 18 mm 扩张器，用于将大网膜拖出，静脉内放置化疗泵导管。C 穿刺点用于将肝向上翻起，协助显露。穿刺点 D 为主操作孔，用于分离肝动脉和置入施夹钳。E 穿刺孔用于置入五爪腹腔镜拉钩。

各穿刺套管置入完成后，全面探查腹腔，了解肿瘤大小、是否有切除可能。了解盆腔及腹腔其他部位有无转移。见无切除可能时，才考虑下一步手术方案。助手提起胆囊底，将肝向上翻起，用五爪拉钩将胃十二指肠向下压，清楚地显露肝十二指肠韧带，并看到肝动脉搏动。打开肝十二指肠韧带浆膜，推开脂肪组织，辨清肝固有动脉，游离后上二枚钛夹阻断。见肝脏颜色变暗。用细长穿刺针分别从不同部位经皮穿刺肝脏肿瘤。向瘤体内注入无水乙醇。一次注射量为分点注入 10 mL。注入过多乙醇有可能导致肿瘤大范围坏死、脱落，引起腹腔内出血。用扩张器将第二穿刺点扩张至 18 mm，将大网膜提至切口外，分离出一较粗大网膜静脉，置入化疗泵导管，向胃网膜右静脉方向插入约 20 cm。妥善固定后放回腹腔。将泵体固定于穿刺孔周围皮下。退出各穿刺套管。

（二）腹腔镜引导下不能切除肝癌综合治疗的评价

肝动脉阻断是目前治疗不能切除肝癌的有效方法。肝癌血供 90% ～ 95% 来自肝动脉。肝动脉阻断后，正常肝实质血流仅减少约 36%，而肝肿瘤血供则减少 90% 以上。从而使肿瘤细胞因缺血、缺氧而导致大部坏死。肝肿瘤内乙醇注射亦是促使肿瘤坏死的有效手段。门静脉置管化疗提供了有效的区域性化疗手段，使高浓度的药物聚集于肿瘤组织，减少全身毒性反应。用腹腔镜技术完成上述操作，符合中晚期肝癌的治疗原则。其病例选择应与开腹手术相同，即无黄疸、腹水和门静脉主干癌栓，以免术后发生不可逆转的肝功能衰竭。

操作孔的选定是顺利完成上述联合手术的前提。基本原则是除放置腹腔镜和拉钩的穿刺孔外，其余均在肿大的肝脏下缘放置。B 操作孔除用于辅助操作外，还用于扩张后拉出大网膜和皮下安置化疗泵。因而选在中线比较合适。由于肝癌时大网膜可能挛缩、增厚，拖出的大网膜可能难以找到用以插管的合适血管，故有时需延长第二操作孔，以便于大网膜拖出。本手术最关键的一环是游离肝动脉。需注意小心操作，仔细辨认，避免撕破，避免损伤门静脉和胆管。术中应备足够血液，做好开腹手术准备。由于肿瘤巨大、脆弱，碰破易出血，并有可能导致医源性播散。因而应谨慎操作，避免器械和套管损伤瘤体。

腹腔镜手术由于具有创伤小、恢复快等优点，因而得到广泛应用。晚期肝癌患者由于全身抵抗力和对手术打击的耐受力明显下降，故用腹腔镜手术具有独到优点。笔者进行了腹腔镜引导下联合手术治疗不能切除肝癌的初步尝试，证实了这种方法的可行性，为中晚期肝癌的手术治疗提供一种新的途径。

四、腹腔镜贲门周围血管离断术

腹腔镜贲门周围血管离断术是在腹腔镜脾切除术的基础上发展而来，由于肝硬化门静脉高压症患者脾脏巨大，手术暴露困难，血管曲张明显，常常合并凝血功能障碍，稍有不慎极易发生大出血，而且贲门周围血管离断技术要求较高，故需要术者有丰富的腹腔镜手术经验、设备齐全和良好的团队合作。

（一）手术技术

患者置于平卧位，两腿分开。术者站立于患者两腿之间。持镜者站立于术者右侧。助手站立于术者左侧。洗手护士站立于持镜者同侧。

麻醉成功后，经脐下缘穿刺建立气腹。而后置入 10 mm 套管和腹腔镜。置入上述各操作套管。经右上腹套管置入腹腔镜拉钩，向上牵引肝左外叶，显露食管裂孔。用电凝钩或超声刀分离左侧膈肌脚。打开肝胃韧带，在迷走神经肝支上方分离右膈肌脚。打开腹段食管前面的腹膜，显露前迷走神经。从左侧腹部套管置入 Babcock 钳，分别向上、下牵引食管，分离食管后壁，此时可以看到已经分离了的膈肌左脚。用潘氏引流条环绕、牵引食管。小心离断胃底周围血管，分别用钛夹夹闭、切断胃短血管。胃底游离完成后，将其向头侧牵引。于胰尾上方辨认、分离脾动脉。用钛夹双重夹闭后剪断。可于脾动脉近断端再用套扎器 (endoloop) 套扎，以确保安全。显露、辨清胃左静脉，双重钛夹夹闭，近断端用套扎器套扎后剪断。辨清 Latarget 神经，从鸭爪支第一支开始向胃食管接合部方向分离胃小弯血管。所遇血管可用钛夹夹闭，也可用双极电凝或超声刀分离。完全游离胃小弯以及远端食管 7～8 cm。游离、离断来自后腹膜或纵隔，分布在胃食管接合部的血管。经口置入 12 mm 外径 Fouchet 探条，用 2 cm 缝针、2-0 号 Polycot 缝线间断、交锁缝合食管壁全层，并环绕食管全周。以保证切实阻断门静脉系统通向食管下端的血流。Tsimoviarmis 制作了腹腔镜离断食管下端的动物模型。其方法是：将圆形吻合器连同钉座一起经胃前壁切口置入食管下端，紧贴吻合器钉座下面扎紧食管，使其靠近钉座杆。吻合器击发后一次完成食管的横断和吻合。退出吻合器后缝合胃前壁切口。

（二）腹腔镜贲门周围去血管技术的评价

食管静脉曲张出血是门静脉高压症的致命性并发症。首次发作死亡率高达 30%～50%。在西方发达国家，目前治疗食管静脉曲张出血的程序是：抗休克、血管活性药物的使用、内镜食管曲张血管硬化剂治疗、气囊压迫以及经皮肝内门腔分流，后者是等候肝移植的姑息性措施。上述治疗失败后才考虑手术治疗。在门静脉高压症的手术治疗方式中，有文献报道不切脾的门奇断流术效果与切脾相似。而且切脾后可导致膈下感染和脾、门静脉栓塞等并发症。本节中介绍的保脾的断流术中结扎了脾动脉，使门静脉血流量和压力下降的幅度与切脾术相似。因此，腹腔镜贲门周围血管离断术时保留脾脏从理论上讲似乎是可行的。这就解决了腹腔镜下切除巨脾的困难。

食管横断后再吻合有可能导致吻合口漏。在 Fouchet 探条支撑下行食管全周缝合应该是阻断通向食管下端高压门静脉血流的有效方法。当然 Tsimoyiannis 介绍的经胃置入圆形吻合器行食管横断、吻合的方法不失为腹腔镜下食管横断的一种好方法。由于本术式保留了前、后迷走神经和 Latarjet 神经，故没有必要行幽门成形术。

第十节 腹腔镜胆肠吻合术

开腹转流手术死亡率和并发症发生率都比较高。内镜置入支架或经皮肝穿刺引流创伤较小，但是黄疸复发、胆管炎以及支架堵塞是术后经常遇见的问题。目前腹腔镜技术是否适合用于恶性肿瘤切除仍是有争议的问题。但是其用于这类疾病的姑息性治疗则被广泛接受。比较常用的是胆肠、胃肠双转流技术，以同时缓解胆道梗阻和预防或缓解十二指肠梗阻。

一、手术指证与术前准备

腹腔镜胆肠吻合术的基本指证是不能切除的胰腺癌。由于胃肠道梗阻症状出现的比较晚，对无明显症状者也可不行胃肠道转流。胰头癌通常发展比较快，对肿瘤比较大，X线检查有明显十二指肠受压征象或有胃肠道梗阻症状者，应同时行胃肠道转流术。

术前判断胰腺肿瘤能否切除取决于一些辅助检查，如B超、CT、MRI、内镜超声或血管造影。提示胰腺癌不可切除的征象有肿块较大、胰周血管浸润、门静脉或肠系膜上血管浸润。X线或胃镜检查以及相应临床表现可提供胃肠道梗阻的证据。B超、CT或MRI可提供肝转移的征象。

术前准备同常规开腹手术。包括心、肝、肺、肾等重要脏器功能的评估，改善肝功能，补充营养及多种维生素，尤其是维生素K_1。术前常规预防性应用抗生素、置胃管和尿管。

特殊器械包括内镜用直线组织钉合器、持针器和胃肠抓钳等。

二、手术技术

患者置于平卧位。建立气腹后，于脐下套管中置入10 mm、30°腹腔镜。直视下置入另两个穿刺套管。首先在镜下探查腹腔，了解肝脏、盆腔和腹膜有无转移。打开胃结肠韧带，进入小网膜囊，探查胰腺肿块范围及与周围组织有无浸润，尤其是十二指肠上段胆管有无浸润。

一般先行胃空肠吻合术。可以行结肠前，亦可行结肠后吻合。结肠后吻合的方法是：提起横结肠，寻找空肠起始段。打开Treitz韧带旁的横结肠系膜。显露胃后壁。将胃大弯的后、内侧经打开的横结肠系膜裂孔提出，与距Treitz韧带20 cm处空肠袢(长10 cm)做二针间断缝线以对拢、固定。用电凝剪或超声刀在右侧固定缝线外分别打开胃壁和空肠，其大小容下钉合器底座和钉合即可。将线性组织钉合器底座和钉合分别置入打开的胃、空肠造口内，闭合后击发。退出钉合器，用持针器夹持雪橇针缝合留下的小孔。亦可用抓钳提起小孔的两侧壁，在其内侧用钉合器钉合。

用腹腔镜用穿刺针穿刺胆囊，抽出部分胆汁后注入造影剂行胆道系统造影。了解胆囊管是否通畅，以及胆总管下端梗阻部位。以确保胆囊空肠吻合后的引流效果。将胃空肠吻合口远端适当长度空肠提至结肠上，与胆囊做两针间断缝线对合。于空肠和胆囊壁各做一造口。置入吻合器，击发后完成胆囊空肠吻合。留下的小孔给予手工缝合。检查吻合口通畅，无渗漏。于胆肠吻合口旁置一根腹腔镜引流管，以防胆瘘发生。

胆囊空肠吻合的方法很多，如胆囊空肠Roux-en-Y式吻合或袢式吻合。其基本方法同开腹手术。胆管空肠吻合术文献报道不多，但目前技术上是可行的。

三、腹腔镜胆肠吻合术的评价

绝大多数胰腺癌患者最终要并发胆道梗阻 (75%) 或胃输出道梗阻 (30% ～ 40%)。此时治疗的目的是缓解临床症状，并尽可能提高生存质量。近十余年来，胆肠、胃肠吻合已成为具有上述症状的经典治疗。

缓解梗阻性黄疸的另一个选择是内镜支架。同手术减黄相比，内镜支架置放创伤要小得多。存在问题一是技术上有一定困难；其次是内镜支架置放本身也有一定危险和并发症。另外，易于堵塞也是置放支架后存在的重要问题。据文献报道，内镜放置支架后黄疸复发率为5%～24%。

利用腹腔镜技术完成胆肠、胃肠吻合是可行的，技术上并不十分复杂，应该作为梗阻性黄疸姑息性治疗的较好选择。但其基本前提是肿瘤距胆囊管要有一定距离，在一定时间内保证胆囊管通畅，以达到有效引流的目的。术中经胆囊穿刺行胆道造影是判断胆道系统梗阻部位的有效措施。同时行腹腔镜胆肠和胃肠转流可以迅速解除胆道和胃流出道梗阻。和手术或介入治疗相比，具有安全、可靠、创伤小等优点。

胃转流选择结肠后途径是可行的。但是晚期胰头癌并局部播散或远处转移的患者，横结肠系膜可能被肿瘤浸润、挛缩。此种情况不可能完成结肠后胃空肠吻合。Kuriansky 认为当患者存在一两项或两项以上因素时，无论有无胃流出道梗阻的症状，都应加做胃肠转流手术。以预防将来有可能会发展成胃出口梗阻。这些因素包括：①患者小于 60 岁；②血红蛋白＜ 115 g/L；③无肝转移；④预期生存率＞ 3 个月。这些患者发展成胃出口梗阻的机会为 25%。

总之，同时行腹腔镜胆肠、胃肠吻合是缓解胰腺癌引起的梗阻性黄疸有效、安全的途径，且基本上不损害患者生活质量。有严重伴发病、门静脉高压或凝血功能障碍的患者不适合行腹腔镜胆肠吻合术。

第十一节　腹腔镜直肠脱垂

直肠脱垂是因为解剖和功能上的失调，常常伴有便秘和 / 或大便失禁，因此需要采取不同治疗措施。完全型直肠脱垂 (FTRP) 可以经腹或经会阴入路行直肠固定术和（或）结肠切除术，也可以行 Delorme’s 手术或经会阴部直肠乙状结肠切除术。直肠固定术中所使用的多种悬吊、缝合，甚至特殊的螺钉固定方法，实用于不同的手术方式。所有这些手术方式，都可以在传统开放性手术或者微创伤手术入路的条件下施行。

一、患者选择与术前准备

1. 手术指征

需要手术治疗的直肠脱垂，患者无不宜行腹腔镜手术的其他情况。若患者有严重的便秘症状及 (或) 乙状结肠冗长，则在行直肠固定的同时应做乙状结肠切除。

2. 术前准备

术前应向患者及家属充分说明手术情况，特别是术中可能转为剖腹手术，取得患者和家属的同意。由于手术时间较长，宜用抗血栓形成制剂以防血栓形成。有作者主张给患者穿弹力支持长袜，防止下肢血液循环障碍。术前行常规肠道、阴道准备。预防性运用抗生素。

3.患者体位

患者麻醉后插入鼻胃管和输尿管导管。根据不同的手术方式，选择恰当的体位进行手术。要求所取的体位应便于将小肠移出盆腔，清晰显露骶前间隙。一般可取膀胱截石位，头低脚高。术者站于患者左侧，于患者对侧膝关节处放置两台电视监视器。

二、手术技术

(一) 气腹的建立和穿刺点选择

按标准方法用二氧化碳自动气腹机经 Veress 针注气产生气腹，维持压力于 12 ~ 16 mmHg。脐下做一小切口，插入 10 mm 0°或30°腹腔镜，然后做腹腔初步检查。取 12 mm 的套管针三个，经另外三个穿刺点插入腹腔。其位置据不同的手术方式而定。做缝合固定术时它们的位置是脐下 3 ~ 5 cm 右腹直肌旁和左、右髂前上棘内上方；做其他两种术式时则位于耻骨上和左、右髂窝。所有器械插入口周围均用封闭剂封闭以防气体泄漏，并维持手术全过程中的有效气腹。

(二) 直肠的游离和悬吊固定

1.借助内镜钉合器及合成材料进行的直肠固定技术

经右侧髂窝小切口插入摄像头；用一把巴布可科 (Babcock) 肠管抓持器经左侧髂窝小切口插入，将乙状结肠直肠交界处肠管牵向左上方。另一巴布可科肠管抓持器则经耻骨上方进入腹腔以提拉中 1/3 直肠肠管。从而使乙状结肠直肠交界处右侧腹膜返折产生张力。用内镜剪刀小心解剖、分离腹膜返折，然后以内镜对直肠后方被膜和 Waldeyer 筋膜之间的无血管平面做钝性分离。可在直视下离断直肠侧韧带，较为容易。务必仔细辨认后方的盆神经并予妥善保护。将内镜贴近观察直肠系膜并放大图像有助于找到正确的平面进行分离，减少出血。在女性，可由助手通过阴道放置钝的 Hulka 宫颈钳抬高宫颈和宫体，使 Douglas 腔的牵开和显露变得相当容易。也有作者将大号注射器套管放入阴道以抬高宫颈，可以达到同样效果。在向盆底进行游离操作时，助手可将手指放在阴道内帮助抬高阴道，从而将直肠与阴道分开。在男性，可以用刚性膀胱镜将膀胱颈部和前列腺抬高。

完成游离直肠后，将一卷好的大小约 6 cm×10 cm 的三角形聚丙烯网经脐下切口纳入腹腔并放置于骶前间隙。然后从右髂窝处小切口放入内镜钉合器，将聚丙烯网钉于骶骨上。一般需要钉 3~4 枚钉子。固定好聚丙烯网后，用巴布可科钳钳持直肠，使之略有张力。运用钉合器将聚丙烯网右臂妥善固定在直肠外膜上。钉合的钉子仅沿着聚丙烯网的上下缘排列。将直肠牵向右侧，以聚丙烯网的左臂围绕直肠，同法将其上下缘固定于直肠外膜。

2.借助骶骨平头钉和合成材料进行的直肠固定技术

游离直肠步骤基本同前。直肠游离后，经耻骨上穿刺口放入骶骨平头钉加压套管旋钉器，在骶骨崎的下方以骶骨平头钉将聚丙烯网钉在骶骨上。聚丙烯网与直肠的固定如上所述。最初的骶骨平头钉加压套管旋钉器前端没有可弯曲的关节，经耻骨上穿刺口放入腹腔后不易伸至骶前，有作者改经阴道顶部插入旋钉器，大大方便了手术操作。这一改进特别适用于已经切除子宫的老年患者。在术前清洁阴道的情况下，术后感染的机会并不增高。带关节的旋钉器问世后，即使经耻骨上方放入腹腔，未作子宫切除的女患者尤为有用。

如需切除冗长的乙状结肠，则不宜使用合成材料固定直肠。不然会增加术后感染的机会，影响吻合口愈合。为此，Berman 等在骶骨平头钉上开了可容缝线穿过的小孔，通过这些缝线将直肠侧韧带缝合在平头钉上，将直肠固定于骶骨。改进后的手术无须上述直肠固定术中的合成材料，使得在行直肠固定术的同时切除冗长的乙状结肠成为可能。

（三）缝合固定术

手术较为简便，且可同时行乙状结肠切除术。摄像头经脐下切口放入腹腔。将子宫缝于前腹壁。于直肠右侧、骶骨嵴上方确定右侧输尿管后剪开该处腹膜。以巴布可科肠管抓持器向上提起直肠显露骶前间隙，分离此无血管间隙游离直肠后方直至尾骨水平。

保留两侧直肠侧韧带。自骶骨远侧开始，由远及近以 2-0 Prolene 不吸收缝线沿中线两侧将直肠系膜交错缝于骶前筋膜，共 5～6 针。最后一针应位于骶骨嵴下方数厘米处。有作者认为保留两侧直肠侧韧带保存了支配直肠的自主神经，有利于减少术后便秘的发生。

（四）腹腔镜手术治疗直肠脱垂的效果评价

与传统的剖腹手术相比，腹腔镜直肠固定术同其他腹腔镜手术一样具有创伤小、出血少、术后疼痛轻、消化道功能恢复快、住院时间短的优点，但手术时间较长、费用昂贵是其不足。从近两年的文献报道看，腹腔镜直肠固定术后有 64%~91.7% 的患者便秘或肛门失禁症状好转或消失，术后复发率低 (0%～6.3%)，鲜见死亡病例报道。据报道，开腹治疗直肠脱垂术后并发症发生率为 15%，而腹腔镜直肠固定术则多在 9% 左右，最高也未超过开腹手术 (13%)。

总之，腹腔镜直肠固定术是治疗直肠脱垂安全有效、方便可靠的新方法。与常规剖腹手术相比具有无可比拟的优点。临床实践中，当根据患者不同的病情选择合理的手术方式。随着腹腔镜设备性能的不断完善和提高，一定会有操作更为简便、效果更为显著的新技术和新方法问世，也会有更多的医生认识和掌握这一崭新的治疗手段，造福于直肠脱垂患者。

第十二节　腹腔镜胆囊切除术

腹腔镜胆囊切除术 (laparoscopic cholecystectomy，LC) 是胆道外科常用的手术，分为顺行性（由胆囊管开始）切除和逆行性（由胆囊底部开始）切除两种。传统的开腹胆囊切除术针对性差、创伤大、伤口愈合慢、易出现并发症，导致患者痛苦大、术后恢复不良的问题。自从腹腔镜胆囊切除手术发展以来，此术式迅速为外科医师及病患所接受。

一、适应证

LC 的实质，无非是以微创的方法，实施胆囊切除术。因而在手术适应证的选择上与开腹胆囊切除术 (OC) 所遵循的外科学原则是一致的。然而，LC 作为一种确定性的微创手术，手术适应证除了要在胆囊外科学原则规定的框架内选择以外，还要考虑一些边际性的问题。这些边际问题包括：①微创手术技术上的限制使部分胆囊良性病变不能列为 LC 的手术适应证；②作为一项新兴技术，LC 的适应证除与疾病相关外，必然也是与术者的经验相关；③LC 的微创优势在治疗具有严重的全身性合并病的患者时将更加凸显；④LC 的微创效应可能使更多的胆囊良性疾病患者乐于接受外科治疗，LC 的手术指证有无扩大化的危险，比如，无症状胆囊结石和某些胆囊良性隆起样病变，在 LC 时代是否应放弃以往的"不作为"观念。本节将结合胆囊外科学的原则和上述的所谓边际问题，对 LC 的手术指征做一讨论。

1. 症状性胆囊结石

症状性胆囊结石须外科治疗已没有争议。但在将其列为 LC 的适应证时，还要考虑胆囊病变的严重程度和术者的技术水平。处于学习曲线平台期 (即术者的经验不再随手术例数的增加而有明显的提高) 的术者，已可将诸如胆囊萎缩、胆囊嵌顿结石并胆囊积脓、某些类型的急性胆囊炎列为适应证。但对初学者而言，即便单纯性胆囊结石也可能是难以应付的。

2. 无症状胆囊结石

对无症状性胆囊结石来说，一般认为不需要治疗。众多的统计分析表明，相当一部分无症状胆囊结石患者可终身无症状。此外，无症状胆囊结石一般不会出现结石引起的并发症，如胆总管结石、胆源性胰腺炎、胆囊癌变等。但在 LC 时代，这一观点多少有了些变化。考虑到：①在整个无症状胆囊结石的人群中，每年将有 1% ～ 4% 的人出现症状；②部分所谓"无症状"的胆囊结石患者的病史陈述并不可靠，影像学检查的结果常提示胆囊已有严重病变；③部分无症状患者一旦出现症状，可在很短时间内进入并发症期，可能导致急性重症胆源性胰腺炎等致死性并发症；④对于合并有糖尿病，Ⅰ、Ⅱ期高血压病，早期冠心病的无症状胆囊结石患者，胆囊的病变尚不严重，由经验丰富的术者施行 LC 对患者来说风险是很小的，LC 的微创特点也使患者更容易接受手术治疗。而随着时间的推移，患者的全身健康情况和胆囊的局部病变都将使手术的风险大大增加。

有鉴于此，对无症状胆囊结石患者是否行预防性 LC，笔者认为应加以个体化对待，对那些保健条件差，动态超声显示结石数目与体积增长迅速，胆囊壁进行性增厚，合并有糖尿病、早期高血压、冠心病者，由经验丰富的术者施行预防性的 LC，应该是无可厚非的。

3. 非结石性胆囊炎

非结石性胆囊炎的 LC 需慎重对待之。主要是因为非结石性胆囊炎的诊断较为困难，常需与胃十二指肠疾病，右侧的泌尿系结石等相鉴别，仅仅依靠上腹痛的病史和超声提示的"胆囊壁增厚"不足以诊断非结石性胆囊炎。当排泄性胆囊造影提示胆囊已无功能，又伴有典型的症状和超声显示的严重胆囊病变时，LC 才可能取得预期的疗效。

4. 胆囊良性隆起样病变

胆囊良性隆起样病变常伴有胆囊的慢性炎症，患者可具有不同程度的右上腹不适、疼痛，少部分隆起样病变则为癌前病变。手术治疗的目的是解除患者症状，阻止癌前病变的恶化。在选择这类病变为 LC 的适应证时，必须对其病理学特点和自然病程有所了解。

根据隆起样病变的组织学特点，可将其分为真性肿瘤和假性肿瘤两大类。真性肿瘤可经不典型增生发展为癌变，假性肿瘤一般不会癌变。

(1) 真性肿瘤的组织来源包括

1) 上皮性肿瘤：包括乳头状腺瘤、管状腺瘤、混合性腺瘤。胆囊腺瘤是一种公认的癌前病变，但临床上并不多见。国内一组大时间跨度的回顾性研究报道仅有 88 例，其中癌变 17 例 (19.3%)。术前欲对胆囊隆起病变的性质做出定性诊断是十分困难的，重要的是根据一些与恶变程度相关的因素，在术前判断其恶变率的高低。根据现有的资料，与癌变潜在相关的高危因素包括：①肿瘤部位：位于胆囊颈部的病变更易于恶变；②伴发胆囊结石：结石长期刺激引起的胆囊慢性炎症可能是促使腺瘤恶变的因素；③肿瘤的体积：大于 1.0 cm 的腺瘤恶变概率显著增高；④肿瘤的数目：整体而言，多发的隆起样病变的癌变率低于单发病灶；但如仅就腺瘤来说，多发腺瘤的恶变率却较单发者为高；⑤肿瘤的外形：无蒂腺瘤的恶变率远高于有蒂者；⑥年龄：胆囊癌一般见于 50 岁以上的患者。

2) 非上皮性肿瘤：胆囊非上皮性肿瘤在临床上更为罕见。Morizumi 复习了全世界 35 年来的英文和日文文献，仅有 13 例。组织学类型包括肉芽组织瘤、平滑肌瘤、脂肪瘤、毛细血管瘤、嗜铬细胞瘤、神经纤维瘤等。

(2) 胆囊假性肿瘤：构成胆囊隆起样病变的绝大多数。包括胆固醇黏膜沉积症、炎性息肉、胆囊腺肌增生症。值得注意的是，近年已有关于胆囊腺肌病癌变的报道。

临床上所见的大多数胆囊隆起样病变是良性的，真正由随访观察并最终证实为恶变的隆起样病变十分少见。但由于部分患者可能有与此相关的临床症状，以及术前定性诊断上的困难，对有恶变高危倾向的患者，预防性的手术切除仍是有必要的。

二、禁忌证

同适应证的选择类似，入选 LC 的禁忌证既要有外科学原则上的标准，也要有手术学方面的考虑。以往曾有争议的胆囊嵌顿结石、急性胆囊炎、胆囊萎缩、有腹部尤其是中上腹部手术史的胆囊良性病变、胆石性胰腺炎、并发胆总管结石的胆囊结石等，如今都已成为很多作者的 LC 适应证。但如果考虑学习曲线效应，这些复杂类型的胆囊疾病则不宜在开展 LC 的前期作为初学者的适应证。站在今天的立场看 LC 的禁忌证，与开展该项技术的前期相比，可供罗列的内容已大为减少。某些胆囊疾病或与它伴随的病理状态之所以成为 LC 的禁忌证，主要是因为 LC 当前的手术环境在处理这类情况时存在着技术上的巨大困难，还有的则是外科学原则上的限制。目前 LC 的手术禁忌证大致有以下这些。

1. 急性重症胆管炎。
2. 腹腔严重感染。
3. 重度出血倾向。
4. 严重的肝硬化、门静脉高压症。
5. 膈疝。
6. 严重的器官功能障碍，不能耐受气腹或全身麻醉。
7. 胆肠内瘘。
8. 胆囊恶性病变。
9. Mirizzi 综合征临床上并非罕见。国外已有多宗有关腹腔镜下 Mirizzi 综合征手术治疗的报道，但全面地考虑 Mirizzi 综合征的病理改变和当前腹腔镜技术的水平，笔者认为将其作为 LC 的适应证是不妥的。毕竟，手术的安全性和质量是第一位的。

三、手术步骤

(一) 麻醉

LC 一般都采用气管插管全身麻醉。全麻可保证充分的腹肌松弛，便于建立和维持稳定的气腹，对于有高血压、冠心病者，也是有好处的。但有的医院采用连续硬膜外腔麻醉，也成功地施行了数千例 LC。

（二）患者体位与手术人员站位

患者体位与手术人员站位是相互影响的，常用的有以下两种：①患者取仰卧位，术者与助手分别站于患者的左、右两侧，持镜者靠术者左侧站在患者左方；②患者取截石位，术者与助手的站位与前者完全一样，但持镜者则站在患者两腿之间。手术中还可将患者调整为头高脚低并适当的左侧位，有利于对右侧肝下间隙的显露。

（三）消毒及铺巾

LC 手术的消毒范围与右肋缘下切口的 OC 相当。上至乳头连线，下达耻骨联合水平，右侧要到腋后线，左侧至腋前线即可。铺消毒巾时应显露包括剑突、脐部和右肋缘下的整个右上腹。

（四）建立气腹

目前绝大多数的 LC 还是在气腹下完成的。国内外均有免气腹 LC 的报道，但现有的免气腹装置对手术野的显露仍不如气腹，且设备昂贵。只有当患者对气腹不耐受，免气腹腹腔镜术才具有显著的优越性。

建立气腹的常用方法有 Veress 针盲穿法和 Hasson 法两种。Hasson 法系指在脐上做一小切口，逐层入腹后直视下插入钝头套管向腹内注气。此法的优点是不易造成盲穿时可能出现的腹内脏器损伤，对有腹部手术史，可疑有腹膜结核者，指征较强。但对腹壁较丰满的患者，切口要做的够大才行，这多少影响了微创的效果，而且术中还容易发生漏气。盲穿法的使用最为普遍，因而本节将对此做较详细的介绍。

盲穿建立气腹时要采用特制的 Veress 针。Veress 针具有双层针鞘，外鞘前端有锐利的切割缘，内鞘前端圆钝，后端带有弹簧。穿刺时内鞘前端受前腹壁阻挡，后端弹簧回缩，内鞘缩入外鞘，由外鞘的切割缘刺入腹壁；入腹后瞬间腹壁阻挡消失，弹簧复位使前端圆钝的内鞘弹出并超出外鞘的切割前端，保护腹内脏器不受损伤。穿刺部位多选在脐上缘或下缘，操作时先在此处做一 1 cm 左右的小切口，术者与助手各提起切口左右两侧的腹壁，也可由术者或助手单手提起脐上腹壁，使腹前壁紧张并与腹内脏器分离，穿刺者右手拇、示指捏住 Veress 针尾，右掌尺侧贴近腹壁，使 Veress 针与腹壁垂直，以持续的压力将针刺入腹腔。穿刺时一旦获得落空感，应立即停止进针，接上注气导管试行注气。针尖是否正确进入腹腔可从气腹机显示的各项参数来判断。如注气后初始腹内压低于 8 mmHg，每分钟进气量大于 1 L（与进气挡的设定有关），说明穿刺成功；如初始腹内压在 10 mmHg 以上，每分钟进气量不足 1 L，表明针尖仍在腹前壁，或误入肝圆韧带、网膜等，须加以调整。

对于有腹部手术史的患者，不少作者建议用 Hasson 法建立气腹，主要是为了能在直视下入腹以避免损伤切口下方与腹壁粘连的肠管。根据昆明总医院在这部分患者的 LC 所积累的经验，以常规的盲穿法建立气腹仍然是安全的。原切口在下腹部，穿刺点应适当地离开原切口的上端 3～5 cm；原切口在上腹部，可将穿刺点稍移向原切口右侧。关键还是观察穿刺后的各项进气参数。如进气参数与平常无异，表明腹内无广泛粘连，可进行下一步的套管锥穿刺；如每分钟进气量过小，少量进气后腹内压即达到限定值，说明腹内粘连较重。套管锥穿刺可能造成副损伤，后续的手术操作也将相当困难，有必要中转开腹。实际上，腹腔穿刺时最容易受损伤的应为肠管,而肠管有着很大的移动性和变形能力,除非肠管与腹前壁有直接的瘢痕粘连,否则钝头的 Veress 针尖是很难将其洞穿的。真正容易引起肠管伤的是套管锥穿刺,而套管锥穿刺是否可行,司通过先一步的进气参数加以判断。至于那些怀疑有腹膜结核,克罗恩病者,穿刺损伤腹内脏器的危险性太高,仍以选择 Hasson 法建立气腹为妥。

建立气腹时还应注意以下几个问题。

(1)Veress 针的安全机制有赖于内鞘后端精巧的弹簧。如果弹簧已变形,针尖入腹后内鞘将无法弹出,腹内脏器是很容易受损的。每次穿刺前常规检查 Veress 针内鞘能否正常弹出是必要的。

(2)Veress 针内鞘的圆头只是对空腔脏器的保护较充分,但对肝、脾等实质性脏器仍会造成损伤。

(3) 在某些少见的情况下,Veress 针腔可能会被血块或组织条堵塞,导致注气时出现"通而不畅",术者常常会归咎丁穿刺不到位,反复穿刺不仅费时,还可能造成副损伤。当术者有相当的把握已正确穿入腹腔,但注气又不通畅时,可用生理盐水经注射器冲洗 Veress 针。

(4) 有的术者为节省时间,直接用套管锥穿刺建立气腹 (直接法),这不是一种安全的方法,当腹腔内有粘连时危险性更大。

(5) 穿刺时如针体与下腹前壁的夹角过小,可使 Veress 针尖向上滑入肝圆韧带内,造成注气失败的假象。

(五) 套管安置

经典的 LC 须有四个腹壁戳孔作为手术通道。A 孔:位于脐上 1 cm 经脐上缘切口做腹腔穿刺,将套管刺入腹腔,完成 A 孔通道。A 孔穿刺为盲穿,有一定的危险性。穿刺者肩、肘关节应保持紧张以控制进锥分寸。进锥时应以旋转方式推进,获落空感后立即停止进锥,拨出锥芯后再将空芯套管向腹内推进少许,即可使套管前端完全进入腹内,这样既可保证套管入腹充分,也可防止进锥过深伤及腹内脏器。新型的套管锥芯前端都带有细孔,一旦进入已充气的腹腔,高压气流便会冲入细孔发出响亮哨音。套管穿刺完毕后立即接上气腹导管,如进气参数无误,说明套管置入成功。A 孔套管放置后,便可导入腹腔镜,先做腹腔内 360°扫描,了解腹腔内的整体情况,如术前诊断有重大误、漏,或存在穿刺引起的严重并发症,可及时中转开腹。如置管顺利,则继续行 B、C、D 孔穿刺置管。B、C、D 三孔的穿刺均在直视下操作,只要不使用暴力,不致出现副损伤,只是此三孔的位置在具体的手术中常常要做些微调。B 孔的具体穿刺点取决于腹腔镜显示的肝下缘和胆囊的位置,过高过低都将给后续的操作带来很大不便,甚至不得不重新做 B 孔穿刺,B、C、D 三点之间还要有适当的间隔,以免三孔的手术器械在腹内相互干扰。

三孔腹腔镜术要求术者已具备相当的镜下操作经验,同时胆囊病变应较轻,胆囊周围无严重粘连,且肝左外叶不能过于肥大。

(六) 胆囊切除步骤

1.Calot 三角区的处理

Calot 三角区的处理是整个 LC 的核心部分,LC 手术的质量与安全性几乎完全取决于 Calot 三角区分离的成功与否。在分离中所遵循的原则虽说与 OC 是共性的,但在技术上却有着与 OC 许多鲜明的不同。

(1)Calot 三角区的显露：术者左手的无创伤抓持钳夹持住胆囊壶腹，将胆囊向外上方拉开，助手的无创伤钳将肝十二指肠韧带前方的十二指肠球部、胃远端和大网膜推向尾端，使整个肝十二指肠韧带、胆囊壶腹及 Calot 三角区前面得到充分的显露。

在体形消瘦的个体，助手夹持胆囊底将胆囊推向肝膈面，也可使上述部位得到良好显露。

(2) 三角区的解剖：分离在做任何的三角区分离之前，应对胆囊壶腹、肝十二指肠韧带进行仔细的观察，以获得对肝外胆道系统大体解剖的"第一印象"，内容至少包括：①胆囊壶腹的形状及其与胆囊管交界部的大致位置。绝大多数个体的胆囊壶腹形态是容易辨认的，其远端突然变细处一般就是壶腹与胆囊管交界部。②肝外胆管的位置和走行。约半数以上的个体可透过肝十二指肠韧带表面的后腹膜窥见胆总管甚至肝总管。充分利用"第一印象"可使分离一开始就处于正确的部位和平面，对提高手术效率及避免副损伤有重要意义。

术者先以电钩在胆囊壶腹与胆囊管交界部平面稍上方环行电切开胆囊浆膜，继而沿此平面切开 Calot 三角区浅面的后腹膜。在有的个体，胆囊壶腹的形态不易辨认，此时分离的平面宁可尽量靠近胆囊壶腹一侧。使用电钩热切割时应将欲切断组织尽量提起，使电钩背离开深面组织，最大限度地避免深面组织的灼伤。如胆囊壶腹周围及 Calot 三角区浅面被覆的组织较薄并较疏松，用电钩背稍加推剥即可显露出胆囊管的大部分；反之，电钩应继续由浅而深地逐步将胆囊管周围和 Calot 三角区浅层组织细束切断，边切边用电钩背推剥，显露出胆囊管近侧的前表面。继续以电钩背向肝外胆管一侧钝性冷推剥出胆囊管纵长，直至分离出足够于其远、近端上钛夹的一段胆囊管。

对于技术熟练的术者，如胆囊管周围组织较为疏松，完全使用电钩电热分离胆囊管的纵长也是可以的，其好处是比较快捷，且渗血少，术野显得很干净。但在胆囊管远侧靠肝总管处应尽量少用电钩做电热分离，以免发生胆囊管远侧根部和肝总管的电热损伤。胆囊管前方显露后，术者换用分离钳，紧贴胆囊管管壁将胆囊管背面与周围组织分离开，此即所谓的胆囊管骨骼化。骨骼化的胆囊管应有足够在其远近端上钛夹的长度。

胆囊管的全程骨骼化并无必要，也不可取。向胆囊管远端过多的分离可能伤及肝总管，使用电热分离或当 Calot 三角区有粘连时更是如此。实际上，由于腹腔镜的放大作用，腹腔镜下的操作是显微化的，胆囊管有 0.5 cm 左右的长度，已可方便地在其远近端上夹。所谓的"胆囊切除术后综合征"往往是胆总管结石、Oddi 括约肌狭窄所致，与残留长胆囊管的关系并不大，除非长的残留胆囊管内有结石或其根部有狭窄而形成一闭祥性梗阻的盲腔。

分离钳分离胆囊管时常会出现胆囊管深面的滋养动脉出血，这些血管虽然比较细小，但渗血却可导致手术野模糊。使用电凝止血易引起胆囊管远端或肝外胆管热损伤，在胆囊管未离断前也很难用钛夹止血。如出血少，可用分离钳轻轻刮除；出血较多时，可用分离钳将整个胆囊蒂夹住，持续压迫 1～2 分钟出血即可停止。

更大量的出血就只能用吸引器吸净后再做出处理。有经验的术者在胆囊管周围无致密粘连时，也可用电钩做锐性电热分离来完成胆囊管骨骼化，如此可使胆囊管滋养血管的出血明显减少，但电热分离在减少出血的同时也增加了热损伤的危险。在某些医院，为最大限度地降低肝外胆管热损伤的发生率，主张在整个 Calot 三角区的分离中一律使用钝性冷分离，主要是用分离钳将胆囊管周围和 Calot 三角区浅面组织逐一撕脱以显露胆囊管和三角区深面。单用冷分离固然能避免肝外胆管热损伤，但也存在渗血太多、术野不够清晰的缺点，当撕脱的组织过多、力量过大时还可能导致胆囊动脉主干出血及胆囊管、肝外胆管的撕裂伤。

若第一印象中肝外胆管的走行与位置十分清晰，一般即可直接将显露出的胆囊管骨骼化，随后上钛夹或可吸收夹予以夹闭。相反的情况下，由于肝外胆道系统存在繁复的解剖变异，已显露出的"胆囊管"很可能是胆总管，在腹腔镜下仅凭外观来判断胆囊管的真实性是较困难的。此时稳妥的办法是显露出胆囊管后。不急于做胆囊管的骨骼化，而是继续分离 Calot 三角区。当 Calot 三角区比较疏松时，可用电钩边切边推法剥离，也可用尖分离钳夹起组织做细束的撕脱。如三角区组织较为致密，可先用电钩切开胆囊壶腹的浆膜，再用金属吸引器头将胆囊壶腹和三角区表面组织逐层推开以显露三角区深面的结构。

当发现胆囊壶腹内上方的 Calot 三角区深面无隐藏的肝总管或粗大的副肝管，胆囊管与壶腹交界部已显示清楚，三角区内也相当空虚时，已显露的胆囊管的真实性便可确定无疑。

夹闭胆囊管时施夹钳最好先于胆囊管远端上夹，因为近端的上夹部位常常是可选择的。胆囊管远端以上两枚钛夹双重夹闭为妥，胆囊管近端只要不是太粗，上一枚钛夹即可。

施夹的要求是钛夹应与胆囊管垂直，以发挥钛夹的最大有效长度。此外，夹闭前要尽量看清胆囊管深面的钛夹钳爪尖，避免误夹胆囊管周围组织（主要是肝总管右前侧壁）。胆囊管切断可用剪刀或电钩电切。剪刀的好处是避免了胆囊管残端可能的热损伤，当胆囊管两端的钛夹间距离很短时，电钩稍有不慎就会碰到远端钛夹，引起胆囊管远端灼伤。笔者曾有 1 例患者于 LC 术后第 9 天出现胆囊管残端瘘，再手术证实为胆囊管远端热损伤后坏死所致。因此，当胆囊管两端钛夹间距离很短时，最好用显微剪剪断。如两端钛夹间距离够长，术者手法又较熟练，用电钩切断胆囊管可省去来回换器械的麻烦。如胆囊管直径异常粗大，则首先要了解胆总管有无继发结石，可通过术中胆道造影或腹腔镜中超声加以判断。确认无胆总管结石后，可使用以下方法处理粗大的胆囊管：①换用大号钛夹直接夹闭。②现有钛夹最大长度不及胆囊管横径时，可先部分夹闭胆囊管，用剪刀剪断已夹闭部分，注意切断部分要略少于已夹闭部分，再上夹将未夹闭的残留胆囊管腔夹闭后切断。非常粗大的胆囊管有时须重复数次方能将胆囊管远端完全夹闭，笔者形象地将这种方法称为阶梯式胆囊管夹闭法。此种情况下宜于术中放置肝下引流管。③先用一段长 5～6 cm 中号丝线在镜下结扎胆囊管远端使其外径变细，再于线结上方施夹。④用 Roeder 结行体外打结法结扎胆囊管。胆囊动脉的起源变异虽多，但在 LC 术中有意义的胆囊动脉主干位置最主要有以下几种：①走行于胆囊管后上方，这种形式最为常见，与胆囊管的距离可近可远，有的可与胆囊管紧密并行。②于胆囊管的浅面进入胆囊。③与胆囊管远隔而紧贴胆囊床进入胆囊。由于 LC 具有显微操作的特点，故在分离处理胆囊动脉时，要比在 O C 术中更多地考虑解剖变异带来的影于胆囊管浅面走行的胆囊动脉不多见，切开胆囊壶腹与胆囊管交界部浆膜后稍加推剥。一般即可发现浆膜下疏松组织中的条索状结构，此结构可能是胆囊动脉，亦可能是纤维组织，在镜下欲看清其有无搏动常常是徒劳的。如当作纤维组织予以切断后一旦出血，血管近端即向肝外胆管处回缩，止血相当麻烦。安全的办法是以电钩分离此束组织后暂不处理，待胆囊管分出后与其一并夹闭，单独夹闭之也无不可。

切断胆囊管后其后上方的胆囊动脉多可直接得到显露，三角区内疏松组织中呈亮白色的条索状物即为胆囊动脉。以电钩自此条索状组织深面将其钩起，上一枚钛夹即可。有时最初夹闭的只是胆囊动脉的前支，在后续的分离中还会遇到条索状物，此即胆囊动脉后支所在，亦应予以夹闭。三角区内有脂肪堆积或粘连时，尚须用电钩或吸引器头做更多耐心的钝、锐性分离方能显露深部的胆囊动脉。远隔胆囊管而紧贴胆囊床入胆囊的胆囊动脉，在切断胆囊管后的三角区分离时不易显露，术者往往认为已与胆囊管一并夹闭，但在剥离壶腹甚至胆囊体、底部时可突然发生大量喷血，令术者措手不及。在每一例 LC 术中，术者都要充分考虑到此型胆囊动脉的存在，尤其是三角区内未见到典型的条索状物时，更应加倍小心。在壶腹深面剥离时应尽量细束地切断组织或用钝性推剥法，将胆囊系膜尽可能多地保留在胆囊床上，以便见到条索状物后易于上夹夹闭。胆囊动脉主干出血单用电凝是不可靠的，术后再出血的风险较大。如胆囊床上的胆囊系膜被过多地剥离，由于裸露的胆囊床上无组织支持钛夹，欲夹闭出血的胆囊动脉便有困难。当遇见或误切胆囊动脉时剥离平面已达胆囊体部或壶腹近侧，胆囊床又呈裸露状，也只好用长时间的电凝处理，但宜向血管近端追索，将较长的一段一并电凝以策安全。

胆囊动脉常见的处理失当有以下几种。

①在三角区内大束地电切或暴力撕扯组织，误伤了胆囊动脉主干而引起镜下难以控制的出血。胆囊动脉既细又脆，故于显露分离时术野应保持清晰，充分利用腹腔镜的放大作用仔细观察；无论是锐性还是钝性分离，轻柔而少量多次的分离总是比较安全的。②过度骨骼化胆囊动脉使其失去周围组织的支持，上夹时可能将纤细的动脉干撕脱。如果第一印象中肝总管走行清晰，胆囊动脉不经分离直接夹闭也是安全的。如已经骨骼化了的胆囊动脉在上夹时用力要轻些，以刚好夹闭血管腔为度，用力过大则钛夹的剪切力可撕脱血管。③担心误夹肝外胆管而在上夹时过于靠近胆囊壁，切断胆囊动脉时易将胆囊钩破。只要局部条件允许，夹闭血管的钛夹与胆囊壁之间要留下一定的空间供电钩和剪刀使用。当然，胆管的安全是第一位的，如果胆囊壶腹距肝外胆管太近，则只能紧贴胆囊壁上夹。④过于靠近根部游离胆囊动脉，造成肝总管或低位右肝管损伤。⑤在与肝外胆管垂直的方向上大块夹闭胆囊动脉，造成胆管部分被夹。看不清肝外胆管时对大块组织中的胆囊动脉贸然上夹，容易误夹低位的右肝管和肝总管右前侧壁，若上夹的方向与胆管走行垂直，这种可能性更大。胆囊动脉最好还是先分离后上夹，上夹时确认施夹钳的两爪间只有血管束，同时上夹方向应取在肝外胆管走行的切线位上。⑥胆囊动脉因处理不当出血后，慌忙中盲目地上钛夹或电灼，导致严重的胆管损伤。实际上，单位时间内胆囊动脉的绝对出血量不会很大，完全不必惊慌失措，即使术者限于经验不足而一时无法控制，中转手术也不会造成不良后果，但处置不当的后果常常是灾难性的。术中出血的处理将在并发症一节中再做讨论。

2.胆囊剥离

胆囊剥离是 LC 术中相对容易的步骤，在此过程中已很少再发生中转开腹。胆囊剥离工具常用的有电钩、电剪、分离钳等。激光分离因设备昂贵，操作不便，又易损伤邻近组织，现已基本弃用。在胆囊壁病变轻，组织层次清楚，系膜又长的个体，胆囊剥离是十分快捷的。如胆囊壁有充血、水肿、纤维化改变时，胆囊后间隙的正常层次已完全消失，剥离层面稍有偏差就会分破胆囊造成胆汁和结石外漏，或者分破胆囊床深面的肝组织引起多量出血，在技术熟练的术者手中这也是在所难免的。按术中具体情况和术者习惯，可选顺行或逆行剥离。顺行剥离不必做麻烦的胆囊换位显露，剥离时肝十二指肠韧带也始终处于视野之中，但不熟练的术者在剥离胆囊壶腹时往往显露不佳,向肝上掀起胆囊壶腹时也常常会不自觉地用力过大而夹破胆囊。如在前期的三角区分离中有较多渗血,也将影响操作。逆行法的优点是剥离开始的平面一般是无血的,胆囊底部的系膜亦相对较长,容易找到正确的剥离间隙,胆囊在剥离过程中也不易被抓持钳夹破;当肝左外叶肥大,胆囊肿大或位置深在时,逆行剥离的显露也更好些。但逆行剥离至胆囊壶腹平面时,已剥离下来的部分胆囊会盖住肝外胆管,如不注意电钩位置,可能引起损伤。在实际的操作中,三角区处理完毕后一开始都是用顺行法剥离,但当顺行剥离中遇到较多的渗血,或胆囊被分破,或因胆囊床间隙显露困难,便可转而逆行剥离。至于在三孔 LC 术中,一般都是采用逆行法。

胆囊管、胆囊动脉处理完毕后,助手钳可仍在原位下压十二指肠、网膜,也可夹持胆囊底推向肝膈面,当患者较肥胖时多用前一手法。术者以左手钳夹起壶腹部向上翻起,显露胆囊床间隙,在保持胆囊系膜适当张力的条件下以电钩逐束切断胆囊系膜组织。若肿大的胆囊张力过高,不可强力夹持胆囊造成胆囊壁大口破裂,可在胆囊底部用电钩尖减压后再夹持。在正确的层次中分离非常重要,过浅易分破胆囊,过深则易撕裂肝组织而发生出血。胆囊系膜过短或囊壁因纤维化而解剖层次不清时,使用钩背钝性推剥胆囊床间隙有时会有很好的效果。如胆囊床有活动性出血,应及时电凝,大的活动性出血最好是上夹。裸露的胆囊床上如有大的活动出血,上夹会很困难,所以只要可能,胆囊系膜组织应尽可能多留在胆囊床上,这样处理还可避免胆囊床深面的迷走小胆管损伤引起的漏胆。极度增厚的胆囊壁宜改用电钩背行电热分离,可防止钩尖刺破胆囊。顺行剥离中如失去了正常层次或显露不佳或有多量渗血,可转而行逆行剥离。术者提起胆囊底部肝侧浆膜(系膜过短时也可直接用钳尖托住胆囊底上方肝组织),助手夹持胆囊底做反方向牵拉。电钩切开底部浆膜,再逐层剥离胆囊床间隙。胆囊壁的严重病变、显露不佳或手法不当都会导致剥离中分破胆囊,使胆汁和结石外溢,给手术带来很大麻烦。胆囊裂口理论上可用钛夹夹闭,但实际上是困难的。自胆囊破裂口喷涌而出的胆汁使术者根本无法看清破口边界,待看清时囊内胆汁、结石已基本漏净。显著增厚或有急性炎症的胆囊最易被分破,如囊内为多发结石,为避免大量结石漏入腹腔,剥离时可事先将一橡胶指套置于肝下,一旦胆囊破裂,可将囊内结石尽量挤入手套内,待胆囊剥离后再一并处理。至于漏出的胆汁和非常细小的结石,可用吸引器吸出,大的漏出结石只能用夹持钳一一取出。

(七)腹腔清理及胆囊的取出

胆囊完全剥离后,可待腹腔清理完毕后再取出,这样可避免胆囊取出时因扩大腹壁戳孔造成的气腹漏气。将切下的胆囊置于肝膈面右侧,显露出肝十二指肠韧带和肝门、胆囊床等部位,以吸引器吸净肝下的渗血或漏出胆汁,如肝下间隙积血或胆汁较多,还应以生理盐水冲洗。再次检查所有的手术分离区域有无漏胆,活动性出血,肝外胆管及邻近肠管有无发白的热灼伤区。各戳孔的腹腔内面有无出血也在检查之列。如未发现异常,可将胆囊床做一次普遍的电凝,防止术后渗血或可能已损伤的迷走胆管漏胆。对大多数 LC 来说,腹腔清理至此即告结束。

切下的胆囊一般从剑突下戳孔取出,也有的术者经脐部戳孔取出。经脐部戳孔取胆囊并无大的优点,反而增加了腹腔污染的范围,尤其是对已破裂的胆囊,取胆囊时还必须更换腹腔镜位置,似有画蛇添足之嫌。现在大多数医院都已采用剑突下戳孔取胆囊。

取出胆囊的方法有以下两种。

1.常规法

如胆囊内结石数目不多或体积不大，自剑突下套管伸入胆囊取出钳，夹住胆囊管钛夹以上靠颈部的位置，轻轻将胆囊管和部分胆囊颈拖入套管内。右手握胆囊取出钳，左手轻拉套管，两臂同步外拉将胆囊管、颈部拖出腹壁外。

以血管钳夹住已拖出的胆囊颈，缓缓旋转拖动，即可完整取出胆囊。结石较多者，硬拉胆囊会使其断裂。可切开胆囊颈，以取石钳自胆囊颈切口取出部分结石后再拖出胆囊。另一方法是在腹腔镜直视下，经胆囊浆膜面和戳孔壁之间向腹内插入一把大号弯止血钳，撑开剑突下戳孔使孔径扩大后再取出胆囊。必要时用尖刀稍稍扩大戳孔处皮肤切口，更便于完整地取出。

2.扩张套管取出法

此法主要用于胆囊内有巨大结石者，须配备专用的扩张套管。自剑突下套管置入引导棒，手术刀将戳孔处皮肤切口延长至与扩张套管外径等长 (LC 常用的扩张套管外径约为 30 mm)，经引导棒向腹内导入扩张套管，再以胆囊取出钳经扩张套管取出胆囊。如胆囊体底部仍不能取出，可用上述的同样办法处理。使用扩张套管的最大好处是胆囊取出后，可再放入扩张套管完成后续的腹腔清理而不会发生漏气。

并不总是先清理腹腔而后取胆囊。如果胆囊剥离时已破裂，有大量结石、胆汁溢入腹腔，此时就应先取出胆囊，阻止结石和胆汁对腹腔的进一步污染。胆囊取出后的剑突下戳孔须重新置入套管和器械完成腹腔清理工作，戳孔扩大引起的漏气可用纱布填塞，必要时可做缝合恢复气腹的密闭性。胆囊破裂常造成腹腔的严重污染，特别是当胆囊有积脓者。此类污染的腹腔须以大量的盐水反复冲洗，并须放置肝下间隙引流。

四、术后处理

1.注意观察引流管，排除活动性出血和胆汁漏。

2.注意观察巩膜、皮肤及尿液颜色。

五、胆囊切除术的并发症

(一) 胆道损伤

1.胆道损伤的病理类型及相关因素

LC 胆道损伤的分型目前较为常用的仍是 Bismuth 标准。根据笔者组中胆道损伤的剖腹手术中所见和文献报道的结果，将 LC 胆道损伤分为以下几种类型。

(1) 胆管横断伤：被横断的胆管可为胆总管、肝总管和左、右肝管。胆管横断伤时胆管的连续性已被完全破坏，但胆管组织无缺损。胆总管横断的原因多为将胆总管误认为胆囊管而切断。肝总管横断伤的原因比较复杂，当胆囊管正确切断后，如胆囊壶腹与肝总管有致密粘连，且壶腹位置偏左时，分离壶腹时便可能将肝总管横断。左右肝管的横断伤较少见，主要发生在左右肝管低位汇合的病例，胆囊壶腹与低位汇合的左右肝管粘连时此型损伤的概率较大。胆管横断伤者如胆管的断缘无严重的电灼伤，常可行胆管对端吻合加以修复。

(2) 胆管节段性缺损：此型损伤是 LC 手术最为严重，也是最为常见的一种胆道损伤类型，Davidoff 称之为"典型的 LC 胆道损伤"。损伤的下界一般在胆总管，上界则可至肝总管近肝门横沟处，甚至可达左右肝管水平。致伤原因几乎无一例外地是将胆总管误认为胆囊管而切断后，在后继的胆囊壶腹内上侧剥离时又将肝总管甚至左右肝管离断，造成肝外主胆管长度不等的组织缺损。除个别病例外，损伤只能通过复杂的肝门部胆管切开成形、胆管 – 空肠吻合加以修复。

(3) 肝外胆管撕裂伤：致伤原因包括：强力的胆囊牵拉导致三管汇合部撕裂；强力撕扯三角区及肝十二指肠韧带表面的瘢痕组织时撕破肝外胆管；尖锐的分离钳在分离三角区时将肝总管撕裂；技术不熟练者使用电钩分离胆囊管远端时也可将肝总管右侧壁撕裂。胆管撕裂伤未破坏胆管的连续性，可放置"T"管或用带血管蒂的组织瓣修复。

(4) 胆管穿孔：致伤原因主要是电钩使用不当所致，此时胆管壁的穿孔可为冷性穿孔或电热性穿孔，后者对胆管壁的实际损伤远比前者为大。使用尖分离钳也可造成胆管壁穿孔。修复方法根据损伤的程度和胆管的直径，可选用穿孔修补或安置"T"形管。

(5) 胆管部分或完全性闭锁：为术中肝外胆管被钛夹误夹所致。被误夹的胆管壁局部组织后期可能出现坏死。对此类损伤早期可去除钛夹，如已有胆管壁坏死则应安置"T"形管。

(6) 胆管壁电热损伤：电热切割工具误与肝外胆管壁接触，造成胆管壁较大范围的热凝固性坏死，坏死的胆管壁组织常在术后破溃，形成漏胆和胆汁性腹膜炎。根据损伤的范围及损伤的平面，可选择"T"形管安置、组织瓣修复，直到胆肠吻合。

(7) 肝外胆管缺血性狭窄：电热切割工具尚未造成胆管壁组织的全层损伤，或热损伤只引起了胆管滋养血管的闭塞，或术中对肝外胆管周围组织剥离过多，肝外胆管骨骼化后导致胆管壁组织的血供不足，但胆管壁尚不致坏死。胆管壁长期缺血的结果是胆管的纤维化，最终形成胆管狭窄。此型胆道损伤可长期不出现临床症状。

2. 胆道损伤的原因

LC 术中胆道损伤的原因很多，但基本上可以概括为以下 3 个方面的问题。

(1) 解剖：判断上的错误包括将胆总管误认为胆囊管和胆道系统变异导致的判断失误。

1) 将胆总管误认为胆囊管是 LC 术中酿成胆道损伤最常见的原因。即使是经验丰富的术者，这样的错误有时也会发生。腹腔镜手术时术者是经由左下向右上的视角观察术野，而显露三角区时向右上牵拉的力量将使胆囊管、胆总管近端产生向右上方的偏移。向右上方偏移的胆总管以术者的观察角度看来，的确与人们印象中的胆囊管的走向相似。LC 这种特殊的显露方式和术野观察角度，可能是 LC 比 OC 更容易导致胆总管损伤的原因之一。在笔者经历的十余例 LC 中，的确有这样的例子，因"胆囊管"的真实性受到怀疑而中转了 OC，而在开放手术的三维术野中，原本认为是"胆囊管"的结构一眼望去便知是胆总管。不难想象，术者在腹腔镜下对胆囊管与胆总管的鉴别力是要打折扣的。胆总管误做胆囊管切断后的严重性在于术者很难及时发现已酿成的误损伤，继续分离胆囊壶腹的后果是将肝总管切断，导致严重的肝外胆管节段性缺损。

2) 肝外胆道系统细微的生理性与病理性解剖变异，常常比我们想象的更为复杂。凭"经验"操作有时是危险的。肝总管完全可能在壶腹的后方而不是左侧与胆囊管汇合，不当的三角区钝、锐性分离可造成肝总管的穿孔甚至撕裂；胆囊壶腹与肝总管右侧壁之间若存在无间隙的致密粘连，电热分离胆囊壶腹时即使紧贴胆囊壁亦可导致肝总管大段热凝固性坏死；在左、右肝管低位汇合的个体，胆囊壶腹的分离中极易损伤左、右肝管；变化繁多的副肝管也是胆道损伤的常见原因。

(2) 操作不当：在某些 LC 手术中，透过肝十二指肠韧带完全可以看清肝外胆管的走行，但仍发生了胆道损伤，这只能归咎于操作上的失误。电钩过于靠近胆囊管远端的锐性分离可引起总管穿孔；尖锐的分离钳分离三角区时可分破肝总管；暴力撕扯胆囊管周围组织可导致三管汇合部的胆管撕裂伤；对三角区内出血行盲目的电凝或上钛夹，容易造成胆管灼伤或误夹；电钩接触胆囊管远端的钛夹后可致胆囊管根部或肝外主胆管发生热凝固性坏死。

3. 胆道损伤的术中诊断

据统计，LC 的胆道损伤半数以上未能在术中得到诊断。一些大系列的回顾性研究均表明，LC 的胆道损伤率要高于 OC。尽管 LC 的胆道损伤率随经验的积累可明显下降，但在经验丰富的术者手中仍可能发生胆道损伤，这与 OC 是一致的。因此，术中判断是否存在胆道损伤应成为 LC 手术的内容之一。术中对胆道损伤的确诊大多可以通过非影像学手段完成。LC 术中出现以下一些异常现象时常提示有胆道损伤。

(1) "胆囊管"断端的大幅度回缩：受肝外胆管的支持，只要术者不大力牵拉壶腹，真实的胆囊管切断后不易出现大幅度的远端回缩。被全周游离后的胆总管一旦被切断，即丧失了对十二指肠的悬挂作用，常常出现远侧断端向十二指肠方向的大幅回缩。笔者所在医院即有 1 例在"胆囊管"切断后因远断端的大幅回缩引起了术者的警惕，及时中转开腹而避免了更为严重的肝总管横断。

(2) 术中漏胆：术中漏胆的原因除最常见的胆囊破裂以外，尚包括：①分离胆囊管远侧时电钩钩破肝总管右侧壁或前壁，还可造成胆囊管远侧的穿孔；②胆囊壶腹或胆囊管根部位于肝总管左前侧壁时，尖锐的分离钳分离三角区时可捅破肝总管前壁；③胆总管被误认为胆囊管而切断，如术者未能及时发现，则在后继的壶腹内上方分离时必然会再将肝总管切断而造成来源于肝门处的漏胆。少见的情况下术者已先将肝总管近端夹闭而后切断，此时的胆汁漏出量会很少，须仔细观察才能发现。

在腹腔镜的放大作用下，术中的漏胆应该是容易发现的，自漏胆的出处追寻胆管损伤按理也不应有很大困难，但实际上因漏胆而于术中确诊的胆道损伤却不多。可能的原因是：①术中出血使手术野模糊，少量的漏胆未能引起术者的注意；②LC 术中同时有来自胆囊或胆囊管破损处的胆汁漏出，而源于胆管损伤的漏胆则被掩盖。因此，在 LC 手术中，应始终保持术野的清晰，并于手术结束前认真观察术野，以发现可能存在的漏胆；对术中出现的漏胆，均应对其来源做及时彻底的追寻。在壶腹内上方分离时出现的漏胆，绝不能主观地认为是胆囊壁破裂或副肝管损伤。胆囊颈、管有嵌顿结石时，胆囊常有积液、积脓，很少会有正常性状的胆汁。若分离过程中漏出金黄色胆汁，多表明有肝外主胆管或胆囊管根部的损伤。

(3) 切除的胆囊标本有异常发现：在正常切下的胆囊标本上，胆囊管或胆囊壶腹壁上不应附有黏膜组织，如见到有黏膜组织附着，则为胆道损伤的有力证据。附着的黏膜一般都是误断后翻出的肝总管的黏膜。术后仔细地检查胆囊标本应列为 LC 手术的常规。

(4) 术中影像诊断：某些类型的胆道损伤可能只有通过影像学检查才能明确，如钛夹误夹胆管壁。不伴有漏胆的胆管壁电热损伤即使是影像检查也很难在术中得到诊断。胆道损伤的影像学诊断包括术中胆道造影和术中超声检查。LC 术中的胆道造影一般都是采用经胆囊管途径或经胆囊途径。胆囊壶腹或胆囊管有嵌顿结石，或三角区内有致密粘连时，往往是术中胆道造影的强指征，但恰恰在这种复杂的情况下，术中胆道造影因胆囊管解剖条件的限制而很难成功。当胆囊管离断后，术中胆道造影就更是困难。胆总管被误为"胆囊管"切断后，可能的造影途径只能是经胆总管的近侧断端或直接穿刺肝总管。实际上，只有很少的术者能在误断胆总管后及时发现问题，更多的时候是继续向胆囊壶腹的内上方分离，直至将肝总管也切断，出现了肝门处的漏胆，才察觉已发生了严重的胆道损伤。因此，真正用于诊断胆道损伤的术中胆道造影是很少的。此外，LC 术中胆道造影还具有耗时长，失败率较高，本身既可能引起胆道损伤等不足。

1990 年出现的腹腔镜超声检查原本主要用于腹内肿瘤的分期，国外近年来也频频用于 LC 术中胆系扫描。研究表明，LUS 可快捷、无创、准确地实时显示肝内外胆道的解剖，对提高 LC 手术的安全性与手术质量有较大的辅助价值。有作者应用 LUS 对实验动物的胆道损伤进行术中诊断，结果是令人满意的。但 LUS 是一种高度经验依赖性的检查手段，不经过专门的训练，便难以得出与实际相符的结果。

4. 胆道损伤后的临床表现

除电热损伤造成的胆管缺血性损害可在 LC 术后相当长的时间里不出现临床症状外，其余类型的胆道损伤均可在 LC 术后早期出现漏胆、胆汁性腹膜炎、阻塞性黄疸等异常现象。

(1) 漏胆：术中未能发现的胆道损伤引起的漏胆，在术后的表现常常要看胆管损伤的严重程度及术中是否安放了肝下引流。有肝下引流管者，术后每天可引出大量胆汁，且连续多日不见减少，但胆汁性腹膜炎可能并不明显。另一重要表现是患者解白陶土样大便。细小的胆管壁穿孔，胆汁引流量可以很少，也可能在数日后消失。未置引流管者均表现为胆汁性腹膜炎。肝外主胆管横断后很快会出现严重的腹胀、发热，由于腹内直接胆红素吸收，一般都伴有黄疸。胆管细小穿孔造成的胆汁性腹膜炎可在较长时间后才变得明显，早期仅有轻度的腹胀和发热，而没有明显的腹痛和排便排气消失，需细心观察才能发现。术后漏胆也常源于副肝管或迷走胆管损伤，如损伤了粗大的副肝管，胆汁引流的量将较大，持续时间也长。仅从胆汁漏出量和漏胆持续时间上判断漏胆的来源准确性较差，可靠的办法是行 ERCP 或直接经腹腔引流管造影。

(2) 术后黄疸：LC 术后的黄疸绝大多数是梗阻性的。常见原因有术前未预测到的胆总管结石、胆道损伤、胆汁性腹膜炎引起的直接胆红素吸收等。比较少见的术后感染导致的肝内胆汁淤积也可表现为梗阻性黄疸。值得注意的是，对于胆囊切除 (无论是 LC 或 OC) 术后的黄疸，外科医师常常偏向于用"胆总管结石""术后炎症反应"，甚至用"肝炎"来解释，由此造成的胆道损伤的诊断延误屡见不鲜。正确的态度应是对术后黄疸及时地进行实验室和影像学检查，以尽早明确黄疸的原因。在条件欠缺的医院，对术后持续加重的不明原因黄疸，尽早再次开腹探查是无可指责的。

有部分患者可在术后经过相当长的一段时间再出现黄疸甚至胆管炎症状。除胆总管结石外，可由肝外胆管的缺血性狭窄引起。这种类型的胆道损伤在 LC 术后早期一般是亚临床的。出现临床症状所需的时间可为数月甚至数年之久。这类患者的黄疸只能依靠影像学检查来确诊。

5. 避免胆道损伤的措施

LC 术中避免胆道损伤的措施，虽然与 OC 一样地遵循传统的胆囊手术学的基本原则，但由于 LC 手术环境的特殊性，实际操作中的应对之策也应该是灵活的。具体说来有以下几个方面。

(1) 牢记"第一印象"中肝外胆管的走行及与胆囊壶腹的相互位置关系根据观察，在超过半数以上的个体,肝外胆管的位置和走行是可以透过肝十二指肠韧带表面的后腹膜得以窥见的。LC 术中分离胆囊壶腹和胆囊管时只要不进入肝外胆管所在的区域,就不易发生胆管损伤。然而在实际的 I。C 术中,术者却常常忽略了"第一印象"的重要性。不是有目的地对其做仔细的观察,而只是"顺便看上一眼",甚至根本没有去观察。对"第一印象"的观察,应在做任何的分离动作之前进行,即使胆囊周围有粘连。首先要对肝十二指肠韧带做充分的显露。术者提起胆囊壶腹,助手向下推开十二指肠球部,腹腔镜同时抵近目标观察。由于血红蛋白的吸光效应,分离时的少量渗血将掩盖术野中的肝外胆管,所以往往并不会再有"第二印象"。故而"第一印象"中肝外胆管的位置不仅要看清,还要牢牢记住,这也是为何要在分离之前观察的原因。胆囊周围只有轻度粘连时并不一定就看不清肝外胆管,当胆周有大范围的厚组织粘连时,只能先分离,但仍以边分离边观察为好。笔者曾观摩过一例胆道损伤的手术录像,在分离 Calot 三角区前可清楚地看见第一印象中,肝外胆管的走行,可惜术者未能利用并记住这一宝贵的信息,在随后的分离中进入了肝外胆管的所在部,终至酿成胆管损伤。

(2) 充分敞开 Calot 三角区以明确胆囊管 – 壶腹交界部:并不是所有的个体都能在第一印象中窥见肝外胆管,腹腔镜下二维视野的缺陷,使"胆囊管"的真实性常常要在充分的三角区解剖后才能最后确定。在腹腔镜下看来,被牵向右上方的胆总管在外观上有时会与胆囊管有惊人的相似,尤其当胆囊管极短,而胆总管直径又很细时更是如此。笔者将极短胆囊管合并细胆总管这类少见的肝外胆系解剖称为类 Mirizzi 综合征,理由是此时胆囊壶腹与胆总管之间较一般的解剖类型具有更为密切的关系,类似于 Mirizzi 综合征 I 型。应强调的是:与经典的 Mirizzi 综合征不同,类 Mirizzi 综合征的存在与否和胆囊的病变程度并无直接的关系,在外观基本正常的胆囊,也完全可以存在此解剖型。此外,类 Mirizzi 综合征并无外观上的提示性标记,只能通过术中的分离方能确定。

为避免胆囊管误为胆总管引起的胆道损伤,在切断胆囊管之前,应充分分离敞开 Calot 三角区,以便确认胆囊管—壶腹交界部。当 Calot 三角区有炎症、粘连、脂肪堆积时,一般不能窥见肝外胆管。有作者强调只有通过显露三管关系,才能绝对保证胆总管不被误认为胆囊管。实际上,LC 术中很难能够如 0 C 那样通过细致的分离来确认"三管一壶腹"的相互关系,过多地向肝外胆管方向的分离只会增加胆管损伤的危险。陈训如率先提出了以确认胆囊管一胆囊壶腹交界部来避免胆道损伤的理论。这一理论的解剖学基础是:①胆道系统无论存在何种生理或病理的解剖改变,胆总管与肝总管总是连续的;②真实的胆囊管一壶腹交界部以上只能是胆囊而不应有与壶腹部内上侧胆囊壁相连的胆管(副肝管除外);③变异引起的胆总管与壶腹之间的虚假"交界部"之上必有与胆总管直接相连的肝总管存在。因此,只要能确认胆囊管一壶腹交界部,便可认定已分出的胆囊管属实。显然,对这一重要结构的确认并不是基于二维的外观,也就是说仅仅显露出胆囊管和壶腹的前侧尚不足以认定交界部。例如在前述的类 Mirizzi 综合征情况下,当胆总管被误为胆囊管分出后,纤细的胆总管与壶腹"交界部"正面的二维外观与真实的交界部并无两样。只有在充分敞开 Calot 三角区的基础上,环状地解剖出壶腹的内上侧、前侧和后下侧,才能以三维的视角确认真实的胆囊管一壶腹交界部。在胆囊壶腹内上侧充分敞开的三角区内,如胆囊管一壶腹交界部的四周只有胆囊壁而无隐蔽的肝总管时,该交界部的真实性便可得到三维认定,已分出的胆囊管的真实性也随之得到确认。如已将胆总管误为胆囊管分出，则壶腹内上侧的三角区应可看到肝总管。值得注意的是，已大段骨骼化的"胆囊管"如最后被证实为胆总管，虽可避免胆总管的横断，但仍会造成胆总管的缺血性损害。因此对"胆囊管"的真实性有怀疑时，企图通过对"胆囊管"大段骨骼化来明确其真实性是危险的。

(3) 追踪胆囊管远端的走行：LC 术中很难像 OC 那样，可通过显露"三管"汇合部来确定胆囊管的真实性。首先是因为在渗血的腹腔镜二维术野中三管汇合部不易看清楚，其次是由于过多地向三管汇合部分离本身即可引起胆道损伤。但在某些情况下，也可通过追踪胆囊管远端的走行来确认胆囊管的真实性。当胆囊壶腹有巨大结石嵌顿，肝总管极短或缺如时，欲充分分离敞开 Calot 三角区是相当困难而又危险的。此时可用夹有小纱球的分离钳、吸引器头自胆囊管近侧向远侧做钝性推剥，如在胆囊管远端发现柔软的膨大部，即已到达三管汇合部，胆囊管的真实性也即得到确认。但须注意：①胆囊管远端的膨大部有时是胆囊管根部的嵌顿结石，以器械触之即可感觉出坚硬的结石感；②向胆囊管远端的追踪只能剥离胆囊管的前侧，不可用骨骼化的方法。

(4) 采用变通的腹腔镜胆囊切除术式

1) 腹腔镜逆行胆囊切除术：如 Calot 三角区因生理或病理原因而难以敞开 (胆囊壶腹大结石嵌顿、Calot 三角区分离时有大量渗血)，胆囊管远端的走行也不便于追踪 (肝十二指肠韧带过于肥厚、渗血多、胆囊管过长)，而术者又对已显露的胆囊管真实性有疑虑时，腹腔镜逆行胆囊切除术 (retrogradelaparoscopiccholecystectomy，RLC) 不失为避免胆道损伤的一个好方法。利用腹腔镜的放大作用，在逆行的胆囊剥离过程中，术者可精细地将壶腹及其与胆囊管交界部彻底与周围组织游离，有效地避免和纠正胆总管被误为胆囊管的严重问题。施行 RLC 的前提是胆囊壶腹周围和 Calot 三角区无致密的粘连。否则无论是锐性电热分离或钝性冷分离都不能安全地解剖出胆囊壶腹和 Calot 三角区，此时的 RLC 并不能避免胆道损伤。RLC 不像开腹逆行胆囊切除那样一开始就从底部剥离胆囊，RLC 常常是在 Calot 三角区的分离过程中才决定的。根据三角区解剖的具体情况，如胆囊动脉已分出，可先行夹闭，以减少后续的胆囊剥离中的出血。胆囊底体部的剥离同常规 LC，但在胆囊壶腹部剥离时，应特别仔细。用电钩热切割时每次切断的组织束应尽可能地细，电钩背也应尽可能抬离深面组织，同时尽量多使用吸引器头、电钩背做冷推剥，以避免灼伤深面随时可能遇到的肝总管。如未能分出胆囊动脉，胆囊剥离时会有较多的出血，RLC 会略为困难些。剥离胆囊底、体部时可直接用电钩剥离，小的出血点均应立即电凝以保持术野清晰。剥离至胆囊壶腹部时最好用吸引器头做钝性推剥，既可安全分离又能及时吸净渗血。胆囊壶腹侧的出血可放心电凝，但对三角区和肝十二指肠韧带处出血，只能用钛夹点状夹闭，大块夹闭出血灶可能将深面的胆管也一并夹住。上夹止血后还要在清晰的术野中认真查看钛夹是否已误夹了肝总管。也可由助手的无创伤钳先将胆囊蒂大块夹住 (类似于肝切除术时的 Pringle 手法)，待胆囊壶腹与胆囊管交界部分出后再在胆囊动脉近侧处理。当胆囊壶腹与胆囊管交界部得到显露，便可完全确定胆囊管的真实性，RLC 即已完成。

2) 腹腔镜胆囊次全或大部切除术：有时胆囊管已明确分出并可安全夹闭，但胆囊壶腹内侧却遇到致密的无间隙粘连，此时可改行腹腔镜胆囊大部切除术。胆囊管夹闭后不再分离胆囊壶腹内侧，也不必太靠近侧处理胆囊动脉。在壶腹下方先切开胆囊壁后，逐步扩大切口直到完全切开壶腹，旷置的胆囊壶腹壁上的出血可电凝或上夹止血，黏膜可用化学烧灼或短促电灼法破坏。

常规方法处理胆囊体底部。由于胆囊管已夹闭，不会发生胆汁漏，也不会造成"小胆囊"结石复发，故腹腔镜胆囊大部切除术时旷置的壶腹组织可以多留一些，以更好地保护肝外主胆管。

(5) 使用术中影像检查：术中的胆道造影 (IOCP) 对降低 LC 术中胆道损伤率有重要的作用。IOCP 的最大优点是能非常直观地显示肝外主胆管，术者据此可对胆囊壶腹、胆囊管与肝外主胆管之间的细微解剖关系做出准确的判断。因此，相当多的作者坚持在 LC 术中常规进行 IOCP。但 IOCP 却是一个费时的步骤，LC 术中常规应用实际上是很困难的，特别是在那些频繁施行 LC 的中心。

腹腔镜超声 (laparoscopicultrasonography，LUS) 检查在国外已广泛用于 LC。LUS 是一种特殊的术中超声，细棒状的探头可经 10 mm 套管进入腹腔，对胆囊、胆囊管和肝外胆管进行实时扫描。腹腔镜的视频系统能以画中画方式同时显示腹腔镜手术野和超声扫描图像。术中根据 LUS 扫描出的肝外胆管图像，结合术野中探头的位置，便可得知探头深面为肝外主胆管，手术分离范围只要不进入探头所在处，便难以发生胆管损伤。另一方法是先分出胆囊管，如在其左侧扫描出肝外主胆管，即可认定胆囊管分离无误。LUS 的突出优点是方便省时，完全可以在那些频繁施行 LC 的中心加以常规应用，同时它也是无创的。除了能预防胆道损伤外，LUS 还可方便地查出术前未预测到的胆总管结石。笔者自 1999 年 9 月起在昆明总医院开展了 LC 术中的 LUS 检查，至 2000 年 10 月已积累 200 余例，其中检出术前未预测的胆总管结石 7 例，LUS 辅助完成了 27 例困难的 LC。笔者体会：在困难的 LC 中，LUS 对避免胆道损伤具有确切的作用。LUS 存在的问题是设备的使用较复杂，扫描图像不如胆道造影片直观。术中影像检查不仅用于胆道损伤的预防，也用于胆道损伤的术中诊断。

(6) 冷静处理术中突发情况：最多见的术中突发情况当属胆囊动脉出血，在放大的腹腔镜下胆囊动脉主干的出血看上去相当汹涌，经验不足的术者此时往往会下意识地匆忙上夹或电凝，造成血泊之中的胆管误损伤。实际上，胆囊动脉的出血并不会在短时间内引起患者休克，无法或无把握控制的出血只要及时中转开腹，极少会发生后遗症，强行或匆忙止血的后果反而将带来真正的灾难。因此，当术中遇到胆囊动脉出血时，无论术者的经验或技术水平如何，头脑的冷静是最重要的。

(7) 把握中转手术的时机：中转开腹手术在保证 LC 手术安全和质量上的地位，已在前面做了专门的讨论。

(二) 胆瘘

胆瘘是 LC 术后较为常见的并发症之一。文献上的胆瘘有过多的病理学含义，往往与漏胆相混淆，即可指肝外主胆管完整性破坏后的胆汁漏出，也可以是胆囊管残端、胆总管切口缝合处的漏胆或副肝管、迷走胆管损伤后的漏胆。所谓漏胆 (bileleakage) 是泛指肝外主胆管损伤和胆囊管残端瘘、副肝管及迷走胆管损伤后的胆汁漏出；胆瘘 (bilefistula) 则特指胆总管切口缝合处、胆囊管残端漏或副肝管及迷走胆管损伤后的胆汁漏出。换言之，胆瘘时肝外主胆管仍保持了其完整性，而漏胆则可能有肝外主胆管的损伤。

1. 发生率

国内外几个大系列的统计结果显示，胆瘘的发生率在 0.29% ～ 0.14% 之间。由于前述的概念上的不统一，真实的发生率可能会有一些出入。笔者所在医院包括 46 例腹腔镜胆总管探查在内的 8 000 余例腹腔镜胆系手术中共发生胆瘘 25 例，发生率达到 0.31%，发生率偏高的可能原因是组中有较多的腹腔镜胆总管探查术。

2. 胆瘘的原因

(1) 胆囊管残端瘘：黄晓强统计的 39 238 例 LC 中胆囊管残端瘘的发生率为 0.11%，占整个胆瘘的 33%；该院的 25 例胆瘘中胆囊管残端瘘即有 3 例，可见其在胆瘘病因中所具有的重要性。胆囊管残端瘘发生的主要原因有：①胆囊管夹闭不全。过于粗大的胆囊管用小号钛夹夹闭，或钛夹未与胆囊管呈 90° 相交，都可造成胆囊管的夹闭不全。②夹闭胆囊管的钛夹术后脱落。完成胆囊管的夹闭后，后续的操作中手术器械可能会在不经意间拉脱胆囊管残端的钛夹，在结束手术前的腹腔清理时又未能发现；粗大的胆囊管被夹闭后的弹力使原本稳固的钛夹松脱。该院有 1 例于 LC 术后第 3 天因胆瘘再开腹，术中见胆囊管无坏死，胆囊管残端钛夹已完全脱落。③胆囊管残端坏死。电钩切断胆囊管时如触及其远端的钛夹，即可导致胆囊管根部的坏死。该院 1 例于 LC 术后第 9 天因胆瘘再开腹，术中见胆囊管残端已坏死。④术中分离胆囊管远侧时造成胆囊管根部的损伤，但钛夹却上在损伤部的近侧，导致术后胆瘘。

(2) 副肝管或迷走胆管损伤引流：肝脏某一叶、段或亚段的胆管异常地与肝外胆管或胆囊汇合时，此支胆管即成为副肝管。迷走胆管系指胆囊床浅层组织中的 Luschka 管，多数汇入胆囊。迷走胆管的发生率虽高于副肝管，但副肝管却有着更重要的临床意义。副肝管损伤后的胆瘘严重程度与其引流肝组织的范围成正相关，粗大的副肝管损伤引起的胆瘘很难自愈。迷走胆管一般都很细小，由其引起的胆瘘往往是可以自愈的。

(3) 腹腔镜胆总管探查术后的胆瘘：主要来源于缝合不严的胆总管切口，过粗的缝针缝线也是胆瘘的原因之一。

3. 胆瘘的预防

LC 术中胆瘘的预防之策，基本上是针对它的发生原因。有部分胆瘘的确是难以避免的，但手术操作不当引起的胆瘘应属可防。具体的方法包括：

(1) 胆囊剥离时尽量将胆囊后间隙组织保留在胆囊床上，避免损伤细小的迷走胆管；手术结束前广泛电灼胆囊床，可将已受损的迷走胆管闭塞。

(2) 胆囊管残端瘘的预防主要是靠正确处理胆囊管远侧残端。施夹应牢固；行胆囊大部或次全切除时必须先妥善夹闭胆囊管；胆囊管远近侧钛夹间距过小时应以显微剪而不是电钩切断胆囊管。

(3) 三角区分离时勿大块切割组织，细致的解剖分离有望发现细小的副肝管，即使已损伤了副肝管，也可因此得到术中诊断和处理。

4. 胆瘘的诊断

胆瘘的诊断在定性上不困难，胆汁性腹膜炎的症状体征、经皮超声提示的腹腔内积液均有助于确诊，有腹腔引流管者则可直接确诊。更重要的是胆瘘的定位诊断，亦即对胆瘘来源的诊断。准确的定位诊断须借助肝外胆道的直接造影，如 ERCP 或经腹壁瘘道 (引流管) 造影，放射性核素 99 锝扫描也可显示胆汁漏出的部位。

5. 胆瘘的治疗

胆瘘对患者的影响与胆汁漏出量及有无腹腔引流管有关。术中置有腹腔引流管且能顺畅引流者，一般不至于出现严重的胆汁性腹膜炎，可先予以严密观察。观察期间如胆汁引流量有减少趋势，则可继续等待以期胆瘘自行闭合。逐日减少的胆瘘常常源自细小的副肝管或迷走胆管。粗大的副肝管损伤或胆囊管残端瘘很难自行愈合。经1周左右的观察胆汁漏出量不减少者，不宜再继续等待，应及时行定位诊断明确胆瘘来源。在观察期间如胆瘘突然停止，不要急于拔除引流管，应在超声检查证实腹内已无胆汁积聚后方可拔除。

未置腹腔引流管或引流不畅者，胆瘘将导致严重程度不等的胆汁性腹膜炎。粗大的副肝管损伤或胆囊管残端瘘引起的大量胆汁漏出常构成急诊剖腹指征。再剖腹手术中可根据具体的术中所见分别行胆囊管、副肝管结扎，或胆总管T形管安置，甚至复杂的副肝管－空肠吻合术。相当部分胆瘘患者虽未置腹腔引流，但胆汁性腹膜炎却是自限性的，表现为腹膜炎症状容易得到控制，肝下积聚的胆汁量不再增加。对此类患者较好的处理方法是超声引导下的肝下间隙穿刺，加或不加置管引流。

国外已有不少作者报道了内镜下胆管内支架置入治疗LC术后胆瘘的经验。

(三) 胆囊动脉术中、术后出血

胆囊动脉小分支出血在LC术中并不少见，经验丰富的术者也常常遇到。这些小分支的出血处理起来虽不很困难，但却会给手术带来麻烦，主要是使术野模糊，以及处理不当造成的副损伤。最常见的胆囊动脉分支出血为胆囊管骨骼化时胆囊管滋养血管的出血 (有作者将这些滋养血管称为Calot血管)。出血量小时可用电凝钩将其刮除，待胆囊管分出并于远侧上钛夹后，出血一般可以自止。如出血量多，会严重干扰胆囊管的分离，由于出血灶位于胆囊管深面，既无法上夹，又不易安全地电凝。可靠的方法是用无创伤钳将胆囊管和深面的出血灶一并夹住，在适当的压力下1～2分钟后出血常可停止。

来自胆囊动脉主干的出血量一般都较大，手术野很快被淹没在血泊中，甚至镜头也会被血渍污染。吸引积血，腹内再充气和擦拭镜头的间隔中，手术野将再次被血泊淹没。手术中常遇到这样的情景：胆囊动脉主干出血后，为显露血泊中的手术野，在反复且费时的吸引积血一再充气过程中，累积出血量已达数百毫升，最终只能中转开腹止血。胆囊动脉主干的弹性很强，一旦断裂后近端会大幅度向肝外主胆管方向回缩，此时无论是夹闭还是电凝都将是危险的。因此，对于一个经验不足的术者，胆囊动脉主干的出血在镜下往往是难以控制的，也常常意味着中转手术。问题的严重性还在于，当术者对出血在镜下的不可控制性缺乏认识时，匆忙中对出血部位盲目电凝或夹闭，其后果往往是更为严重的胆道损伤。对胆囊动脉主干的出血，尤其是紧靠肝外胆管处的出血，首要的措施是在术野尚未被出血浸没之前迅速以无创方式暂时控制住出血。熟练的助手可迅速以无创伤钳点状夹住血管断端，有经验的术者甚至可在出血发生的一瞬间即以电钩背准确地压迫住出血点。手法生疏的助手则可用无创钳将胆囊蒂大块夹住，以类似于肝切除术中的Pringle手法先控制胆囊动脉，待术者吸净积血并准备好钛夹后，再短暂放开控制钳显露活动出血的血管断端，术者便可从容地以钛夹点状夹闭胆囊动脉干断端。点状夹闭不像大块夹闭那样容易误夹肝外胆管。当术者的经验不足以在镜下安全地控制出血时，及时地中转开腹是明智的。术中胆囊动脉主干出血的发生率高低与术者的经验有密切关系。昆明总医院前期的LC术中胆囊动脉主干出血发生率明显比后期的要高。术中预防胆囊动脉主干出血的关键是在Calot三角区分离时细心解剖，不做大块组织的电切，对可疑的纤维束带应先上夹后切断。

术后腹内出血主要发生在开展 LC 的初期。组织和网膜组织的血管断端出血、胆囊床渗血、出血多来源于胆囊动脉，胆囊周围粘连腹壁戳孔出血等也可构成术后出血的原因。胆囊动脉或其分支术中被电凝后出血可暂时停止或明显减少，但术后却仍可出血。胆囊周围粘连组织或网膜组织的出血量虽不甚大，但因出血部位不在术者关注的三角区内，往往未能得到处理。少见的情况是胆囊动脉主干被钛夹钳大力夹闭后已部分切断，术中未能发现明显的异常，但在术后发生出血。根据笔者的经验，术后出血多发生在术中有较多渗血，手术野不清晰的个体。避免术后出血的可靠方法是结束手术前吸净所有的肝下积血积液，必要时还应做肝下间隙的冲洗。也可将小块干纱布置于肝下，蘸净积血、积液后，再认真检查肝下间隙。对术中渗血较多者，在肝下放置引流管有利于对术后腹内出血做出早期诊断。有无须外科处理的术后出血，应在 LC 术后的第一个 8 小时内得到确认。仅凭腹腔引流管引出物的量与质来判断有无腹内出血并不十分可靠，而依据血压、脉率、皮温、尿量等的综合分析才是比较准确的。罕见的腹内出血可在术后数十小时后才表现出来，但这类出血一般已不须外科处理。

（四）胆总管残留结石

1. 决定胆总管残留结石发生率的相关因素及预防措施

LC 术后的胆总管残留结石指 LC 术后一年内发现的胆总管结石，常常是 LC 术前影像学和实验室检查都未能预测到的胆总管结石。其发生率的高低，与术前所用检测胆总管结石的相关检查手段及力度有关，术前、术中所用的旨在检出胆总管结石的手段越多，术后残留结石的概率也就越低。此外，也与术者根据术中所见对潜在的胆总管结石的判断能力及采取的相应措施有很大关系。依靠影像学上单一的经皮超声检查，以及有无黄疸表现来判断有无胆总管结石，将有较高的胆总管结石漏诊率。术前超声提示肝外胆管内径处于临界状态的患者，采用术前静脉胆道造影、ERCP 检查或术中胆道造影，可显著降低胆总管残留结石的发生率。既无黄疸又无胆总管扩张的患者一旦存在胆总管结石，最容易漏诊。此类患者如术前能做详尽的肝酶谱检查，往往能发现隐匿的胆总管结石。当术中遇见胆囊管显著增粗且胆囊内为多发的细小结石时，可通过术中胆道造影明确有无肝外胆管结石，条件具备者还可做腹腔镜超声检查了解胆总管下段的腔内情况。昆明总医院肝胆外科自 1999 年 9 月始开展腹腔镜术中超声扫描检查。在 200 余例受检者中共发现 7 例术前未预测到的胆总管结石。术前检出胆总管结石的确定性手段无疑是影像学检查的阳性发现，但由于实际工作中的困难和费用一效益方面存在的问题，对每位 LC 受术者进行术前普查式的筛选，实际上是不可能的。因而，在很多医院会出现这样的情形：在开展 LC 的早期，由于适应证的严格控制，术前对胆总管结石的预测阈值也较低，故胆总管结石残留率并不高，但到后期反而会有所上升。在大规模开展 LC 的一些中心，胆总管残留结石率也可能会偏高一些。昆明总医院完成的 8 000 余例 LC 中，共有 14 例出现 LC 术后的症状性胆总管结石。

2. LC 术后胆总管残留结石的诊断

LC 术后胆总管的残留结石常表现为术后反复发作的右上腹痛，向右侧肩背部的放射非常多见，半数左右的患者没有黄疸。少数则以胆源性胰腺炎为首发症状。当并发有黄疸、发热，超声检查提示有肝外胆管扩张时，诊断是容易的。相当一部分腹痛反复发作的患者，因不伴有发热和黄疸，也无超声提示的胆管扩张，而被诊断为"胆囊切除术后综合征"。经皮超声对肝外胆系扫描的盲区在胆总管的十二指肠后段及下段，该区域恰恰是残留结石的好发部位。所以仅以经皮超声检查来判断胆总管结石，阳性率会很低。动态比较手术前后超声测得的肝外胆管内径，再结合实验室肝酶谱检查结果，更能得出有价值的结论。有条件的医院则应选择 ERCP 检查加以确诊。

3. 胆总管残留结石的处理

LC 术后有症状的胆总管残留结石，一般都须要进行及时的外科干预。传统的开腹再手术无疑剥夺了患者已享受到的微创好处，但在很多时候这仍是唯一的选择。微创外科时代赋予外科医师更多的手段来处理胆总管的残留结石。EST 技术用于胆总管结石的治疗已经相当成熟，成功率与并发症率都是令人满意的，对于强调 Oddi 括约肌功能的青少年患者，可选用气囊扩张法取石。在腹腔镜技术熟练的医院，还可选择腹腔镜胆道探查术。

（刘小红）

第二章 常见的骨科疾病

第一节 化脓性关节炎

化脓性关节炎 (suppurative arthritis) 为关节内化脓性感染。多见于儿童，好发于髋关节、膝关节。

一、病因

常见的致病菌为金黄色葡萄球菌，可占 85% 左右；其次为白色葡萄球菌、淋病奈瑟菌、肺炎球菌和肠道杆菌等。

细菌进入关节内的途径有：①血源性传播：身体其他部位的化脓性病灶内细菌通过血液循环传播至关节内；②邻近关节附近的化脓性病灶直接蔓延至关节腔内，如股骨头或髂骨骨髓炎蔓延至髋关节；③开放性关节损伤发生感染；④医源性：关节手术后感染和关节内注射皮质类固醇后发生感染。本章节只叙述血源性化脓性关节炎。

二、病理

化脓性关节炎的病变发展过程可以分成三个阶段，这三个阶段有时演变缓慢，有时发展迅速而难以区分。

1. 浆液性渗出期

细菌进入关节腔后，滑膜明显充血、水肿，有白细胞浸润和浆液性渗出物。渗出物中含多量白细胞，关节软骨没有破坏，如治疗及时，渗出物可以完全被吸收而不会遗留任何关节功能障碍。本期病理改变为可逆性。

2. 浆液纤维素性渗出期

病变继续发展，渗出物变为混浊，数量增多，细胞亦增加。滑膜炎症因滑液中出现了酶类物质而加重，使血管的通透性明显增加。多量的纤维蛋白出现在关节液中。纤维蛋白沉积在关节软骨上可以影响软骨的代谢。白细胞释放出大量溶酶体，可以协同对软骨基质进行破坏，使软骨出现崩溃、断裂与塌陷。修复后必然会出现关节粘连与功能障碍。出现了不同程度的关节软骨损毁，部分病理已成为不可逆性。

3. 脓性渗出期

炎症已侵犯至软骨下骨质，滑膜和关节软骨都已破坏，关节周围亦有蜂窝织炎。渗出物已转为明显的脓性。修复后关节重度粘连甚至纤维性或骨性强直，病变为不可逆性，后遗有重度关节功能障碍。

三、临床表现

原发化脓性病灶表现可轻可重，甚至全无。一般都有外伤诱发病史。

起病急骤，有寒战高热等症状，体温可达 39℃ 以上，甚至出现谵妄与昏迷，小儿多见。病变关节迅速出现疼痛与功能障碍，浅表的关节，如膝、肘关节，局部红、肿、热、痛明显，关节常处于半屈曲位，这样使关节腔内的容量最大，而关节囊可以较松弛以减少疼痛；深部的关节，如髋关节，因有厚实的肌肉，局部红、肿、热都不明显，关节往往处于屈曲、外旋、外展位。患者因剧痛往往拒绝做任何检查。关节腔内积液在膝部最为明显，可见髌上囊明显隆起，浮髌试验可为阳性，张力高时使髌上囊甚为坚实，因疼痛与张力过高有时难以做浮髌试验。

因为关节囊坚厚结实，脓液难以穿透，一旦穿透至软组织内，则蜂窝织炎表现严重，深部脓肿穿破皮肤后会成为瘘管，此时全身与局部的炎症表现都会迅速缓解，病变转入慢性阶段。

四、临床检查

1. 实验室检查

周围血液中白细胞计数增高可至 $10 \times 10^9/L$ 以上，多量中性多核白细胞。血沉增快。关节液外观可为浆液性（清亮的）、纤维蛋白性（混浊的）或脓性（黄白色）。镜检可见多量脓细胞，或涂片作革兰染色，可见成堆阳性球菌。寒战期抽血培养可检出病原菌。

2. X 线表现

早期只可见关节周围软组织肿胀的阴影，膝部侧位片可见明显的髌上囊肿胀，儿童病例可见关节间隙增宽。出现骨骼改变的第一个征象为骨质疏松；接着因关节软骨破坏而出现关节间隙进行性变窄；软骨下骨质破坏使骨面毛糙，并有虫蚀状骨质破坏。一旦出现骨质破坏，进展迅速并有骨质增生使病灶周围骨质变为浓白，至后期可出现关节挛缩畸形，关节间隙狭窄，甚至有骨小梁通过成为骨性强直。

五、诊断

根据全身与局部症状和体征，一般诊断不难。X 线表现出现较迟，不能作为诊断依据。关节穿刺和关节液检查对早期诊断很有价值，应做细胞计数，分类，涂片革兰染色找病原菌，抽出物应做细菌培养和药物敏感试验。

六、治疗

1. 早期

足量全身性使用抗生素，原则同急性血源性骨髓炎。

2. 关节腔内注射抗生素

每天做一次关节穿刺，抽出关节液后，注入抗生素。如果抽出液逐渐变清，而局部症状和体征缓解，说明治疗有效，可以继续使用，直至关节积液消失，体温正常。如果抽出液性质转劣而变得更为混浊甚至成为脓性，说明治疗无效，应改为灌洗或切开引流。

3. 经关节镜治疗

在关节镜直视下反复冲洗关节腔，清除脓性渗液、脓苔与组织碎屑，彻底切除病变滑膜，完成后在关节腔内留置敏感的抗生素，必要时置管持续灌洗。比传统开放手术具有创伤小，术后关节粘连少，可多次手术的优势。

4. 关节腔持续性灌洗

适用于表浅的大关节，如膝部。在膝关节的两侧穿刺，经穿刺套管插入两根塑料管或硅胶管留置在关节腔内。退出套管，用缝线固定两根管子在穿刺孔皮缘防脱落。或在关节镜灌洗后在关节内置放两根管子。一根为灌注管，另一根为引流管。每日经灌注管滴入抗生素溶液 2000～3000 ml。引流液转清，经培养无细菌生长后可停止灌洗，但引流管仍继续吸引数天，如引流量逐渐减少至无引流液可吸出，而局部症状和体征都已消退，可以将管子拔出。

5. 关节切开引流

适用于较深的大关节，穿刺插管难以成功的部位，如髋关节，应该及时作切开引流术。切开关节囊，放出关节内液体，用盐水冲洗后，在关节腔内留置 2 根管子后缝合切口，按上法做关节腔持续灌洗。

6. 为防止关节内粘连，尽可能保留关节功能，可做持续性关节被动活动。在对病变关节进行了局部治疗后即可将肢体置于下 (上) 肢功能锻炼器上作 24 小时持续性被动运动，开始时有疼痛感，很快便会适应。至急性炎症消退时，一般在 3 周后即可鼓励患者做主动锻炼。没有下 (上) 肢功能锻炼器时应将局部适当固定，用石膏托固定或用皮肤牵引以防止或纠正关节挛缩。3 周后开始锻炼，关节功能恢复往往不甚满意。

7. 后期病例如有陈旧性病理性脱位者可行矫形手术，髋关节强直可行全髋关节置换手术。关节融合术或截骨术已不常采用。

第二节 化脓性骨髓炎

化脓性骨髓炎 (suppurative osteomyelitis) 是由化脓性细菌感染引起的病变，包括骨膜、骨密质、骨松质及骨髓组织的炎症。

感染途径有三种。

(1) 血源性感染：致病菌由身体其他部位的感染性病灶，如上呼吸道感染、皮肤疖肿、毛囊炎、泌尿生殖系统感染等部位，经血液循环播散至骨骼，称血源性骨髓炎。

(2) 创伤后感染：如开放性骨折或骨折手术后出现了感染，称为创伤后骨髓炎。

(3) 邻近感染灶：邻近软组织感染直接蔓延至骨骼，如脓性指头炎引起指骨骨髓炎，慢性小腿溃疡引起胫骨骨髓炎，糖尿病引起的足部骨髓炎，也称为外来性骨髓炎。本章主要叙述血源性骨髓炎。

一、慢性血源性骨髓炎

慢性骨髓炎是因急性化脓性骨髓炎未能彻底控制，反复发作演变的结局。全身症状大多消失，只有在局部引流不畅时，才有全身症状表现，一般症状限于局部，往往顽固难治，甚至数年或数十年仍不能痊愈。以死骨形成和新生骨形成为主。

(一) 病理

由于死骨形成，较大死骨不能被吸收，成为异物及有细菌生长的病灶，引起周围炎性反应及新骨增生，形成包壳，故骨质增厚粗糙。如形成窦道，常经年不愈。如引流不畅，可引起全身症状。

外周骨膜亦不断形成新骨而成为骨壳。少数病例整段骨干脱落成为死骨，由新生的骨壳包围着，骨壳逐渐变厚，致密。骨壳通常有多个孔道，经孔道排出脓液及死骨碎屑至体表面。软组织损毁严重而形成瘢痕，表面皮肤菲薄极易破损，窦道经久不愈，表皮会内陷生长深入窦道内。窦道长期排液会刺激窦道口皮肤，部分会恶变成鳞状上皮癌。

死骨排净后，窦道口闭合，儿童病例小的腔隙可由新骨或瘢痕组织所充填；成人病例，腔隙内难免会有致病菌残留，任何时候都可以激发感染。

细菌学多以金黄色葡萄球菌为主要的致病菌，然而绝大部分病例为多种细菌混合感染，最常检出的是 A 型与非 A 型链球菌，铜绿假单胞菌，变形杆菌和大肠埃希菌。近年来革兰阴性细菌引起的骨髓炎增多。在儿童患者，还可有嗜血属流感杆菌骨感染。

(二) 临床表现

临床上进入慢性炎症期时，在病变不活动阶段可以无症状，有局部肿胀，表面粗糙，肢体增粗及变形。如有窦道，伤口长期不愈，偶有小块死骨排出。有时伤口暂时愈合，但由于感染病灶未彻底治愈，当机体抵抗力降低时，炎症扩散，可引起急性发作，表现为疼痛，皮肤转为红、肿、热及压痛，体温可升高1℃～2℃，有时有全身中毒症状，如发冷、发热。由于炎症反复发作，多处窦道者对肢体功能影响较大，有肌肉萎缩；如发生病理骨折，可有肢体短缩或成角畸形，多有关节挛缩或僵硬。

影像学变化：X 线片可显示有虫蛀状骨破坏与骨质稀疏，并逐渐出现硬化区。表现为浓白致密，边缘不规则，完全孤立的死骨及大量较致密的新骨形成。骨膜反应为层状，部分呈三角状，状如骨肿瘤。CT 可以显示出脓腔与小型死骨。经窦道插管注入碘水造影剂可以显示脓腔的部位、大小及延伸方向。

(三) 诊断

根据病史和临床表现，诊断不难。特别是有经窦道排出过死骨，诊断更易。摄 X 线片可以证实有无死骨，了解形状、数量、大小和部位。以及附近包壳生长情况。因骨质浓白难以显示死骨者可做 CT 检查。

(四) 治疗

以手术治疗为主，原则是清除死骨、炎性肉芽组织和消灭无效腔。

1. 手术指征

有死骨形成，有无效腔及窦道流脓者均应手术治疗。

2. 手术禁忌证

(1) 慢性骨髓炎急性发作时不宜做病灶清除术，应以抗生素治疗为主，积脓时宜切开引流。

(2) 大块死骨形成而包壳尚未充分生成者，过早取掉大块死骨会造成长段骨缺损，该类病例不宜手术取出死骨，须待包壳生成后再手术。但近来已有在感染环境下带抗生素人工骨植骨成功的报告，因此可视为相对性禁忌证。

3. 手术方法

手术前需取窦道溢液做细菌培养和药物敏感试验，最好在术前 2 日即开始应用抗生素，使手术部位组织有足够的抗生素浓度。

每个病例施行手术后必须解决下列三个问题：①清除病灶；②消灭无效腔；③伤口的闭合。

(1) 清除病灶：在骨壳上开洞，进入病灶内，吸出脓液，清除死骨与炎性肉芽组织。一般在骨壳上原有洞口处扩大即可进入病灶。在扩大洞口处不可避免要切除一部分骨质，才能取出死骨；而过多切除骨质又会形成骨缺损或容易发生病理骨折。病灶清除是否彻底是决定术后窦道能否闭合的关键。

不重要部位的慢性骨髓炎，如腓骨、肋骨、髂骨翼等处，可将病骨整段切除，一期缝合伤口。部分病例病程久已有窦道口皮肤癌变或足部广泛骨髓炎骨质损毁严重不可能彻底清除病灶者，可施行截肢术。

(2) 消灭无效腔的方法

1) 碟形手术：又名奥尔 (Orr) 开放手术法。在清除病灶后再用骨刀将骨腔边缘削去一部分，使成平坦的碟状，以容周围软组织贴近而消灭无效腔。本法只用于无效腔不大，削去骨量不多的病例。

2) 肌瓣填塞：无效腔较大者做碟形手术丧失的骨骼太多会发生病理骨折，可将骨腔边缘略事修饰后将附近肌肉作带蒂肌瓣填塞以消灭无效腔。勿损伤该肌瓣的血管神经，肌瓣也不宜太大。

3) 闭式灌洗：小儿生长旺盛，骨腔容易闭合，因此小儿病例在清除病灶后不必做碟形手术。可在伤口内留置 2 根塑料管：一根为灌注管，另一根为吸引管。术后经灌注管滴入抗生素溶液 (视药物敏感试验结果决定选择何种抗生素)。开始 24 小时内为防血块堵塞，应加快滴入灌洗液。灌洗持续时间一般为 2 ～ 4 周，待吸引液转为清晰时即可停止灌洗并拔管。由于伤口有充分滴注冲洗引流，感染容易控制，骨腔凝血机化，而后骨化。大多数患者能获得愈合。

4) 庆大霉素、骨水泥珠链填塞和二期植骨：将庆大霉素粉剂放入骨水泥 (即聚甲基丙烯酸甲酯) 中，制成 7 mm 直径左右的小球，以不锈钢丝串连起来，聚合化后即成为庆大霉素 – 骨水泥珠链，每一颗小球约含庆大霉素 4.5 mg。将珠链填塞在骨腔内，有一粒小珠露于皮肤切口外。珠链在体内会缓慢地释放出有效浓度的庆大霉素约 2 周之久。在 2 周内，珠链的缝隙内会有肉芽组织生长。2 周后即可拔去珠链。小型的骨腔去除珠链后迅速被肉芽组织所填满，中型的尚需换药一段时间也有闭合的可能，大型的拔去珠链后尚需再次手术植入自体骨松质。

5) 缺损骨修复：慢性骨髓炎病灶清除后遗留的骨缺损，以往采用皮瓣、肌皮瓣、肌骨皮瓣填充，存在无效腔残留、供区损伤、手术复杂、取材有限等问题。目前新方法采用抗生素磷酸钙人工骨，除有局部抗生素缓释作用外，其自固化性能可充填及修补病灶清除后的无效腔和缺损，其微孔结构可诱导新骨生成，并可加强骨的力学性能，防止病理性骨折。其降解率与局部血管长入、新骨形成的速度一致，具有良好的生物相容性、生物降解性和骨传导作用。是一种具有良好临床应用前景的新型生物材料。

(3) 伤口的闭合：伤口应该一期缝合，并留置负压吸引管。一般在术后 2 ～ 3 天内，吸引量逐渐减少，此时可拔除引流管。周围软组织缺少不能缝合时，可任其敞开，骨腔内填充凡士林纱布或碘仿纱条，包管形石膏，开洞换药。若骨缺损修复后仍有皮肤缺损者，再行皮瓣覆盖，特别是肌皮瓣覆盖，可改善局部血液循环，增加局部抗感染能力，在炎症消退后还可以促进骨组织愈合。

伤口不能闭合，窦道不能消灭的主要原因是病灶清除不彻底与不能消灭无效腔。

二、急性血源性骨髓炎

(一) 病因

金黄色葡萄球菌是最常见的致病菌，乙型溶血性链球菌占第二位，其他的细菌有大肠埃希菌、流感嗜血杆菌和产气荚膜杆菌，亦可是肺炎球菌和白色葡萄球菌。

本病的致病菌系经过血源性播散，先有身体其他部位的感染性病灶，一般位于皮肤或黏膜处，如疖、痈、扁桃体炎和中耳炎。原发病灶处理不当或机体抵抗力下降时，细菌进入血液循环发生菌血症或诱发脓毒症。菌栓进入骨营养动脉后往往受阻于长骨干骺端的毛细血管内，原因是该处血流缓慢，容易使细菌停滞。儿童骨骺板附近的微小终末动脉与毛细血管往往更为弯曲而成为血管袢，该处血流丰富而流动缓慢，使细菌更易沉积，因此儿童长骨干骺端为好发部位。

发病前往往有外伤病史。儿童常会发生磕碰，因此创伤的真实意义不详，可能局部外伤后因组织创伤、出血而易于发病。外伤可能是本病诱因。

（二）病理

本病的病理变化为骨质破坏与死骨形成，后期有新生骨，成为骨性包壳。

大量的菌栓停滞在长骨的干骺端，阻塞了小血管，迅速发生骨坏死，并有充血、渗出与白细胞浸润。白细胞释放的蛋白溶解酶破坏了细菌、坏死的骨组织与邻近的骨髓组织。渗出物和破坏的碎屑成为小型脓肿并逐渐增大，使容量不能扩张的坚硬骨腔内的压力更高。脓肿不断扩大并与邻近的脓肿合并成更大的脓肿。扩大的脓肿依局部阻力大小而向不同方向蔓延。

1.脓肿向骨干髓腔蔓延，由于小儿骨骺板抵抗感染力较强不易通过，所以脓液多流入骨髓腔，而使骨髓腔受累。髓腔内脓液压力增高后，可再沿哈佛氏管至骨膜下层，形成骨膜下脓肿。

2.脓液突破干骺端的皮质骨，穿入骨膜下形成骨膜下脓肿。脓液增多，压力增高时，高压的脓液可以沿着哈佛管蔓延至骨膜下间隙将骨膜掀起成为骨膜下脓肿，或穿破骨膜、软组织、皮肤，排出体外，成为窦道。严重病例骨质的内、外面都浸泡在脓液中而失去血供，导致大片死骨形成。在死骨形成过程中，病灶周围的骨膜因炎性充血和脓液的刺激而产生新骨，包围在骨干的外层，形成"骨性包壳"。包壳上有数个小孔与皮肤窦道相通。包壳内有死骨、脓液和炎性肉芽组织，往往引流不畅，成为骨性无效腔。小片死骨可以被肉芽组织吸收掉，或为吞噬细胞所清除，也可经皮肤窦道排出。大块死骨难以吸收或排出，长期留存体内，使窦道经久不愈合，进入到慢性阶段。

3.穿入关节，小儿骨骺板对感染抵抗力较强具有屏障作用，因此由于直接蔓延而发生化脓性关节炎的机会甚少，但小儿股骨头骺板位于髋关节囊内，骨髓炎可以直接穿破干骺端骨密质而进入关节引起化脓性关节炎。成人骺板已经融合，脓肿可直接进入关节腔形成化脓性关节炎。

（三）临床表现

最典型的全身症状是恶寒、高热、呕吐，呈脓毒症样发作。儿童多见，以胫骨上段和股骨下段最多见，其次为肱骨与髂骨，脊柱与其他四肢骨骼都可以发病，肋骨和颅骨少见。发病前往往有外伤病史，但找到原发感染灶，或在病史中询问出原发感染灶者却不多见。

起病急，有寒战，继而高热至39℃以上，有明显的脓毒症症状。儿童可有烦躁、不宁、呕吐与惊厥。重者有昏迷与感染性休克。

早期只有患区剧痛，患肢半屈曲状，周围肌痉挛，因疼痛抗拒作主动与被动运动。局部皮温增高，有局限性压痛，肿胀并不明显。数天后局部出现水肿，压痛更为明显，说明该处已形成骨膜下脓肿。脓肿穿破后成为软组织深部脓肿，此时疼痛反可减轻，但局部红、肿、热、压痛都更为明显。如果病灶邻近关节，可有反应性关节积液。脓液沿着髓腔播散，则疼痛与肿胀范围更为严重,整个骨干都存在着骨破坏后,有发生病理性骨折的可能。

自然病程可以维持 3～4 周。脓肿穿破后疼痛即刻缓解,体温逐渐下降,脓肿穿破后形成窦道,病变转入慢性阶段。

部分病例因致病菌毒性较低,特别是白色葡萄球菌所致的骨髓炎,表现很不典型,缺乏高热与中毒性症状,体征也较轻,诊断比较困难。

(四)临床检查

1.白细胞计数

增高一般都在 $10\times10^9/L$ 以上,中性粒细胞可占 90% 以上。

2.血沉加快。

3.血中 C 反应蛋白 (C-reactive protein,CRP)

水平在骨髓炎的诊断中比血沉更有价值、更敏感。

4.血培养

可获致病菌,但并非每次培养均可获阳性结果,特别是已经用过抗生素者血培养阳性率更低。在寒战高热期抽血培养或初诊时每隔 2 小时培养一次,共三次,可以提高血培养阳性率。所获致病菌均应做药物敏感试验,以便调整抗生素。

5.局部脓肿分层穿刺

选用有内芯的穿刺针,在压痛最明显的干骺端刺入,边抽吸边深入,不要一次穿入骨内,以免将单纯软组织脓肿的细菌带入骨内,抽出混浊液体或血性液可做涂片检查与细菌培养,涂片中发现多是脓细胞或细菌即可明确诊断。任何性质穿刺液都应做细菌培养与药物敏感试验。

6.X 线检查

起病后 14 天内的 X 线检查往往无异常发现,用过抗生素的病例出现 X 线表现的时间可以延迟至 1 个月左右。

(1) 软组织肿胀:骨髓炎发病 7～10 天内,骨质改变常不明显,主要为软组织肿胀,表现为肌肉间隙模糊、消失,皮下组织与肌肉间的分界不清,皮下脂肪层内出现致密的条纹状和网状阴影。

(2) 骨质破坏:发病早期,长骨干骺端由于血液循环增加可出现局限性骨质疏松。约在发病半个月后,形成多数分散不规则的骨质破坏区,骨小梁模糊、消失,破坏区边缘模糊。以后骨质破坏向骨干发展,范围扩大,可达骨干大部或全部。小的破坏区融合成大的破坏区,骨皮质也遭受破坏。骨破坏的同时,开始出现骨质增生,表现为骨破坏周围密度增高,干骺区散在性虫蛀样骨破坏。骨破坏很少跨过骺板累及骨骺或穿过关节软骨侵入关节。

(3) 死骨:X 线表现为小片或长条状高密度致密影,此因死骨代谢停止不被吸收,而周围正常骨质疏松,对比之下更为密实。少数病例可大部骨干成为死骨,常并发病理性骨折。

(4) 骨膜增生:骨膜下脓肿刺激骨膜,在骨皮质表面形成葱皮状、花边状或放射状致密影。病变早期骨膜增生量较少,密度较淡,随病变发展,逐渐变厚及增浓。骨膜新生骨围绕骨干的全部或大部,即称包壳。

7.CT 检查

较 X 线片可以提前发现骨膜下脓肿,但对小的骨脓肿仍难以显示。

8.核素骨显像

病灶部位的血管扩张和增多，使 ^{99m}Tc 早期浓聚于干骺端的病变部位，一般于发病后 48 小时即可有阳性结果。核素骨显像只能显示出病变的部位，但不能做出定性诊断，因此该项检查只具有早期间接帮助诊断的价值。

9.MRI 检查

根据 MRI 影像的异常信号，可以早期发现局限于骨内的炎性病灶，并能观察到病灶的范围，病灶内炎性水肿的程度和有无脓肿形成，具有早期诊断价值。

(五) 诊断与鉴别诊断

在诊断方面应解决两个问题，即疾病诊断与病因诊断。诊断宜早。因 X 线表现出现甚迟，不能以 X 线检查结果作为早期诊断依据。

凡有下列表现均应想到有急性骨髓炎的可能。

(1) 全身中毒症状，高热寒战，局部持续性剧痛，长骨干骺端疼痛剧烈而不愿活动肢体，局部深压痛。

(2) 白细胞总数增高，中性粒细胞增高，血培养阳性。

(3) 分层穿刺见脓液和炎性分泌物。

(4)X 线征象，两周左右方有变化。

(5)MRI 检查具有早期诊断价值。

与下列疾病鉴别诊断。

1.蜂窝织炎和深部脓肿

早期急性血源性骨髓炎与蜂窝织炎和深部脓肿不易鉴别。可以从下列几方面进行鉴别。

(1) 全身症状不同：急性骨髓炎脓毒症状重。

(2) 部位不一致：急性骨髓炎好发于干骺端，而蜂窝织炎与脓肿则不常见于此处。

(3) 体征不一样：急性骨髓炎疼痛剧烈，但压痛部位深，表面红肿不明显，出现症状与体征分离现象。而软组织感染则局部炎性表现明显，如果鉴别困难，可做 MRI 检查。

2.风湿病与化脓性关节炎

特别是儿童类风湿关节炎，也可以有高热。儿童类风湿关节炎发热常与一过性斑丘疹和多形红斑同时发生和消退，且肝、脾、淋巴结多肿大。

3.骨肉瘤和尤因肉瘤

部分恶性骨肿瘤也可以有肿瘤性发热。但起病不会急骤，部位以骨干居多数，特别是尤因肉瘤，早期不会妨碍邻近关节活动，表面有曲张的血管并可摸到肿块。部分病例与不典型的骨髓炎混淆不清，必要时需做活组织检查。

(六) 治疗

以往急性血源性骨髓炎死亡率高，由于应用了抗生素，死亡率已明显下降。如早期得不到正确诊断与治疗，往往演变为慢性骨髓炎，早期诊断与正确治疗是关键。

1.抗生素治疗

对疑有骨髓炎者应立即开始足量抗生素治疗，在发病 5 天内使用往往可以控制炎症，而在 5 天后使用或细菌对抗生素不敏感时，都会影响疗效。由于致病菌大都为金黄色葡萄球菌，要联合应用抗生素，选用的抗生素一种针对革兰阳性球菌，而另一种则为广谱抗生素，待检出致病菌后再予以调整。近年来，由于耐药菌株日渐增多，因此选择合适时期进行手术很有必要。急性骨髓炎经抗生素治疗后将会出现四种结果。

(1) 在 X 线片改变出现前全身及局部症状均消失。这是最好的结果，说明骨脓肿形成以前炎症已经控制。

(2) 在出现 X 线片改变后全身及局部症状消失，说明骨脓肿已被控制，有被吸收掉的可能。上述两种情况均不需要手术治疗，但抗生素仍宜连续应用 3 ～ 6 周。

(3) 全身症状消退，但局部症状加剧，说明抗生素不能消灭骨脓肿，需要手术引流。

(4) 全身症状和局部症状均不消退。说明：①致病菌对所用抗生素具有耐药性；②有骨脓肿形成；③产生迁徙性脓肿，为了保全生命切开引流很有必要。

2. 手术治疗

手术的目的：①引流脓液，减少脓毒症症状；②阻止急性骨髓炎转变为慢性骨髓炎。手术治疗宜早，最好在抗生素治疗后 48 ～ 72 小时仍不能控制局部症状时进行手术，也有主张提前为 36 小时的。延迟的手术只能达到引流的目的，不能阻止急性骨髓炎向慢性阶段演变。

手术有钻孔引流术或开窗减压两种。在干骺端压痛最明显处作纵向切口，切开骨膜，放出骨膜下脓肿内高压脓液。如无脓液，向两端各剥离骨膜 2 cm，不宜过广，以免破坏骨密质的血液循环，在干骺端钻孔数个。如有脓液溢出，可将各钻孔连成一片，用骨刀去除一部分骨密质，称为骨"开窗"。一般有骨膜下脓肿存在时，必然还有骨内脓肿。即使钻孔后未发现有骨内脓肿损伤亦不大。不论有无骨内脓肿，不要用探针去探髓腔，亦不要用刮匙刮入髓腔内。

伤口的处理：

(1) 闭式灌洗引流：在骨腔内放置两根引流管作连续冲洗与吸引，关闭切口。置于高处的引流管以 1500 ～ 2000 ml 抗生素溶液作连续 24 小时滴注；置于低位的引流管接负压吸收瓶。引流管留置 3 周，或体温下降，引流液连续三次培养阴性即可拔除引流管。

(2) 单纯闭式引流：脓液不多者可放单根引流管接负压吸瓶，每日经引流管注入少量高浓度抗生素液。

(3) 伤口不缝，填充碘仿纱条，5 ～ 10 天后再做延迟缝合。

3. 全身辅助治疗

高热时降温，补液，补充热量。化脓性感染时往往会有贫血，可隔 1 ～ 2 天输给少量新鲜血，以增加患者的抵抗力。也可用些清热解毒的中药。

4. 局部辅助治疗

肢体可做皮肤牵引或石膏托固定，可以起到下列作用：①止痛；②防止关节挛缩畸形；③防止病理性骨折。如果包壳不够坚固，可上管型石膏 2 ～ 3 个月，并在窦道处石膏上开洞换药。

第三节 风湿性关节炎

风湿性关节炎属变态反应性疾病，是风湿热的主要表现之一。多以急性发热及关节疼痛起病，典型表现是轻度或中度发热，游走性多关节炎，受累关节多为膝、踝、肩、肘、腕等大关节，常见由一个关节转移至另一个关节，病变局部呈现红、肿、灼热、剧痛，部分患者也有几个关节同时发病，不典型的患者仅有关节疼痛而无其他炎症表现，急性炎症一般于 2～4 周消退，不留后遗症，但常反复发作。若风湿活动影响心脏，则可发生心肌炎，甚至遗留心脏瓣膜病变。约 80% 的患者发病年龄在 20～45 岁，以青壮年为多，女性多于男性。

一、临床特点

1. 症状

(1) 风湿性关节炎的局部典型症状：关节疼痛，多由一个关节转移至另一个关节，常对称发病。

(2) 风湿病的全身多种症状：如风湿病处于急性期或慢性活动阶段，则可同时出现其他多种急性风湿病的临床表现，如上呼吸道感染史、发热、心肌炎、皮肤渗出型或增生型病变、舞蹈病、胸膜炎、腹膜炎、脉管炎、肾炎等；如风湿病处于慢性阶段，则可见到各种风湿性心瓣膜病的改变。

2. 体征

表现为游走性关节炎，多由一个关节转移至另一个关节，常对称累及膝、踝、肩、腕、肘、髋等大关节，局部呈红、肿、热、痛的炎症表现，但永不化脓，部分患者数个关节同时发病，亦可波及手足小关节或脊柱关节等。

急性游走性大关节炎，常伴有风湿热的其他表现如心肌炎、环形红斑、皮下结节等，血清中抗链球菌溶血素 "O" 凝集效价明显升高，咽拭子培养阳性和血白细胞增多等。

二、诊断要点

1. 病史

发病前 1～4 周可有溶血性链球菌感染史。

2. 临床症状与体征

3. 实验室检查

白细胞计数轻度或中度增高，中性粒细胞稍增高，常有轻度贫血。尿中有少量蛋白、红细胞和白细胞。血清中抗链球菌溶血素 "O" 多在 500 单位以上。血沉多增快。

4. X 线表现

风湿病伴关节受累时，不一定都有阳性 X 线征象。有的患者，其关节 X 线全无异常表现，有的患者则受累关节显示骨质疏松。有时风湿性心脏病患者的手部 X 线与类风湿关节炎的变化很相似，易出现掌骨头桡侧骨侵蚀面形成钩状畸形。

本病的诊断目前仍采用 1965 年修订的 Jones 标准，即以心肌炎、多发性关节炎、舞蹈病、环形红斑及皮下结节为主要诊断依据，以既往风湿热史或现在有风湿性心脏病、关节痛、发热、血沉增快、C 反应蛋白阳性或白细胞计数增多及心电图 P-R 间期延长作为次要依据。凡临床上有以上 2 项主要表现或 1 项主要表现加 2 项次要表现，并近期有乙型链球菌感染和其他证据等而做出诊断，如果抗"O"增高或拭子培养阳性者可以明确诊断。

三、治疗思路

现代医学对本病的治疗主要是针对急性风湿病，使用青霉素控制链球菌感染，水杨酸制剂解热消炎止痛改善症状，合并有心肌炎者考虑用肾上腺皮质激素。

1. 一般治疗

急性期应卧床休息，加强护理，加强营养。症状消失及实验室检查正常 2 周后方可逐渐增加活动。

2. 控制乙型链球菌感染

成人青霉素肌注 80 万 U，每日 2 次，共 10 ～ 14 天。青霉素过敏者，可改用红霉素、螺旋霉素等治疗。

3. 控制症状药

(1) 非甾体类抗炎药：可内服西乐葆 (痛博士)、美洛昔康胶囊、尼美舒利、扶他林 (双氯芬酸钠) 缓释片等。复合制剂：科洛曲片等。

(2) 糖皮质激素：消炎作用强，用于有心肌炎或其他抗风湿药无效时。常用量：甲强龙 40 mg/d；地塞米松 5 ～ 10 mg/d；氢化可的松；200 ～ 300 mg/d。

第四节　类风湿关节炎

类风湿关节炎 (theumatoid arthritis，RA)，是一种病因尚未明了的以关节病变为主的非特异性炎症，以慢性、对称性、多滑膜关节炎和关节外病变为主要临床表现，属于自身免疫性疾病。好发于手、腕、足等小关节，反复发作，呈对称分布。表现为全身多发性和对称性慢性关节炎，其特点是关节痛和肿胀反复发作、进行性发展，最终导致关节破坏、强直和畸形。

一、病因

病因尚不清，可能与下列因素有关。

(1) 自身免疫反应：人类白细胞相关抗原 HLA-DR4 与本病有不同程度的相关性，在某些环境因素作用下与短链多肽结合，激活 T 细胞，可产生自身免疫反应，导致滑膜增生、血管翳形成、炎性细胞聚集和软骨退变。

(2) 感染：本病发展过程的一些特征与病毒感染相符，多数人认为甲型链球菌感染为本病之诱因。

(3) 遗传因素：RA 有明显的遗传特点，发病率在 RA 患者家族中明显增高。

二、临床表现

多发生在 20 ～ 45 岁，女性多见。早期出现乏力，全身肌肉痛，低热和手足麻木、刺痛等全身症状，以及反复发作的、对称性的、多发性小关节炎。受累关节以近端指间关节、掌指关节、腕、肘、肩、膝和足趾关节最为多见；颈椎、颞下颌关节、胸锁和肩锁关节也可受累，并伴活动受限；髋关节受累少见。关节炎常表现为对称性、持续性肿胀和压痛，晨僵常长达1小时以上。最为常见的关节畸形是腕和肘关节强直、掌指关节的半脱位、手指向尺侧偏斜和呈"天鹅颈"样表现。

三、症状和体征

1. 关节疼痛与压痛

绝大多数患者是以关节肿胀开始发病的。肿胀是由于关节腔内渗出液增多及关节周围软组织炎症改变而致，表现为关节周围均匀性肿大，手指近端指间关节的梭形肿胀是类风湿患者的典型症状之一。关节疼痛的轻重通常与其肿胀的程度相平行，关节肿胀愈明显，疼痛愈重，甚至剧烈疼痛。

2. 关节肿胀

凡受累的关节均可出现肿胀，关节肿胀提示炎症较重。典型的表现为关节周围均匀性肿大，例如近端指间关节的梭形肿胀。反复发作后受累关节附近肌肉萎缩，关节呈梭形肿胀。

3. 晨僵

是指病变关节在夜间静止不动后，晨起时出现较长时间的受累关节僵硬和活动受限。常伴有肢端或指（趾）发冷和麻木感。95%以上的患者出现晨僵。病情严重时全身关节均可出现僵硬感。起床后经活动或温暖后症状可减轻或消失。

4. 关节摩擦音

检查关节运动时常可听到细小的捻发音或有握雪感，此表明关节存在炎症，以肘、膝关节为典型。

5. 多关节受累

受累关节多为双侧性、对称性，掌指关节或近侧指间关节常见，其次是手、腕、膝等关节。

6. 关节活动受限或畸形

病变持续发展，关节活动受限；晚期关节出现不同程度畸形，如手指的鹅颈畸形，掌指关节尺偏畸形，膝关节内、外翻畸形等。

四、实验室检查

血红蛋白减少，白细胞计数正常或降低，但淋巴细胞计数增加。70%～80%的病例类风湿因子阳性，但其他结缔组织疾病也可为阳性。血沉加快，C-反应蛋白增高，血清IgG、IgA、lgM增高。关节液混浊，黏稠度降低，黏蛋白凝固力差，糖含量降低，细菌培养阴性。

五、X线表现

早期关节周围软组织肿大，关节间隙增宽，关节周围骨质疏松，随病变发展关节周围骨质疏松更明显，关节面边缘模糊不清，关节间隙逐渐狭窄。晚期关节间隙消失，最终出现骨性强直。

六、诊断

目前国际上通用的仍是1987年美国风湿病协会修订的诊断标准：①晨起关节僵硬至少1小时（≥6周）；②3个或3个以上关节肿胀（≥6周）；③腕、掌指关节或近侧指间关节肿胀（≥6周）；④对称性关节肿胀（≥6周）；⑤皮下结节；⑥手、腕关节X线片有明确的骨质疏松或骨侵蚀；⑦类风湿因子阳性（滴度＞1∶32）。确认本病需具备4条或4条以上标准。应与"风湿"痛、风湿性关节炎、骨关节炎、结核等做鉴别。

七、治疗

类风湿关节炎目前尚无特效疗法。治疗目的在于控制炎症，减轻症状，延缓病情进展，保持关节功能和防止畸形。应强调根据不同患者、不同病情制订综合治疗方案。

1. 非药物治疗

为一般处理。急性发热及关节疼痛时卧床休息，但应鼓励每天起床适当活动。在一般情况好转时，更要进行关节肌肉活动锻炼，夜间可用支具将关节固定在生理位置，预防关节僵硬，以免发生畸形。

2. 药物治疗

目前没有任何药物可以完全阻止病变发展，常用的药物分为三线。第一线的药物主要是非甾体类药物，其中昔布类消化道副作用较轻，吲哚美辛是一种非皮质类固醇的消炎、解热、止痛剂，与激素合用，似可减少激素的剂量。第二线药物有抗疟药，金盐制剂，柳氮磺胺吡啶，免疫抑制剂如青霉胺、甲氨蝶呤、环磷酰胺等。第三线药物主要是激素。对于病情较轻，进展较慢的患者，多主张先应用一线药物，必要时联合二线药物。对病情严重，进展较快的患者，在一、二线药物联合运用的同时，早期给予小剂量激素，以迅速控制症状，见效后逐渐减小药物剂量。

3. 手术治疗

早期可行受累关节滑膜切除术，以减少关节液渗出，防止血管翳形成，保护软骨和软骨下骨组织，改善关节功能；也可在关节镜下行关节清理、滑膜切除术；晚期，可根据病情行人工关节置换术。

第五节 胸椎管狭窄症

脊椎管狭窄症多发生在腰椎和颈椎，胸椎管狭窄症 (thoracic spinal stenosis，TSS) 较少见。随着诊断技术的发展和认识水平的提高，确诊的病例逐渐增多。Nakanish 等 1971 年首先报道胸椎后纵韧带骨化引起胸椎管狭窄。Marzluff 等 1979 年报道胸椎关节突增生压迫胸脊髓，笔者 1982 年报道了胸椎管狭窄的分型并改进了治疗方法。

一、流行病学

黄韧带骨化多见于亚洲人，尤其是日本人，发病率为 5% ～ 25%；黑种人、高加索人也有少量报道，但在白种人中极罕见。该病为老年性疾病。50 ～ 70 岁发病率高，并有随年龄增长发病率增高的趋势；男性发病较多，男女比例为 (2 ～ 3)：1。

二、病因及发病机制

1. 退变性胸椎管狭窄

见于中年以上，主要由于胸椎的退行变性致椎管狭窄，其病理改变主要有：

(1) 椎板增厚骨质坚硬，有厚达 20 ～ 25 mm 者。

(2) 关节突起增生、肥大、向椎管内聚,特别是上关节突向椎管内增生前倾,压迫脊髓后侧方。

(3) 黄韧带肥厚可达 7 ～ 15 mm。在手术中多可见到黄韧带有不同程度骨化。骨化后的黄韧带与椎板常融合成一整块骨板,使椎板增厚可达 30 mm 以上。多数骨质硬化,如象牙样改变。少数病例椎板疏松、出血多,有称为黄韧带骨化症。

(4) 硬膜外间隙消失,胸椎硬膜外脂肪本来较少,于椎管狭窄后硬膜外脂肪消失而静脉瘀血,故咬开一处椎板后,常有硬膜外出血。

(5) 硬脊膜增厚,有的病例可达 2 ～ 3 mm,约束着脊髓。当椎板切除减压后,硬膜搏动仍不明显,剪开硬膜后,脑脊液搏动出现。多数病例硬膜轻度增厚,椎板减压后即出现波动。

由上述病理改变可以看出,构成胸椎管后壁及侧后壁(关节突)的骨及纤维组织,均有不同程度增厚,向椎管内占位使椎管狭窄,压迫脊髓。在多椎节胸椎管狭窄,每椎节的不同部位,其狭窄程度并不一致,以上关节突上部最重,由肥大的关节突、关节囊与增厚甚至骨化的黄韧带一起向椎管内突入,呈一横行骨纤维嵴或骨嵴压迫脊髓。在下关节突起部位则内聚较少,向椎管内占位少,压迫脊髓较轻。两者相连呈葫芦腰状压迫,多椎节连在一起则呈串珠状压痕。脊髓造影或 MRI 改变显示此种狭窄病理。

胸椎退变,上述胸椎管狭窄仅是其病理改变的一部分。还可见到椎间盘变窄,椎体前缘侧缘骨赘增生或形成骨桥,后缘亦有骨赘形成者,向椎管内突出压迫脊髓。胸椎管退变性狭窄病例,除胸椎退变外,还可见到颈椎或腰椎有退行改变,本组中以搬运工人、农民等重体力劳动者较多,胸椎退变可能与重劳动有关。

2. 胸椎后纵韧带骨化 (thoracic ossification of posterior longitudinal ligament, TOPLL) 所致胸椎管狭窄 TOPLL 可以是单椎节,亦可为多椎节,增厚并骨化的后纵韧带可达数毫米,向椎管内突出压迫脊髓。这组病例亦可有胸椎管的退行改变,但多较轻,以 TOPLL 压迫为主,又因手术治疗途径不同,故单列一类。

3. 胸椎间盘突出

多发生在下部胸椎,单独椎间盘突出压迫胸脊髓或神经根者,称胸椎间盘突出症,本节所指系多椎节或单节椎间突出或澎出,与胸椎退变性改变在一起者,构成胸椎管狭窄的因素之一。

4. 其他

脊柱氟骨症亦可致胸椎管狭窄,使骨质变硬、韧带退变和骨化,可引起广泛严重椎管狭窄,患者长期饮用高氟水,血氟、尿氟增高,血钙、尿钙,碱性磷酸酶增高,X 线片脊柱骨质密度增高可资诊断。

此外,尚有少数病例,在胸椎退变基础上,伴有急性胸椎间盘突出,损伤脊髓,此种病例多有轻微外伤,发病较急。

在 20 世纪 90 年代,笔者治疗胸椎管狭窄症 60 余例,其 X 线、CT、MRI 检查、SEP 检查齐全,主要病理改变:

(1) 黄韧带肥厚: (hypertrophy of ligaments flavum, HLF)72.97%,黄韧带骨化 (ossification of yellow ligaments, OYL)29.27%。

(2) 关节突肥大增生,内聚 62.1%,椎板增厚 40.5%。

(3) 椎间盘突出 27.02%, Opll 3%, 硬膜增厚 10.8%。

上述黄韧带和关节突椎板病变合起来，超过 100%，91.65% 病例都有 2 种以上病变，只有 8.3% 病例仅有 1 种病变。按脊髓前或后方病变分，后方病变 100%，而前方病变仅 30%。有些文献报道"黄韧带骨化症"，但其病例资料中也提到关节突肥大和椎板增厚，根据上述情况，多数 (91%) 病例的病理改变在两种以上，故称为胸椎管狭窄症较恰当。

三、病理

根据术前 X 线片、CT、MRI 检查、手术所见及术后病理检查，胸椎管狭窄的病理改变足多种多样的，有先天性的，如椎管发育不良、椎弓根短缩；遗传性的骨代谢异常如 Paget 病；维生素 D 抵抗性骨病；也有后天性的，如肾病性的骨代谢异常，氟骨症。临床上最多见的是反复的应力损伤因素，局部的退行性改变所致胸椎管狭窄是基本病理改变，包括黄韧带肥厚 (HLF)，黄韧带骨化，关节突肥大，椎板增厚，椎间盘突出，后纵韧带骨化，硬行膜增厚等等类型。

从影像学上，退行性胸椎管狭窄的主要病理改变为：黄韧带肥厚，部分出现钙化或骨化。可厚达 $1 \sim 1.5$ cm，有的出现双椎板样改变，甚至与上下椎板融成一体；椎板增厚硬化。厚达 $1.5 \sim 2$ cm；关节突增生肥大，增生骨赘向椎管内突入；椎体后缘骨赘向椎管突入。椎间盘突小和 OPLL 多并存；椎管矢状径和横径减小，椎管变形，硬膜外脂肪消失，硬膜外粘连紧带、硬膜增厚。脊髓受损、硬膜囊变形或呈节段性环形凹陷，搏动减弱或消失。这些改变与颈、腰椎管狭窄退行性变相似，故退行性胸椎管狭窄应当是脊柱退行性变的一个组成部分，由于胸椎管在正常情况具有相对较窄的解剖学特点。即使其退生程度与颈、腰椎相同，亦可能最先造成胸段椎管脊髓及神经根的压迫性损害，而且由于缺乏有效缓冲空间，与颈、腰段相比，压迫与缩窄程度往往较严重，无缓解期、常呈缓慢的进行性发展，因长期缺血生性造成永久性瘫痪。此外，胸椎相对较为固定，韧带及关节囊的病理性骨化倾向较易形成，与颈、腰段相比，除形成更严重的狭窄外、其范围住往较为广泛，常累及 $4 \sim 6$ 个脊椎，氟骨症则受累范围更加广泛。

四、临床表现

胸椎管狭窄症患者因病变节段高低、压迫来自前方或 (和) 后方、单侧或 (和) 双侧、是否合并颈、腰椎病变等不同情况而表现的临床症状和体征差异较大。

1. 症状

胸椎管狭窄症的发病年龄多在中年，好发部位为下胸椎，主要位于 $T_{7 \sim 11}$ 节段，但在上胸段，甚至 T_{12} 段也可遇到。

本病发展缓慢，起初多表现为下肢麻木、无力、发凉、僵硬及不灵活，双侧下肢可同时发病，也可一侧下肢先出现症状然后累及另一侧下肢。约半数患者有间歇性跛行，行走一段距离后症状加重，需弯腰或蹲下休息片刻方能再走。较重者存在站立及行走不稳，需持双拐或扶墙行走，严重者胸腹部有束紧感或束带感，胸闷、腹胀，如病变平面高而严重者有呼吸困难。半数患者有腰背痛，有的时间长达数年，但仅有 1/4 的患者伴腿痛，且疼痛多不严重，大小便功能障碍出现较晚，主要为解大小便无力，尿失禁少见。患者一旦发病多呈进行性加重，缓解期少而短。病情发展速度快慢不一，快者数月即可发生截瘫。

2. 查体

患者呈痉挛步态，行走缓慢，脊柱多无畸形，偶有轻度驼背、侧弯，下肢肌张力增高，肌力减弱。膝及踝阵挛反射亢进等。

五、影像学检查

影像学检查是胸脊髓压迫症定位、定性诊断的最主要手段，仅依靠感觉平面、反射或棘突叩击痛等临床检查，往往并不确实。

(一)X线检查

是必须的，可排除脊柱肿瘤和骨性病变，疑有胸椎管狭窄症的患者应常规行 X 线检查。一般多表现为胸椎不同部位不同程度的退变征象，正位片病变部位椎间隙变窄，有不同程度的椎体缘唇样骨质增生，椎间隙内多模糊不清，椎板轮廓难以分辨；在侧位 X 线可见胸椎退行性改变，如关节突肥大，椎体骨赘形成，甚至呈竹节样改变，椎间隙可有轻度变窄，椎间孔投影中可见骨化影，可呈钩形或鸟嘴状高密度影。连续几十节段黄韧带骨化时椎管后壁呈锯齿状引起节段性狭窄，这一点从 $T_1 \sim L_2$ 所有平面均可发生，特别是 $T_{9 \sim 12}$ 节段。氟骨症病例可见胸椎骨密度明显增高，韧带广泛骨化，结合流行病学及生化可诊断。

(二)CT

对脊柱脊髓疾病的诊断具有定性和定位作用，可清晰显示椎管狭窄的程度、病变的具体部位及骨化形态，更清楚地揭示出椎管、硬膜囊、蛛网膜下隙和脊髓的相互关系，显示病变更为明确。CT 扫描主要表现为起于椎管后外侧壁即椎板下缘或关节突前内侧的单侧或双侧板状或结节状骨化块，突入椎管内，形态表现为棘状、结节状、板块状、隆突状骨化。双侧型的骨化块可相互部分融合并与椎板和后关节囊融合，椎管狭窄程度上比单侧重。但大的单侧骨化块亦可封闭半侧椎管，造成严重椎管狭窄。后纵韧带骨化和关节突肥大可进一步加剧椎管狭窄，严重时，椎管呈二叶草或窄菱形。脊髓横断面上，压迫重的地方脊髓变细，密度增加。图像横扫可显示增生肥大的关节突，由于椎板增厚和黄韧带骨化造成椎管狭窄时，不是每个扫描层面都与椎管垂直，CT 片上显示的椎管狭窄常较实际更严重。

(三)MRI

在无 MRI 截瘫之前，常规做脊髓造影，以观察脊髓受压节段，主要表现在正位片上见束腰状、"V" 形或 "U" 形改变。在侧位片 L 梗阻端表现为 "V" 形边缘及从椎管的后下方向前上方斜坡样、擦边样而过的改变。造影检查可清晰显示韧带的骨化影，并可见椎管变形、变小、硬膜囊受压，呈搓衣板样、毛刷样或蜡笔样。亦可显示椎间关节、肋结节关节、前纵韧带、后纵韧带的退变、增生、融合、骨化等。椎间关节增生肥大内突，椎板增厚、黄韧带肥厚，OPLL 出现。双层骨样板改变，不完全梗阻，矢状径和横径减小，硬膜外脂肪消失，脊髓受压变形，充盈缺损为多节段性，呈 "串珠" 状，多见于椎间盘椎间关节平面脂肪消失，脊髓受压变形，充盈缺损为多节段性，呈 "串珠" 状，多见于间盘—椎间关节平面椎管变形。完全性梗阻时，梗阻端平直或呈斜坡状。

胸椎间盘退行性变和骨赘形成时，可见椎间隙变窄，椎间盘成分减少，信号减弱，有的出现后方椎间盘成分消失，局部信号变弱。受累节段的椎体前、后缘均见低信号的突出物，以后缘为主，后缘突出呈弧形，其信号与皮质骨相似，有的可见 "包壳" 样改变，即突出物表面信号明显减弱，而中央部传信号增强。黄韧带骨化，黄韧带信号明显减低，矢状面上造成脊髓的节段性压迫，形态似 "锯齿样"。比较重的韧带钙化在某些矢状面可占据大部椎管。后纵韧带骨化，可见受累节段的椎体后方正常低密度影增厚，超过正常胸椎后缘"黑线"影，椎管在此部位更显狭窄。胸髓受压和受损时，受累节段的致狭窄因素对胸髓压迫，使胸髓局部弯曲，变扁或呈凹陷向侧移位，多节段狭窄者，脊髓多节段扭曲变细。受压节段的脊髓信号以增强为主，T_2 像较 T_1 像更有利于观察脊髓压迫。

六、诊断

正确的诊断首先依靠详细的病史及全面的神经系统检查。本病相对较少，基层医院常延误诊治，强调早期诊断尤为重要。依据症状和体征，特别是神经学检查和 X 线、CT、MRI 及电生理检查，可以做出诊断并可与胸椎间盘突出症相鉴别。在临床上，胸椎黄韧带骨化多表现为胸椎管狭窄而引起的一系列脊髓、神经根压迫的症状和体征，病程长短不一。其初始症状一般为双下肢麻木、僵硬、无力以及感觉异常，常伴有胸部束带感、胸部扩张受限及背部僵硬，间歇性跛行也是临床常见症状。病变在中、上胸段可有明显的上运动神经元瘫痪的体征，但在下胸段常表现为上、下神经元同时瘫痪的体征，少数患者甚至表现为膝以上硬瘫、膝以下软瘫。感觉障碍可为横断性或神经根性。双上肢检查正常可排除颈段病变。

（一）病史和发病年龄

胸椎管狭窄症的病史一般均较长，系慢性发病。多为中年以上发病，发病率男多于女。

（二）症状与体征

多数患者早期表现为进行性双下肢麻木、无力、僵硬不灵活，间歇跛行、胸腹部束带感。X 线检查多误认为"骨质增生"，常行非手术治疗直至病情严重。检查早期 X 线片，除一般退行性变外，多已有明显的黄韧带肥厚，骨化，后纵韧带骨化等。

影像学检查对诊断胸椎黄韧带骨化有重要作用。高质量胸部 X 线片和侧位断层片，CT 或磁共振检查对早期诊断是很必要的。应注意识别黄韧带和后纵韧带骨化，这是椎管狭窄的主要因素。X 线片有利于鉴别后纵韧带骨化及脊柱炎症、肿瘤等；侧位片可见椎板间隙处形成向椎管内占位的三角形骨化影，但受肩带的重叠及肝脏阴影的影响，常使对上、下胸段的判断受到一定程度的限制，而且对病变早期及板状型骨化的诊断较为困难。椎管造影只能提示梗阻的程度，对病因学诊断无价值，且具有创伤性，目前已很少采用。

（三）鉴别诊断

腰椎间盘突出症患者发病年龄较轻，大多在 20～40 岁，病史较短，很多患者可以明确发病日期，有人在明确的轻微损伤后发病；由于椎间盘突出多偏向一侧，故脊髓受压症状多在一侧肢体，或两侧轻重不一，脊髓受压程度也较胸椎管狭窄者为轻，几乎无全瘫者；影像学检查特别是 MRI 检查可提供重要诊断依据，腰椎间盘突出多累及单个椎间隙，个别有两间隙椎间盘突出者，在 MRI 上显示清楚，无脊髓后方受压的病变，可与胸椎管狭窄症相鉴别。

此外，该病须与黄韧带钙化症相鉴别，多数学者认为，黄韧带钙化症与黄韧带骨化过程中的钙化是两个截然不同的病理过程。黄韧带钙化症仅见于颈段，女性多见，大体观多呈圆形或椭圆形；光镜下可见钙盐沉着于纤维中，钙化灶周围有较多的多核巨细胞、组织细胞及淋巴细胞浸润，表现为肉芽肿样异物反应；与以骨小梁、骨髓结构为特征的骨化完全不同。

七、治疗

通常认为，非手术治疗胸椎管狭窄均无效，手术治疗是目前唯一有效的方法，病情进行性加重，一经确诊应立即手术治疗。

造成胸椎管狭窄症的后方因素主要为肥厚的黄韧带、椎板以及肥大的关节突；而前方因素主要为胸椎间盘突出和后纵韧带骨化 (OPLL)，但单独的 OPLL 压迫脊髓而无后方病理改变者少见。因此，胸椎管狭窄手术治疗，主要为后路椎板切除减压手术。对于退行性改变为主的，包括黄韧带骨化 (OLF)、关节突增生 (HAP)、后纵韧带骨化 (OPLL)、椎板增厚等类型为主要病理解剖改变的胸椎管狭窄疾病，手术行后路全椎板切除减压是比较简单、直观、彻底的方法，手术的疗效也较满意。对合并有胸椎间盘突出压迫脊髓者宜采用后路减压，再辅以侧前方减压、椎间盘髓核摘除术。

八、术后脊柱稳定性和功能恢复

整块半关节突椎板切除术后，经 2～8 年的随访，未发现胸椎不稳的情况。原因是外半关节突关节仍存在，还有肋椎关节保护，故胸椎的稳定性可以胜任日常生活。一般情况下不需要行内固定。至于术后效果则与术前脊髓本身的情况和手术减压程度有关，术前未完全截瘫、MRI 脊髓信号正常者，手术减压充分，常可获得优良效果。术前截瘫严重，脊髓本身有软化灶者，仅中等恢复，但较术前进步明显；个别未按整块半关节突椎板切除术操作者，脊髓损伤加重。因此，椎板整块切除，可减少或防止脊髓损伤加重的发生。

氟骨症性胸椎管狭窄症是地方性慢性中毒性疾病，动物试验表明氟在异位骨化的化学诱导中起重要作用，氟可激活细胞腺苷酸环化酶、从而使细胞内 cAMP 含量升高，导致细胞质钙浓度升高、软骨细胞变性、钙化。表现为骨质密度增高，椎板及小关节突增生、肥厚。椎板内韧带 (特别是黄韧带) 肥厚、骨化，从而导致椎管狭窄，造成脊髓受压的症状，临床表现为椎管狭窄症状。

对于胸椎黄韧带骨化引起的椎管狭窄和脊髓损害，至今仍无有效的非手术治疗，一旦诊断已明确，即应尽早手术治疗。黄韧带骨化主要侵犯脊椎的后部结构，胸椎椎板切除减压是比较合理的方法。但是其手术效果往往不如腰椎和颈椎好，这是因为其病理因素较颈腰段复杂，手术操作也困难。

术后效果与术前病程长短、脊髓压迫与脊髓损伤程度、病变累及节段、狭窄程度、是否并发后纵韧带骨化以及手术方法等诸多因素有关。狭窄或瘫痪较重而时间较长者，除了致压物使脊髓直接受压而造成损伤外，还由于局部血循环障碍、缺血缺氧时间较长，可以导致脊髓组织发生不可逆性的继发性损伤。术前 MRI 上胸髓受压和受损程度越轻，症状进行性加重时间越短，术前生活仍可自理者，术后效果往往越好。而多节段受累，脊髓已有软化、囊变、萎缩变性，症状进行性加重时间长，术前生活需他人照顾者，术后往往效果不理想。

第六节 腰椎间盘突出症

腰椎间盘突出症 (lumbar intervertebral disc herniation) 是指腰椎间盘发生退行性改变以后，在外力作用下，纤维环部分或全部破裂，单独或者连同髓核、软骨终板向外突出，刺激或压迫窦椎神经和神经根引起的以腰腿痛为主要症状的一种病变。腰椎间盘突出症是骨科的常见病和多发病，是引起腰腿痛的最常见原因。

一、病因

1. 椎间盘退变

是根本原因腰椎间盘在脊柱的运动和负荷中承受巨大的应力。随着年龄的增长，椎间盘逐渐发生退变，纤维环和髓核的含水量逐渐下降，髓核失去弹性，纤维环逐渐出现裂隙。在退变的基础上，劳损积累和外力的作用下，椎间盘发生破裂，髓核、纤维环甚至终板向后突出，严重者压迫神经产生症状。

2. 损伤积累

损伤是椎间盘退变的主要原因。反复弯腰、扭转等动作最易引起椎间盘损伤，故本病与职业有一定关系。驾驶员长期处于坐位和颠簸状态，及从事重体力劳动者，因过度负荷，均易造成椎间盘早期退变。急性的外伤可以作为椎间盘突出的诱发因素。

3. 妊娠

妊娠期间整个韧带系统处于松弛状态，而腰骶部又承受比平时更大的应力，增加了椎间盘突出的风险。

4. 遗传因素

有色人种本病的发病率较低。小于 20 岁的青少年患者中约 32% 有阳性家族史。

5. 发育异常

腰椎骶化、骶椎腰化和关节突不对称等腰骶部先天发育异常，使下腰椎承受异常应力，均会增加椎间盘的损害。

二、病理及发病机制

椎间盘由髓核、纤维环和软骨终板构成，由于椎间盘承受躯干及上肢的重量，在日常生活及劳动中，易发生劳损。椎间盘仅有少量血液供应，营养主要靠软骨终板渗透，较为有限，从而极易发生退变。

椎间盘的生化成分为胶原、蛋白多糖、弹性蛋白和水。在椎间盘退变时，Ⅰ型胶原增加而Ⅱ型胶原减少，髓核中出现Ⅰ型胶原。同时椎间盘中蛋白多糖含量下降，弹性蛋白含量明显减少，弹性纤维密度降低，出现裂隙和不规则空洞等。髓核中的水分由出生时的 90% 下降到 30 岁的 70%，至老年保持较稳定的状态。

关于椎间盘突出产生腰腿痛的机制，目前还存有争议，看法比较一致的理论有：①机械性压迫：一般认为，神经根受到突入椎管的髓核的急性机械性压迫会产生腰腿痛症状，突出的大小直接影响疼痛的程度。但此理论不能解释临床上很多现象。②炎症反应：突出的髓核作为生物化学和免疫学刺激物，引起周围组织及神经根的炎症反应，可能是引起患者临床症状的原因。

腰椎间盘突出症的分型方法较多，各有其根据及侧重面。根据其突出程度及影像学特征，结合治疗方法可做如下分型。

1. 膨出型纤维环有部分破裂，但表层完整，此时髓核因压力向椎管内局限性隆起，但表面光滑。这一类型非手术治疗大多可缓解或治愈。

2. 突出型纤维环完全破裂，髓核突向椎管，但后纵韧带仍然完整。此型常需手术治疗。

3. 脱出型髓核穿破后纵韧带，形同菜花状，但其根部仍然在椎间隙内。需手术治疗。

4.游离型大块髓核组织穿破纤维环和后纵韧带,完全突入椎管,与原间盘脱离。需手术治疗。

5.Schmorl结节及经骨突出型前者指髓核经上下软骨板的发育性或后天性裂隙突入椎体松质骨内;后者是髓核沿椎体软骨终板和椎体之间的血管通道向前纵韧带方向突出,形成椎体前缘的游离骨块。这两型临床上无神经症状,无须手术治疗。

三、临床表现

腰椎间盘突出症常见于20~50岁的患者,男女发病比例为(4~6):1。患者多有弯腰劳动或长期坐位工作史,首次发病常在半弯腰持重或突然扭腰动作过程中发生。

1.症状

(1)腰痛:腰椎间盘突出症的患者,绝大部分有腰痛。腰痛可出现在腿痛之前,亦可在腿痛同时或之后出现。发生腰痛的原因是椎间盘突出刺激了外层纤维环及后纵韧带中的窦椎神经纤维。

(2)坐骨神经痛:由于95%左右的椎间盘突出发生在$L_{4,5}$及L_4S_1间隙,故多伴有坐骨神经痛。坐骨神经痛多为逐渐发生,疼痛为放射性,由臀部、大腿后外侧、小腿外侧至足跟部或足背。有的患者为了减轻疼痛,松弛坐骨神经,行走时取前倾位,卧床时取弯腰侧卧屈髋屈膝位。坐骨神经痛可因打喷嚏或咳嗽时腹压增加而疼痛加剧。在高位椎间盘突出时$L_{2,3}$、$L_{3,4}$可压迫相应的上腰段神经根而出现大腿前内侧或腹股沟区疼痛。

(3)马尾综合征:中央型的腰椎间盘突出可压迫马尾神经,出现大小便障碍,鞍区感觉异常。急性发病时应作为急症手术的指征。

2.体征

(1)腰椎侧凸:是一种为减轻疼痛的姿势性代偿畸形,具有辅助诊断价值。如髓核突出在神经根的肩部,上身向健侧弯曲,腰椎凸向患侧可松弛受压的神经根;当突出髓核在神经根腋部时,上身向患侧弯曲,腰椎凸向健侧可缓解疼痛。

(2)腰部活动受限:几乎所有患者都有不同程度的腰部活动受限,其中以前屈受限最明显,是由于前屈位时进一步促使髓核向后移位并增加对受压神经根的牵张之故。

(3)压痛及骶棘肌痉挛:大部分患者在病变间隙的棘突间有压痛,按压椎旁1 cm处有沿坐骨神经的放射痛。约1/3的患者有腰部骶棘肌痉挛,使腰部固定于强迫体位。

(4)直腿抬高试验及加强试验:患者仰卧,伸膝,被动抬高患肢,正常人神经根有4 mm的滑动度,下肢抬高到60°~70°始感腘窝不适,本症患者神经根受压或粘连使滑动度减少或消失,抬高在60°以内即可出现坐骨神经痛,称为直腿抬高试验阳性。在直腿抬高试验阳性时,缓慢降低患肢高度,待放射痛消失,再被动背屈踝关节以牵拉坐骨神经,如又出现放射痛,称为加强试验阳性。

(5)神经系统表现

1)感觉异常:多数患者有感觉异常,L_5神经根受累者,小腿外侧和足背痛、触觉减退;骶$_1$神经根受压时,外踝附近及足外侧痛、触觉减退(表2-1)。

表 2-1 腰神经根病的神经定位

受累神经	关键感觉区	关键运动肌	反射
L_2	大腿前中部	屈髋肌（髂腰肌）	
L_3	股骨内髁	膝伸肌（股四头肌）	膝反射
L_4	内踝	足背伸肌（胫前肌）	
L_5	第三跖趾关节背侧	足踇长伸肌	
S_1	足跟外侧	足跖屈肌（小腿三头肌）	踝反射

2) 肌力下降：若神经受压严重或时间较长，患者可有肌力下降。腰神经根受累时，足踇趾背伸肌力下降；S_1 神经根受累时，足跖屈肌力减弱。

3) 反射异常：根据受累神经不同，患者常出现相应的反射异常。踝反射减弱或消失表示骶$_1$神经根受累；$S_{3\sim5}$ 马尾神经受压，则为肛门括约肌张力下降及肛门反射减弱或消失。

3. 影像学及其他检查

(1)X 线片：通常作为常规检查。一般摄腰椎正、侧位片，若怀疑脊椎不稳可以加照屈、伸动力位片和双斜位片。在腰椎间盘突出症的患者，腰椎 X 线片的表现可以完全正常，但很多患者也会有一些阳性发现。在正位片上可见腰椎侧弯，在侧位片上可见生理前凸减少或消失，椎间隙狭窄。在 X 线片上还可以看到纤维环钙化、骨质增生、关节突肥大、硬化等退变的表现。

(2) 造影检查：脊髓造影、硬膜外造影、椎间盘造影等方法可间接显示有无椎间盘突出及程度。由于这些方法为有创操作，有的存在并发症，有的技术复杂，所以目前临床应用较少，只在一般的诊断方法不能明确时才慎重进行。

(3)CT：能更好地显示脊柱骨性结构的细节。腰椎间盘突出症在 CT 上的表现有椎间盘后缘变形突出、硬脊膜囊受压变形、硬膜外脂肪移位、硬膜外间隙中软组织密度影及神经根鞘受压移位等。CT 还能观察椎间小关节和黄韧带的情况。

(4)MRI：能清楚地显示出人体解剖结构的图像，对于腰椎间盘突出的诊断有极大帮助。MRI 可以全面地观察各椎间盘退变情况，也可以了解髓核突出的程度和位置，并鉴别是否存在椎管内其他占位性病变。在读片时需注意矢状位片和横断面片要对比观察，方能准确定位。

(5) 其他：肌电图等电生理检查有助于腰椎间盘突出的诊断，并可以推断神经受损的节段。

四、诊断

典型的腰椎间盘突出症患者，根据病史、症状、体征以及在 X 线上相应的节段有椎间盘退行性改变者即可做出初步诊断，结合 X 线、CT、MRI 等方法，能准确做出病变间隙、突出方向、突出物大小、神经受压情况的诊断。

五、鉴别诊断

1. 腰肌劳损

中年人多发，与长期保持一种劳动姿势有关。无明显诱因的慢性疼痛为主要症状，腰痛为酸胀痛，休息后可缓解。在疼痛区有固定的压痛点，在压痛点进行叩击，疼痛反而减轻。直腿抬高试验阴性，下肢无神经受累表现。痛点局部封闭有良好的效果。

2. 第三腰椎横突综合征

主要表现为腰痛，少数可沿骶棘肌向下放射。检查见骶棘肌痉挛，第三腰椎横突尖压痛，无神经受累体征。局部封闭有很好的近期疗效。

3. 梨状肌综合征

坐骨神经从梨状肌下缘或穿梨状肌下行，如梨状肌因外伤、先天异常或炎症而增生、肥大、粘连，均可以在收缩过程中刺激或压迫坐骨神经而出现症状。患者主要表现为臀部和下肢疼痛，症状的出现和加重常与活动有关，休息可明显缓解。查体可见臀肌萎缩，臀部深压痛及直腿抬高试验阳性，但神经定位体征多不明确。髋关节外展、外旋位抗阻力时，可诱发症状。

4. 腰椎管狭窄症

椎管狭窄症是指多种原因所致椎管、神经根管、椎间孔的狭窄，并使相应部位的脊髓、马尾神经或神经根受压的病变。临床上以下腰痛、马尾神经或腰神经受压症状为主要表现，以神经源性间歇性跛行为主要特点。主诉症状多而阳性体征少。结合 CT 和 MRI 检查可明确诊断。

5. 腰椎滑脱与椎弓根峡部不连

表现下腰痛，滑脱较重时可发生神经根症状，且常诱发椎间盘退变、突出。腰骶部侧位片可以了解滑脱的程度，斜位片可以了解有无峡部不连。MRI 检查可明确脊髓和神经受压情况。

6. 腰椎结核

有结核病史或接触史。常有午后低热、乏力等全身中毒症状，血沉快。X 线片上有明显的骨破坏，受累的椎体间隙变窄，病灶旁有寒性脓肿阴影。

7. 脊柱肿瘤

患者腰痛呈进行性加重，平卧不能减轻。恶性肿瘤有贫血和恶病质，血沉快，碱性或酸性磷酸酶升高。X 线片显示骨破坏，CT 和 MRI 均可与椎间盘突出相鉴别。

8. 椎管内肿瘤

发病较慢但是呈进行性加重。首先出现足部的麻木并自下而上发展，感觉、运动障碍，反射减弱，不只限于某一神经的支配区。括约肌功能障碍逐渐出现并加重。脑脊液检查及 MRI 检查可鉴别。

9. 盆腔疾病

早期盆腔的炎症、肿瘤等，当其本身症状尚未充分表现时，可刺激腰骶神经根而出现腰骶部疼痛，或伴有下肢痛。超声、CT 和 MRI 等检查可以协助诊断。

10. 下肢血管病变

单纯腿痛的患者须注意与血管病变相鉴别。检查时注意肢体的皮温、皮色、血管搏动等情况；必要时行多普勒或 DSA 检查明确诊断。

六、治疗

1. 非手术治疗

(1) 适应证

1) 初次发病，病程较短的患者。

2) 休息以后症状可以自行缓解者。

3) 由于全身疾病或有局部皮肤疾病，不能施行手术者。

4) 不同意手术者。

(2) 治疗方法

1) 卧床休息，一般严格卧床 3 周，带腰围逐步下地活动。

2) 非甾体抗感染药物。

3) 牵引疗法，骨盆牵引最常用。

4) 理疗。

2. 手术治疗

(1) 适应证

1) 腰腿痛症状严重，反复发作，经半年以上非手术治疗无效，且病情逐渐加重，影响工作和生活者。

2) 中央型突出有马尾神经综合征，括约肌功能障碍者，应按急诊进行手术。

3) 有明显的神经受累表现者。

(2) 手术方法

1) 全椎板切除髓核摘除术：适合椎间盘突出合并有椎管狭窄、椎间盘向两侧突出、中央型巨大突出以及游离椎间盘突出。此术式减压充分。取腰背后正中入路，根据术前及术中定位，切除病变部位两侧椎板和黄韧带，必要时切除关节突的一部分，充分减压神经根；在保护好神经根的情况下，探查切除突出之髓核和纤维环等。

2) 半椎板切除髓核摘除术：适合于单纯椎间盘向一侧突出者。术中切除椎间盘突出侧的椎板和黄韧带。髓核摘除时由于术野较小，须谨慎操作。

3) 显微外科腰椎间盘摘除术：适合于单纯腰椎间盘突出。椎间盘突出合并椎管狭窄、椎间孔狭窄及后纵韧带骨化者都不适合此项手术。手术操作在手术显微镜和显微外科器械下进行。采用小切口，经椎板间隙摘除椎间盘。此手术损伤较小，但应选择好适应证。

4) 经皮腰椎间盘切除术：适用于单纯腰椎间盘突出。术前准确定位，术中经皮穿刺置入工作通道，在显示器影像的监视下切除突出之椎间盘。此术式需要术者经过专门训练，熟悉镜下操作。同时要严格掌握适应证，不可滥用。如果不能安全进入椎管或神经根粘连紧密，应果断放弃镜下操作，改为开放手术。

5) 人工椎间盘置换术：是近年来临床开展的术式。人工椎间盘设计基本上分为两类，一类是替代全部或部分纤维环和髓核，另一类仅置换髓核。其手术适应证尚存在争论。选择此手术须谨慎。

第七节 颈椎病

颈椎病是指因颈椎间盘退变本身及其继发性改变刺激或压迫邻近组织，并引起一系列症状和体征者，因此，本病又称为颈椎间盘病。主要发生于中老年人，其发生率及程度随年龄增加而日益增多，并严重化，目前是脊柱外科最为常见的疾病。随着我国社会的老龄化，对这一疾病的研究和防治将备受关注。

一、流行病学

北欧某城市的开业医师见到的成年人颈椎病约占门诊成年患者的 10%，国内报道成年患者中颈椎病患者占 10% ～ 15%。由于颈椎病是一种退行性变为基础的疾患，本病的发病率随年龄增大而增加，据资料统计，如果 50 岁左右的人群中有 25% 的人患有颈椎病，那么到了 60 岁则可达 50%，而 70 岁以后则更高。随着人类寿命的不断提高，老龄人逐年增加，以及医学技术的发展而使颈椎病的诊断明确率的提升，临床上碰到的颈椎病病例将越来越多。

二、病理

颈椎由两个相邻椎骨、椎间盘、关节突关节和钩椎关节 (Luschka 关节或钩突) 构成其运动节段。颈椎在脊柱椎骨中体积最小，而运动度最大，因而易发生退变。在长期从事屈颈姿态工作者和有颈椎外伤者或有颈椎发育性椎管狭窄者中，前两者较易发生退变，或者在此基础上轻微退变即易发生症状。颈椎间盘在 20 岁左右即可开始退变。早期为椎间盘髓核中蛋白多糖减少，使保持水分的功能减退。蛋白多糖和椎间盘绝对水分含量之间存在线性关系。由于椎间盘水分丢失，导致其生物力学性能改变，使纤维环的胶原纤维变性，纤维排列紊乱，出现裂纹和断裂，使纤维环出现裂隙。此种裂隙以后方居多，在外力下可诱发髓核从此裂隙向后方突出。由于纤维环缺乏良好血运，故断裂的纤维难以愈合。生物力学的改变亦影响邻近椎间隙的软骨终板提供营养的渗透作用，加重了髓核的营养障碍。同时椎体和终板的反应性骨组织修复，使软骨下骨硬化和骨赘形成。当椎间盘高度下降，颈椎出现不稳，成纤维细胞活跃发生机化并继而骨化，最后形成凸向椎体前方或凸向椎管内的骨赘。因颈椎运动范围大，故易受劳损的部位为多，如 $C_{5\sim6}$、$C_{4\sim5}$ 和 $C_{6\sim7}$ 节段的脊髓。在同一椎骨的骨赘以钩椎关节为多，其次为椎体后缘及前缘。同时关节突关节由于异常负载软骨先行退变，逐渐累及软骨下骨产生创伤性关节炎，引起颈项痛和颈椎运动受限。在椎间盘、椎骨的退变基础上，连接颈椎的前、后纵韧带，黄韧带及项韧带，发生松弛引致颈椎失稳，渐而增生、肥厚，特别当后纵韧带及黄韧带增生情况下，减少了椎管和椎间孔容积。

上述颈椎间盘退变进展到一定程度，可影响脊髓、神经和椎动脉等，产生相应的症状。椎间盘突出和骨赘形成向椎管内凸入可压迫脊髓椎体束，出现感觉、运动功能障碍。由于颈神经根离开硬膜囊时呈短横走向且缺乏移动范围，当钩椎关节骨赘形成时，易使颈椎间孔附近的骨赘，即椎动脉行经于上 6 个颈椎横突孔内时，可压迫椎动脉或刺激椎动脉的交感神经，出现自主神经功能紊乱症状。在少数情况下，椎体前缘的巨大骨赘，可压迫食管引起吞咽不适或困难的症状。

三、发病机制

近年来国内外不少学者试图对颈椎病的发病机制做一较系统而全面的解释，但由于人类机体的特殊性和明显的个体差异，当前尚难以达到目的。动物模拟试验因为无法获取与人类相似的生活及社会条件，亦难以取得进展。目前仅能依据现有的临床材料和已被证实的研究结果加以探讨。

(一) 颈椎病发病的主要因素

颈椎病为一退变性疾患，起源于椎间盘退行性变，因此当这一退变过程开始，尽管属于早期，病变轻微，也有可能发病。从这种意义上来讲，椎间盘退变是发病的主要因素，但并不一定发病，是否发病则取决另一个主要因素——椎管的状态。一个发育性椎管狭窄者，当退变的髓核突入椎管，并超过了其所容许的最大代偿限度时，就易出现症状。反之，一个大椎管者，则不易发病。而其后的过程，主要是取决于各种致病因素的演变。例如突出的髓核不断增大，椎体间关节及后方小关节逐渐失稳造成的松动、变位及继发性椎管狭窄，后纵韧带下的血肿、血肿的纤维化、骨化并形成骨赘以及黄韧带肥厚等等。当这一演变过程在某一阶段突然超过椎管内的平衡，症状也随之出现。在这期间，头颈部的劳损及局部椎节的畸形等起加速作用，而外伤及咽喉部炎症则可随时诱发症状出现。

根据以上分析，可以看出颈椎病的发生与发展主要取决于在先天性发育性椎管狭窄基础上的退行性变。劳损和畸形会加速这一进程，外伤与炎症视其程度而有可能随时成为诱发因素。

（二）病理解剖与病理生理特点

尽管颈椎病的出现与多种因素有关，但作为本病的一般性规律，仍应依据颈椎间盘退变的程序及其以后的发展，从病理解剖与病理生理的角度加以探讨。

1. 椎间盘变性阶段

从生长停止，椎间盘的变性即随之开始。纤维环变性所造成的椎节不稳是引起与加速髓核退变的主要因素。由于椎间盘本身的抗压力与抗牵拉力性能降低，使原来处于饱和、稳定，并能承受数倍以上头颈重量的椎间盘失去原来的生理解剖状态。与此同时该节周围的各主要韧带（前纵韧带与后纵韧带等）也随之出现退行性变，以致整个椎体间关节处于松动状态。在此种不稳定状态下，由于椎间隙内压升高和压力的分布不均，使髓核很容易向四周移位，在后纵韧带薄弱的前提下，其最易突向后方形成髓核突出，突出的髓核一旦穿过中央有裂隙的后纵韧带进入椎管内，则称为髓核脱出。无论是突出或脱出，在椎管狭窄的情况下可以压迫脊髓，也可以压迫或刺激脊神经根或椎管内的血管。究竟何者受累，主要取决于髓核变位的方向与程度。在无椎管狭窄的情况下，也可由于椎管内的窦椎神经末梢受刺激而出现颈部症状。当然椎节松动、不稳的本身也可以引起与髓核变位相似的症状。

髓核的突出与脱出、椎节的松动与不稳均可使韧带和骨膜撕裂而形成韧带—椎间盘间隙及局部的创伤性反应（包括血肿形成），从而构成向下一期病理变化的病理解剖与病理生理基础。

这一期的病理解剖实质是髓核的突出或脱出，而其病理生理特点则是椎节的松动与失稳。促成此期发展的因素是进一步造成椎间隙内压升高与椎节不稳的各种原因，如慢性劳损、外伤及咽喉部的炎症等。而能终止此期发展并使其病理逆转的主要措施是局部的固定与制动，以及各种有利于髓核还纳的疗法，并应尽力设法避免各种诱发及促发因素。

2. 骨刺形成阶段

此期是前者的延续，实质上可以将其视为突（脱）出的髓核，及其引起的骨膜下血肿通过骨化的过程将其持续化，最终形成骨刺。

骨刺来源于韧带—椎间盘间隙血肿的机化、骨化或钙化。但如果在机化期以前采取有效措施，这一过程则有可能逆转。一旦形成骨刺，虽然某些药物有可能使其停止进展，但较大的，或是病程久的骨刺仍无特效使其自然消退，除非采用外科手术切除。

突向椎管内的骨刺是否引起症状，正如髓核突出一样，是由椎管矢状径等多种因素决定，其发病因素两者基本相似。

从人体的防御功能角度来考虑，骨刺也可看作机体的保护性自卫措施。在椎节不稳的情况下，当然不利于病情的稳定，一旦周围的韧带硬化并有骨刺形成时，尽管此种骨刺并非生理性产物，但患节却得到了相对的稳定，对局部的反应性、创伤性炎症也起到相应的消退作用。

根据骨刺生长的时间不同，不仅其体积大小有所差异，且随着时间的延长、钙盐的不断沉积而变得似象牙样坚硬，因此在手术切除时必须十分小心。

骨刺的早发部位多见于两侧钩突，次为小关节边缘及椎体后上缘；但至后期几乎每个骨缘均可出现。在节段上，由于生物力学的特点，以 $C_{5\sim6}$ 最多，次为 $C_{5\sim6}$ 和 $C_{6\sim7}$。鉴于胸椎稳定，且活动度较小，因此 $C_7 \sim T_1$ 之骨刺较少见。

侧方的骨刺主要刺激根袖而出现根性症状，引起椎动脉受压者则较少见。研究证明，在椎动脉受压的情况下，椎间孔的横径较之矢状径更为重要，因此在实行减压术时应着眼于扩大横径，而仅仅将横突孔前壁切除则难以获得持久的疗效。

突向后方的骨刺主要对脊髓本身及其血管造成威胁，而对于一个宽椎管者，即便是较大的骨刺，只要其长度未超过椎管内的代偿间隙，一般不易发病。但要注意预防各种附加因素，尤其是外伤及劳损。

当骨刺突向前方，由于食道后间隙较宽难以引起症状，只有当其十分巨大，或是食道本身有炎症情况下，方易造成食道痉挛或机械性阻塞，这一现象并非罕见。

总之，骨刺的形成是椎间盘退变到一定程度时的产物，表明颈椎的退变已经进入到难以逆转的阶段。无症状者应注意预防各种可以增加退变的因素，有症状者则必须设法积极治疗，以使其停止进展及消除对邻近组织的压迫与刺激。外科手术虽可切除骨刺以促使局部建立新的平衡关系，但不能完全改变患节退变所造成的病理结果。

3.继发性改变

即由于前两者病理改变对周围组织所引起的相应变化，尤其是骨刺因涉及面较广且变化多而难以全面阐述，仅选择其中主要问题加以讨论。

(1) 脊神经根：由于钩椎关节及椎体侧后缘之骨刺、关节不稳或突（脱）出之髓核（以侧后型为多）等刺激压迫而出现病变。早期为根袖处水肿及渗出等反应性炎症，此时多属可逆性改变，如能及时消除致病因素则可不残留后遗症状。如压力持续下去，则可继发粘连性蛛网膜炎，而且此处是蛛网膜炎最早发，也最好发的部位。根袖在椎管内的正常活动度 6.35 ~ 12.75 mm，如有粘连形成，当颈椎活动时由于牵拉而引起或加重对神经根的刺激。由于蛛网膜炎的发展，根袖可出现纤维化。此种继发性病理改变又可进一步增加局部的压力，并造成神经根处的缺血性改变。而缺血又进一步加重病情，并构成恶性循环，最后神经根本身出现明显的退变，甚至伴有华氏变性。位于局部的交感神经节后纤维也同时受累，并在临床上呈现相应的症状。

临床上所见病例多属早期，因上肢症状以痛为主，患者多较早地前往就医，并得到及时诊断和早期治疗，真正迁延至晚期者为数甚少。

(2) 脊髓：其变化甚为复杂，除了后突的髓核和骨赘对脊髓所造成的刺激和压迫外，椎体间关节的前后滑动所出现的"嵌挟"，尤其是在伴有黄韧带肥厚、内陷情况下，亦可引起脊髓相应的病理改变。

早期仅仅由于脊髓本身的血管（脊髓前中央动脉或沟动脉）受压，尽管也可出现十分严重的症状，但只要除去对血管的致压物即可迅速消失。当然，如果该血管受压时间较久并已出现持续性痉挛，以及纤维变、管壁增厚、甚至血栓形成器质性改变等，则较难以恢复。造成此种病变的致压物大多位于椎体后缘中部。

如系中央旁或来自侧前方的致压物，则主要压迫脊髓前方的前角与前索，并出现一侧或两侧的锥体束症状。而来自后方或侧后方的致压物，主要表现以感觉障碍为主的症状。

脊髓本身病理改变的程度取决于压力的强度与持续时间。超过脊髓本身耐受性的压力则逐渐出现水肿、软化及纤维化，后期则形成空洞及囊性变。如果脊髓本身一旦出现变性，任何疗法均难以从根本上达到治疗目的，最多使其停止或减缓发展。

(3) 椎动脉：在判定涉及椎动脉的病理改变之前必须对患者全身的血管状态加以了解。以除外由于全身血管硬化或粥状化所产生的局部表现。

椎动脉较为深在，几乎都是因钩椎关节增生或变位所致。早期主要病理改变是该血管的折曲与痉挛所造成的管腔狭窄，以致引起血流动力学的异常致使颅内供血减少而出现一系列症状。如果此种缺血突然发生，则由于锥体交叉处失去血供而发生猝倒征。

椎动脉造影及血管数字减影技术是确定椎动脉是否受压及其受压部位的可靠方法。血管壁本身正常时不易发生意外，但如果血管本身有疾患则有可能引起基底动脉闭塞综合征。

由于椎动脉壁周围有大量的交感神经纤维包绕，并形成网络状，因此其可以引起各种各样的自主神经症状；一旦通过手术得以缓解，方知是由于椎动脉受压所致，由此过去许多学者把具有这一病理改变的患者称为"交感型"。

临床研究表明，如能及时消除椎动脉周围病变组织对其压迫与刺激，症状则可迅速消失，且预后较好。鉴于这一情况，对其治疗应以非手术疗法为主，无效时方考虑施术。

除上述各种继发性改变外，患节邻近的其他组织亦多有相应的改变，例如后方小关节早期的松动与变位和后期的增生性反应，硬膜外脂肪的变性与消失，周围韧带的松弛、变性，硬化及钙化等均随着病程的发展而加剧。

四、临床表现

颈椎病的临床症状较为复杂。主要有颈背疼痛、上肢无力、手指发麻、下肢乏力、行走困难、头晕、恶心、呕吐，甚至视物模糊、心动过速及吞咽困难等。颈椎病的临床症状与病变部位、组织受累程度及个体差异有一定关系。

1.神经根型颈椎病

(1) 具有较典型的根性症状（麻木、疼痛），且范围与颈脊神经所支配的区域相一致。

(2) 压头试验或臂丛牵拉试验阳性。

(3) 影像学所见与临床表现相符合。

(4) 痛点封闭无显效。

(5) 除外颈椎外病变如胸廓出口综合征、腕管综合征、肘管综合征、肩周炎等所致以上肢疼痛为主的疾患。

2.脊髓型颈椎病

(1) 临床上出现颈脊髓损害的表现。

(2)X 线片上显示椎体后缘骨质增生、椎管狭窄。影像学证实存在脊髓压迫。

(3) 除外肌萎缩性侧索硬化症、脊髓肿瘤、脊髓损伤、多发性末梢神经炎等。

3. 椎动脉型颈椎病

(1) 曾有猝倒发作。并伴有颈性眩晕。

(2) 旋颈试验阳性。

(3)X 线片显示节段性不稳定或枢椎关节骨质增生。

(4) 多伴有交感神经症状。

(5) 除外眼源性、耳源性眩晕。

(6) 除外椎动脉Ⅰ段 (进入 C_6 横突孔以前的椎动脉段) 和椎动脉Ⅲ段 (出颈椎进入颅内以前的椎动脉段) 受压所引起的基底动脉供血不全。

(7) 手术前需行椎动脉造影或数字减影椎动脉造影 (DSA)。

4. 交感神经型颈椎病

临床表现为头晕、眼花、耳鸣、手麻、心动过速、心前区疼痛等一系列交感神经症状，X 线片颈椎有失稳或退变。椎动脉造影阴性。

5. 食管压迫型颈椎病

颈椎椎体前鸟嘴样增生压迫食管引起吞咽困难 (经食管钡剂检查证实) 等。

6. 颈型颈椎病

颈型颈椎病也称局部型颈椎病，是指具有头、肩、颈、臂的疼痛及相应的压痛点，X 线片上没有椎间隙狭窄等明显的退行性改变，但可以有颈椎生理曲线的改变，椎体间不稳定及轻度骨质增生等变化。

五、辅助检查

(一)X 线

1. 正位

观察有无寰枢关节脱位、齿状突骨折或缺失。第 7 颈椎横突有无过长，有无颈肋。钩锥关节及椎间隙有无增宽或变窄。

2. 侧位

(1) 曲度的改变：颈椎发直、生理前突消失或反弯曲。

(2) 异常活动度：在颈椎过伸过屈侧位 X 线片中，可以见到椎间盘的弹性有改变。

(3) 骨赘：椎体前后接近椎间盘的部位均可产生骨赘及韧带钙化。

(4) 椎间隙变窄：椎间盘可以因为髓核突出，椎间盘含水量减少发生纤维变性而变薄，表现在 X 线片上为椎间隙变窄。

(5) 项韧带钙化：是颈椎病的典型病变之一。

3. 斜位

摄颈椎左右斜位片，主要用来观察椎间孔的大小以及钩椎关节骨质增生的情况。

(二)CT

主要用于诊断椎弓闭合不全、骨质增生、椎体暴破性骨折、后纵韧带骨化、椎管狭窄、脊髓肿瘤所致的椎管扩大或骨质破坏，测量骨质密度以估计骨质疏松的程度。此外，由于横断层图像可以清晰地见到硬膜鞘内外的软组织和蛛网膜下隙，故能正确地诊断椎间盘突出症、神经纤维瘤、脊髓或延髓的空洞症，对于颈椎病的诊断及鉴别诊断具有一定的价值。

（三）MRI

神经根型颈椎病，MRI 可以从颈椎的矢状面、横断面及冠状面观察椎管内结构的改变，对脊髓、椎间盘组织显示清晰，可以明确显示有无颈椎间盘变性、膨出或突出及其对脊髓的压迫程度，了解脊髓有无萎缩变性等。可以对贯穿椎动脉孔内的椎动脉施行无创性的显像。

（四）椎动脉造影

主要用于诊断椎动脉型颈椎病。椎动脉造影可见椎动脉因钩椎关节骨赘压迫而扭曲或狭窄，尤其是动态观察。当颈旋转时骨赘对椎动脉的压迫可以加重，甚至引起血管梗阻。

（五）脑血流图

脑血流图提示椎 – 基底动脉有供血不足表现，可作为诊断椎动脉型颈椎病的参考。

六、诊断及鉴别诊断

（一）神经根型

1. 诊断要点

(1) 有典型的根型症状，且范围与受累节段一致，颈肩、颈后部疼痛并向神经根分布区放射至上臂、前臂和手指，麻木或感觉减退，或感觉过敏，抚摸有触电感。

(2) 神经根牵拉试验多为 (+)，痛点封闭对上肢放射痛无显效。

(3)X 线椎片上显示钩椎关节增生，侧位片生理前凸变浅或消失，椎间隙狭窄，骨刺、动力侧位片颈椎不稳。

2. 鉴别诊断

(1) 肩周炎：有肩关节活动障碍，由于肩关节周围粘连其被动活动也障碍，不能外展上举，而颈椎病肩关节活动障碍不明显，绝无被动活动障碍，除非合并肩周炎。肩周炎的疼痛部位一般在肩关节，可累及上臂、上肢，但无神经节段分布规律，一般无麻木等感觉障碍。

(2) 项背肌筋膜炎：也可引起项背痛或上肢麻木感，但无放射症状及感觉障碍，也无腱反射改变，项背部两侧有广泛压痛点，局封显效。

(3) 胸廓出口综合征：因臂丛神经、锁骨上动、静脉在胸廓出口处胸小肌喙突止点区受压，而出现上肢麻木、疼痛、肿胀，但其症状区域不呈神经根节段分布；锁骨上窝前斜角肌附着点有压痛并放射至手，Adson 试验 (+)；X 线检查可发现颈肋或第 7 颈椎横突过大。

（二）脊髓型

1. 诊断要点

(1) 颈部有或无疼痛不适，但手动作笨拙，精细动作不灵活，协调性差，胸腹部可有刺痛感。

(2) 行走不稳，易跌倒，难以跨越障碍物。

(3) 肌张力增高，腱反射亢进 (肱二、三头肌及膝反射等)，Hoffmann 征 (+)，踝阵挛，髌阵挛，感觉障碍区呈片状或条状。

(4)X 线示病变椎间隙狭窄，椎体后缘骨赘。

(5)MRI 示脊髓呈波浪样压迹或呈念珠状，严重者脊髓变细或脊髓变性的信号改变。

2.鉴别诊断

(1) 颈髓肿瘤：症状可相似，呈进行性加重，非手术治疗无缓解，MRI 脊髓造影可鉴别，脑脊液蛋白 (+)。

(2) 肌萎缩性侧廓硬化症：以上肢为主的四肢瘫为特征。平均发病年龄早于颈椎病 10 年，少有感觉障碍，发展快，肌萎缩波及范围广 (可至肩以上)，预后差。

(3) 脊髓空洞症：感觉分离性障碍，肌萎缩明显尤其是手部，多无下肢锥体束征，MRI 及 CT 检查见中央管扩大。

(三) 椎动脉型

1.诊断要点

(1) 颈椎性眩晕，椎 - 基底动脉缺血征 (头旋转时) 或摔倒史，但应排除外眼性眩晕及耳源性眩晕。

(2) 少数患者出现自主神经症状 (恶心呕吐、出汗等)。

(3) 旋颈诱发试验 (+)。

(4)X 片示椎节不稳及钩椎关节增生。

(5)DSA 可定位出压迫节段。

2.鉴别诊断

(1) 耳源性眩晕：即 Meniere 症，内耳淋巴回流受阻引起，本病有三大特点：发作性眩晕，耳鸣，感应性、进行性耳聋。而颈性眩晕与头旋转有关，耳鸣轻。

(2) 眼源性眩晕：可有明显屈光不正，闭眼可缓解。

(3) 神经官能症：头痛头晕，记忆力下降，检查无异常，受情绪影响波动。

(四) 交感神经型

此型临床表现较复杂，常与神经根型或椎动脉型混合出现。有交感神经症状，如眼睑无力，视物模糊，瞳孔扩大，眼窝胀痛，流泪；头痛头晕，枕颈部疼痛；心跳加速或缓慢；血压变化；肢体出汗异常，疼痛或感觉过敏；也可有耳鸣、耳聋、眼球震颤等，影像学显示椎节不稳、钩椎关节增生。但这些症状很难确定是哪一部位的交感神经受压或刺激引起，诊断时应排除其他内科疾患如前庭功能障碍、围绝经期综合征、心因性因素、心脏病、高血压、脑血管病，但其鉴别往往相当困难。

(五) 食管压迫型

出现吞咽困难等食管受压症状，影像学显示锥体前方较大的骨质增生压迫食管，过食管吞钡、食管镜检查排除食管本身疾患，如肿瘤等。

七、治疗

(一) 治疗原则和方案

颈椎病的治疗方法很多，可根据颈椎病的类型、病情轻重、病程长短及患者的健康状况来选择。一般均采用非手术疗法，但长期非手术治疗无效且有明显的颈脊髓受压或严重的神经根受压者，可采取手术治疗。

（二）治疗方法

1. 制动

颈托、围领、支架等。使颈肌得到休息，缓解肌痉挛，减少突出物，骨赘对神经、血管的刺激。

2. 牵引

主要采用颈枕颌带牵引，其作用如下。

(1) 解除肌痉挛，制动。

(2) 增大椎间隙及椎间孔，减轻椎间盘的压力而利于突出物的消肿及回缩，并减轻对神经根的压迫刺激。

(3) 后方小关节的嵌顿或错位也可纠正。可选坐式、卧式、便携式。

3. 药物

颈椎病的药物治疗中，西药的选用主要是对症治疗及辅助治疗，疼痛严重者可应用镇痛药，如布洛芬、吲哚美辛、强筋松等；肌张力高并有阵挛者予以解痉类药物，如苯海索（安坦）片、苯妥英钠等；神经调节及营养药物如维生素 B_1、维生素 B_{12}、甲钴胺、谷维素、刺五加等可调节神经功能、促进神经变性的恢复；扩张血管药物类如烟酸、地巴唑、丹参注射液等可改善脊髓及神经根的血液供应。

中药则分型辨证论治：风寒湿型用蠲痹汤；气滞血瘀型用身痛逐瘀汤；肝肾亏虚型用补肾壮筋汤；气虚血瘀类萎证型用补阳还五汤；虚寒型用黄芪桂枝五物汤；痰瘀阻络类痉证型用身痛逐瘀汤加味（地龙、蜈蚣）。

4. 针灸疗法

可取穴绝骨、后溪、大杼、魄户、天柱、天井、合谷、风府等。一般留针 10 ～ 20 min，每日 1 次。10 d 为 1 个疗程。

5. 推拿

主要采用理筋手法。

6. 理疗

包括离子导入、超短波治疗、微波、中频电等。

八、手术治疗

（一）手术指征

脊髓型一旦确诊，尽早手术；发展至有明显的神经根、椎动脉损害，经非手术治疗无效；原有颈椎病，因外伤或其他原因突然加重；伴颈椎间盘突出症，非手术治疗无效；有某一节段明显不稳者。

（二）手术目的

解除压迫，包括对脊髓、神经根及椎动脉的减压；重建局部稳定性，如有节段不稳定，在减压时应同时予以植骨融合，使局部稳定。

九、预防保健

（一）防止颈部外伤。

（二）纠正生活上的不良姿势，避免高枕睡眠等不良习惯。

（三）加强颈肩部肌肉的锻炼，在工间或工余时，做头及双上肢的前屈、后伸及旋转运动，既可缓解疲劳，又能使肌肉发达、韧度增强，从而有利于颈段脊柱的稳定性，增强颈肩顺应颈部突然变化的能力。

（四）注意颈肩部保暖，避免头颈负重物，避免过度疲劳，坐车时不要打瞌睡。

（五）脊髓型颈椎病禁止颈部的旋转手法治疗，以免发生严重不良后果。

（六）及早、彻底地治疗颈肩、背软组织劳损，防止其发展为颈椎病。

第八节　胸腰椎损伤

由于解剖结构上的改变，T_{11}、T_{12} 前面无胸骨柄，两侧为游离肋，稳定性也较其他胸椎差；而胸椎是后凸弯曲，腰椎是前凸弯曲，这样易使脊柱的受力下传。一般来说，$T_{12} \sim L_2$ 骨折占脊柱骨折的 60%，$T_{11} \sim L_4$ 骨折占脊柱骨折的 90%。所以，通常所说胸腰椎骨折，指的就是 $T_{11} \sim L_4$ 骨折。

一、损伤机制

机体受到创伤时常伴随着许多复杂的应力，且每种应力都能对脊柱结构造成破坏性威胁，但多数情况下只有一、两种应力是造成骨与韧带破坏的因素。与胸椎、胸腰椎及腰椎损伤有关的常见暴力有轴向压缩暴力、屈曲暴力、侧方压缩暴力、屈曲扭转暴力、剪切暴力、屈曲牵张暴力和过伸暴力。以下从生物力学角度讨论每种暴力对脊柱的骨——椎间盘－韧带复合结构的作用效应。

（一）轴向压缩暴力

由于正常胸椎存在着生理后凸，因此，施加于该区域的轴向负荷常导致脊椎向前屈曲，由此发生的脊柱损伤处在屈曲暴力下。轴向暴力作用于伸直的胸腰段脊柱使椎体承受单纯的压缩负荷，有学者认为其结果是在椎体压缩同时伴有终板破坏，如果暴力较大，通过椎体可产生垂直骨折，即所谓的"爆裂骨折"，骨折线可经血管孔通过椎体后缘中央皮质，如果进一步施加应力，可使骨折块向后移位，同时伴有椎间盘及椎体后缘破坏。在传导应力作用下，可使连接椎体的椎弓根发生骨折、椎弓根间距增宽，在复合屈曲暴力存在时，还可产生椎板骨折。伴随着严重的压缩应力，椎体后部结构出现明显破坏。

（二）屈曲暴力

屈曲暴力导致椎体与椎间盘前部压缩，同时张力作用于脊椎后结构。在突然暴力作用下，脊椎后部韧带可不发生撕裂，但可出现撕脱骨折。当椎体前部发生骨折并出现成角时，应力被吸收。如椎后韧带保持完整，则大多为稳定性骨折。一般情况下，中柱的完整意味着脊柱没有半脱位以及骨折片或椎间盘的向后突出。当椎后韧带和关节囊被破坏时，骨折表现为不稳定。如果椎前楔变超过 50%，可能会出现椎后韧带及关节囊破坏以及伴有进行性畸形的晚期脊柱不稳定。能导致中柱损伤的屈曲压缩暴力是造成脊柱机械性不稳、进行性脊柱畸形以及神经功能障碍的创伤暴力之一。

（三）侧方压缩暴力

侧方压缩暴力产生的损伤类似于上述的前方压缩损伤，除非应力只作用在椎体一侧。损伤可只限于椎体骨折或并发有后部韧带损伤，前者为稳定性损伤，后者为慢性不稳定性损伤，并导致进行性腰痛与畸形。

（四）屈曲扭转暴力

屈曲扭转暴力所致的损伤与单纯屈曲损伤类似。典型表现为椎体前部破坏，当屈曲暴力增大时，椎后韧带和关节囊发生破坏，并引起前柱和后柱损伤，这种伴有椎后韧带和关节囊破坏以及前部椎间盘与椎体的斜行碎裂，也即有学者所描述的"薄片样"骨折，常导致脊柱的进行性不稳定。

由于颈胸椎小关节的方向与形状，因此，与颈椎相比，单纯胸椎或腰椎脱位并不常见，只有在屈曲扭转暴力作用下，脊柱受到牵张时，才可发生脱位。单纯屈曲牵张暴力，较常见的结果是小关节或其他椎后结构骨折，也可发生脊柱脱位。

（五）剪切暴力

最初由国外报道的剪切暴力很容易造成韧带损伤，其损伤情况类似于上述提到的屈曲旋转暴力损伤。这种暴力可导致损伤性椎体前滑脱并发完全性脊髓损伤，偶可并发有通过部分关节突间的骨折。

（六）屈曲牵张暴力

1948 年，Chance 通过 X 线片首先提出了脊柱屈曲牵拉损伤的概念。但直到近来，这种"安全带"损伤机制才被人们充分认识。损伤发生时，脊柱的屈曲轴常前移至腹壁，同时整个脊柱遭受较大的牵张暴力，椎体，椎间盘及韧带均可发生撕裂或撕脱，但不会像多数脊柱损伤时出现的典型的粉碎骨折。暴力也可造成单纯的骨性破坏、骨与韧带联合损伤或单纯的软组织损伤（韧带或椎间盘）。Chance 指出单纯的骨性破坏大多为水平骨折，骨折线始于棘突，并向前通过椎板、横突及椎弓根延伸至椎体。损伤多发生在 $L_{1\sim3}$ 节段，尽管存在脊柱的急性不稳定，但预后良好。骨与韧带或软组织损伤最常发生于 $T_{12}\sim L_2$ 节段，为不稳定性损伤，且自愈能力较差。屈曲牵张暴力还可导致胸椎或胸腰椎的双侧小关节脱位。椎后韧带、关节囊及椎间盘破坏同时，前纵韧带可保持完整；但常造成骶前韧带的剥脱。如果屈曲轴远离脊柱前方，且损伤能量较大，也可造成前纵韧带破坏，导致严重的脊柱不稳。

（七）过伸暴力

头或上部躯干突然后伸时产生过伸损伤，损伤类型与单纯的屈曲暴力相反。前纵韧带与纤维环前部受到张力作用，同时压缩暴力传导至椎体后部，造成小关节、椎板与棘突骨折，椎体前下部可发生撕脱骨折，但这并非过伸损伤的特有体征。这类损伤大多属稳定性损伤，除非相邻的上位椎体发生明显后移。

二、脊柱的稳定性

（一）脊柱的"三柱"概念

损伤后的胸椎、胸腰椎及腰椎的稳定性概念是逐渐演变来的。1963 年，国外学者提出椎后韧带复合结构对脊柱的稳定性起着主要作用，将伴有完全性椎后韧带复合结构破坏的骨折脱位和严重的脊柱剪切损伤视为绝对的不稳定性损伤，其他大部分损伤均属稳定性损伤。有学者从生物力学观点进一步证实伤后脊柱不稳定主要由屈曲扭转暴力所致。有外国学者对椎后韧带复合结构的重要性提出了不同观点，认为前方椎间盘与椎体是决定脊柱稳定性的基本结构，并针对上述提到的脊柱后部结构的稳定作用，引用了椎板切除对脊柱的稳定性影响不大来说明脊柱前方结构的重要性。

上述两种观点逐渐演变为影响脊柱稳定作用的"二柱"概念，即椎体和椎间盘构成了承重的前柱，后柱由椎弓及抵抗张力的韧带构成，其中任何一柱的破坏都足以造成脊柱不稳定。这一概念有助于解释在损伤后出现的慢性脊柱不稳定，如脊柱的后凸畸形等，但尚不能完全解释所有脊柱损伤后出现的不稳定现象。实验研究显示单独椎后结构的完全破坏不引起脊柱在屈曲、伸展、旋转或剪切时的急性不稳定，要导致脊柱至少在屈曲位时的急性不稳定，需要有前柱中后部结构的破坏。为了使临床与生物力学观察更好的取得一致，1983 年，Denis 提出了脊柱的"三柱"概念，即后柱由骨性椎弓（包括棘突、椎板、关节突及椎弓根）和与之相互联系解剖划分中未包括脊髓与脊神经，但在考虑脊柱的稳定性时，一定不要忽略了神经组织的存在。

（二）脊柱的稳定性

根据脊柱骨折的分类系统，Denis 提出了关于脊柱不稳定的 4 种类型，包括脊柱的稳定性损伤、机械性不稳、神经性不稳和混合性不稳。

1. 稳定性脊柱损伤

这类损伤包括后柱结构完整（能防止脊柱的异常前屈）的轻度与中度压缩骨折。由于中柱结构也是完整的，故能有效地防止椎体与椎间盘向后突入椎管内，同时能抵御明显的半脱位。

2. 机械性不稳（一度不稳）

三柱中有两柱损伤为机械性不稳定，脊柱可出现异常活动。例如一个伴有前柱及后柱破坏的严重脊柱压缩骨折，可出现贯穿中柱的异常屈曲活动，常伴有疼痛，但可以没有神经症状。另一种情况为伴有中柱及后柱破坏的屈曲牵张骨折，可出现以前柱为支撑轴的异常屈曲活动，同时可引起慢性不稳定及疼痛，但同样不引起神经功能障碍。

3. 神经性不稳（二度不稳）

主要由爆裂骨折所致。当中柱遭到破坏时，骨折片或椎间盘向后突入椎管内直接压迫脊髓。另外，在骨折后期，伴随着脊柱的负重，骨折椎体进一步塌陷，可出现继发性椎管狭窄，造成迟发性神经损伤。Denis 认为大多数神经性不稳定都可得到愈合，且可达到机械性稳定，但也发现有 20% 的爆裂骨折患者活动时表现有神经症状，这主要由中柱破坏后骨折片突入椎管内所致。

4. 混合性不稳（三度不稳）

既有机械性不稳，又有神经性不稳。典型损伤为伴有三柱破坏的脊柱骨折脱位，由于神经组织受压，因此，这类不稳多伴有神经功能障碍或潜在神经变性可能。

在近来采用的另一种分类方法中，特别强调了中柱的重要性。无论采用哪种分类方法，治疗上的失败都是由于没有因人而异造成的，为强调这一观点，White 和 Panjabi 将临床不稳定确定为：生理负荷下，脊柱维持椎体间相互关系能力的丧失为临床不稳定。在这一过程中，脊髓与神经根既没有损伤也没受到继发性刺激，此外，也没有因结构变化所致主要畸形的进一步加重及不能耐受的疼痛。以上提到的"生理负荷"是指发生在正常活动时的负荷；"主要畸形"

是指患者不能接受的畸形；"不能耐受的疼痛"是指在无麻药镇痛情况下不能控制的疼痛。

三、胸腰椎损伤的分类

(一) 爆裂骨折

爆裂骨折是指有中柱破坏的骨折，可同时有椎后结构分离。椎体后缘的骨折碎片很容易向后突入椎管内压迫脊髓。

影像学特征：正位 X 线片显示椎弓根间距增宽，可有椎板骨折，上关节突外展。多数椎板骨折仅发生在内侧皮质，而外侧皮质结构完整，因此，术中不易被发现。侧位 X 线片显示椎体后壁骨折，椎体后缘高度降低，单极或双极终板骨折，骨折碎片移位或向后进入椎管内。CT、显示骨折椎体的环形骨壁遭到破坏，有骨折碎片进入椎管内。Cammisa 等发现 50% 的严重爆裂骨折患者 CT、片显示椎板骨折，在其手术治疗的 30 例同时有爆折部位的硬膜发生撕裂。裂骨折和椎板骨折的患者中，有 11 例椎板骨爆裂骨折的损伤机制来源于脊柱的轴向负荷，也可伴有其他暴力，如前屈或侧屈暴力、扭转暴力等，不同的损伤暴力产生了不同的骨折类型。

Denis 将爆裂骨折分为 5 种常见亚型：A 型：因单纯轴向暴力所致的椎体双终板骨折。骨折片可经相邻的椎间隙向后进入椎管内。多见于下腰椎损伤，发生率为 24%；B 型：因轴向前屈暴力所致的椎体上终板骨折，是最常见的一种爆裂骨折，多见于胸腰段脊柱损伤，发生率为 49%；C 型：因轴向前屈暴力而致的椎体下终板骨折，较少见，发生率为 7%；D 型：因轴向扭转暴力而致的爆裂骨折，常合并有侧方半脱位，正位 X 线片可明确诊断，发生率为 15%；E 型：为伴有前柱侧方压缩的爆裂骨折，由轴向侧屈暴力所致。与其他爆裂骨折类型相比，向后突入椎管内的骨折块更靠外侧，发生率为 5%。在 Denls 报道的 59 例爆裂骨折中，神经损伤占 47%，但椎管的受压范围与神经损伤程度之间无直接关系。该类骨折属急性不稳定性骨折。

(二) 压缩骨折

压缩骨折是指仅有前柱破坏，而中柱完整的脊柱骨折，其中部分可出现后柱破坏。损伤机制为脊柱受到单纯的前屈破坏。根据骨折发生的部位不同，压缩骨折又分为四个亚型，即发生在二个终板、上终板、下终板或只有椎体前方皮质压缩，而上下终板完整的骨折。在 Denis 报道的 197 例压缩骨折中，无一例因骨折导致神经损伤。压缩骨折在不伴有椎后韧带破坏时为稳定性骨折。

影像学特征：X 线侧位片显示椎体前方呈楔形改变，脊柱以伤椎为中心可有后凸畸形。椎体后缘皮质骨完整，椎体后缘高度正常，相邻椎体间无脱位。CT 显示骨性椎管或侧屈暴力所致。89% 的压缩骨折可出现椎体前方或侧方结构完整。

(三) 安全带骨折

安全带骨折是指后柱及中柱受到牵张暴力，而前柱保持完整，且作为暴力支撑轴的骨折。损伤机制为屈曲牵张暴力，多见于交通事故中驾驶员只佩戴腰部安全带而无肩部固定带的情况。在暴力作用下，前柱也可出现部分破坏，但仍未失去连续性。这类骨折主要表现为前屈时不稳定，但有别于骨折半脱位，后者由于前柱的连接作用消失，而导致骨折脱位。

影像学特征：X 线显示横突及椎弓根呈水平撕裂骨折 (也可发生在棘突和关节突内)，由于棘突水平骨折而致棘突间距增宽，椎体后缘高度或损伤平面椎体后间隙增宽。因扫描线平行于骨折平面，故 CT 检查无阳性发现，矢状面断层意义较大。

Denis 将安全带骨折分为单平面与双平面损伤两种类型。单平面损伤型包括：A 型表现为骨折线通过骨组织（棘突、椎弓根及椎体），发生率为 47%；B 型为骨折线通过韧带与椎间盘，发生率为 11%；双平面损伤型包括：C 型表现为骨折线通过韧带、中柱及椎间盘的骨折，发生率为 26%；D 型为骨折线只通过韧带与椎间盘，而不通过中柱的骨折，发生率为 16%。这种分类的缺点是对后柱牵拉损伤同时伴有前中柱轴向负荷造成的压缩或爆裂骨折患者来说，无法确定其损伤类型。一些学者根据这种情况将安全带骨折作了进一步分类。

在 Denis 的 19 例安全带骨折患者中，没有因骨折导致神经损伤者，其他报道也显示，这类骨折的神经损伤发生率低于 10%。伴有韧带破坏的脊柱损伤属于急性和慢性不稳定性损伤，而有明显骨破坏的脊柱损伤均属于急性不稳定性损伤，但可能愈后良好。

（四）骨折脱位

骨折脱位是指在压缩、牵张、旋转或剪切等复合暴力作用下发生的脊柱三柱破坏。

影像学特征：正侧位 X 线片均可见半脱位或全脱位征象，常伴有多发横突骨折、多发肋骨骨折、一侧或双侧关节突骨折、椎弓根骨折等。

根据损伤机制不同，骨折脱位又分为 3 种亚型：A 型：为屈曲扭转暴力所致，最初由 Hold-sworth 报道，多由交通伤或高处坠落伤引起。当张力和扭转力作用于中后柱时，发生椎弓及椎后韧带复合结构破坏，常伴有一侧或双侧关节突骨折或脱位，同时前屈暴力作用于前柱，使椎体发生楔变，前中柱破坏可发生在椎体或椎间盘，骨折以上椎体向前方或侧方移位，前纵韧带可保持完好的连续性，但多从下位椎体的前部剥脱。B 型：由垂直于脊柱长轴的剪切暴力所引起，椎体无楔形压缩。根据剪切暴力的方向又分为两种类型：①前后位剪切损伤：上位椎体受到向后的剪切暴力而向后移位，不伴有关节突骨折；②后前位剪切损伤：由于上位椎体受到向前的剪切暴力而使其向前移位，常伴有关节突骨折。C 型：为双侧的关节突脱位，由屈曲牵张暴力引起，类似于上述的安全带损伤，区别在于该类骨折可同时伴有前柱破坏，损伤多发生在椎间盘或椎体前部前纵韧带多从下位椎体前方剥脱，可有明显的半脱位。该类损伤又可分为单平面型骨折脱位及双平面型骨折脱位。Denis 报道的 67 例骨折脱位患者中，56 例为屈曲扭转损伤，7 例为剪切损伤，4 例为屈曲牵张暴力所致的双侧关节突脱位。由于都伴有三柱破坏，因此，脊髓损伤的发生率较高。屈曲扭转型脊柱骨折脱位中，仅 25% 神经功能正常，39% 伴有完全性脊髓损伤，而 7 例剪切型脊柱骨折脱位者均伴有完全性脊髓损伤，4 例屈曲牵张型骨折脱位中，3 例有不完全性脊髓损伤，1 例神经功能正常。骨折脱位的所有类型均属于重度急性不稳定性损伤。

四、胸腰椎损伤的临床表现

脊柱损伤后，局部因韧带撕裂及小血管破裂，可出现皮下瘀血及组织水肿，腰背筋膜覆盖完整者，肿胀常不显著。局部压痛是脊柱损伤后最明显最重要的体征，应按顺序逐个触压棘突，压痛最重的部位即骨折部位。正常胸段及胸腰段脊柱存在一生理性后凸，但在脊柱屈曲损伤时，常表现出明显的局部后凸畸形，严重的屈曲型损伤可因棘上、棘间韧带撕裂使棘突间距增宽。脊柱侧方楔形压缩骨折时，可出现轻度的脊柱侧弯。

受伤部位多有局限性疼痛，脊柱活动时尤甚，不伴有脊髓损伤的患者可能因疼痛而不敢活动。检查时不要勉强让患者坐起或站立，更不要做脊柱各方向活动，以免加重脊柱脊髓损伤。

脊髓损伤的患者可出现一侧或双侧下肢完全或不完全性瘫痪症状，并伴有小便潴留或膀胱胀满后充盈性尿失禁、大便秘结或失控。严重脊柱脊髓损伤患者可出现休克。

由于脊柱损伤，椎旁肌可发生保护性痉挛。胸腰段或腰段脊柱骨折，可因腹膜后血肿刺激而出现腹壁肌肉紧张，刺激交感神经可引起腹胀。肋间神经受压时出现胸腹部束带样疼痛，腰神经根受压出现下肢放射性疼痛。

五、胸腰椎损伤的诊断

详细询问受伤史是诊断脊柱损伤的重要环节。凡由高处坠落或重物由高处下落击于腰背部，房屋、矿井等坍塌，快速机动车撞击，或因交通事故使脊柱受压及跌倒时臀部着地等，均有发生脊柱损伤的可能。要了解受伤的时间、暴力的性质、大小、方向、作用部位及受伤时患者的姿势。由外院转来的患者，应了解就地抢救情况、搬运方法和所用的搬运工具。在并发伤中，颅脑及腹部脏器伤并发休克的可能性最大，要先处理紧急情况，抢救生命，在处理中继续检查脊柱和肢体，注意避免只看到局部损伤而忽视全身情况的做法。

脊柱损伤的早期诊断甚为重要。根据外伤史和局部疼痛、肿胀、压痛，特别是棘突的局限性压痛与畸形（后凸或凹陷畸形），一般可做出正确诊断。对疑有脊髓损伤的患者，应进行全面的神经系统检查，包括感觉、运动、反射、括约肌功能及自主神经功能检查。由于脊髓损伤部位、致伤原因和程度的不同，可表现不同的体征，如脊髓半横断损伤时，表现为损伤平面以下同侧肢体的运动及深感觉消失，对侧肢体的痛觉和温度觉消失，即 Brown-Sequarld 综合征。受伤早期应经常检查瘫痪平面有无变化，平面下降为恢复的表现，反之说明椎管内可能仍有活动性出血。早期圆锥以上的损伤均为弛缓性瘫痪，伤后 3～6 周逐渐转为痉挛性瘫痪。

X 线检查对脊柱损伤患者不仅在诊断上是必要的，而且对骨折的分型、确定治疗方案和估计治疗效果都很重要。因此，对所有临床怀疑脊柱损伤的患者均应进行 X 线检查，包括脊柱受伤部位的正侧位像，必要时加拍斜位像、动态位像和局部断层像。在 X 线片中，应注意观察脊柱的生理屈度和椎体的排列有无变化，椎体有无裂隙、压缩、粉碎或移位，椎间隙有无变窄，椎弓根间距、棘突间距是否增宽，椎管及椎间孔有无变形，附件有无骨折，关节突之间的关系是否正常等。阅片时应注意 X 线所见与受伤机制和体征是否一致，陈旧性椎体楔变与新鲜压缩骨折的鉴别以及椎体骨折与先天性椎体畸形或椎体骨软骨疾病的区别等。

对有脊髓损伤及 X 线片显示不清的患者，可考虑行电子计算机断层扫描或磁共振成像（MRI）。CT 及 MRI 均能较好地显示椎体与椎板骨折、创伤性椎间盘突出、骨折移位及其对脊髓的压迫、椎管内出血等。有条件时，还可行体感诱发电位检查，以便判断脊髓损伤的程度、范围，并对预后进行估价，一般在脊髓损伤的急性期或早期，SEP 均可记录者提示预后良好，而且 SEP 的恢复先于临床运动功能的恢复，反之，则预后不佳。

六、胸腰椎损伤的治疗

（一）不稳定脊柱骨折并发不完全性脊髓损伤的治疗

1. 药物治疗

（1）脱水疗法：急性脊髓损伤初期会产生不同程度的脊髓水肿，加重脊髓的外源性压迫。因此在损伤初期或手术后立即使用药物进行脱水治疗，能减轻脊髓水肿，减少神经元破坏。

1）治疗方法：①控制液体入量，正常情况下成人每日入量＜2000 ml；②20% 甘露醇：是临床上常用的脱水药,用法为每次 1 ~ 3 g/kg,1 次 /4 ~ 6 小时;③ 50% 葡萄糖:常用剂量为 50% 葡萄糖 60 mlVD,1 次 /4 ~ 6 小时。一般常用 20% 甘露醇与 50% 葡萄糖交替静脉推注,1 次 /4 ~ 6 小时,持续应用 5 ~ 7 d。

2) 使用脱水药时应注意:①水电解质平衡紊乱,最常见者为低血钾症。应经常做化验检查。②脱水药物渗入皮下容易引起组织坏死。

(2) 肾上腺皮质激素的应用:激素治疗脊髓损伤的作用:预防或减轻脊髓水肿;保持血管壁的完整;在组织血液灌流不足时,能保护细胞膜使之不受损害;稳定溶酶体膜使之不受破坏;保持神经细胞的正常通透性,防止钾丢失;抑制组织内儿茶酚胺的代谢与积聚;对脊髓白质有显著的稳定作用。

目前,常用的肾上腺皮质激素为甲泼尼龙。使用时间及方法:力争在伤后 8 h 之内开始应用,首次用药剂量为第 1 小时 30 ~ 35 mg/kg(15 min 内输完),第 2 ~ 24 小时为每小时 5.4 mg/kg 连续静脉点滴,24 h 总用量为 7 ~ 8 g/60 kg。应用肾上腺皮质激素的常见并发症:消化道出血、溃疡、穿孔,机体免疫力降低、掩盖感染,水钠潴留,骨质疏松、无菌性坏死,妨碍伤口愈合等,少数可引起心肌炎,应注意预防。

2. 脊椎牵引

对急性脊柱损伤伴有椎体压缩或楔变者,在排除严重的复合伤后,可给予适当的脊椎牵引,同时以骨折部位为中心加垫软枕,使脊柱过伸,在前纵韧带和椎间盘牵伸力作用下使压缩或楔变椎体逐渐复位,并通过后纵韧带的弹性作用,使进入椎管的部分椎体骨折块复位,以减小手术创伤。脊椎牵引可在牵引床或胸盆带下进行,最大牵引重量为体重的 1/3 ~ 1/2。牵引方法根据患者的年龄、身体状况及受伤情况等采用逐渐牵引或快速牵引。对伤前健康状况较差、并发伤多、不能耐受大重量牵引的高龄患者,应采用逐渐牵引;对身体健康状况好,并发伤少的青壮年患者,可采用大重量快速牵引。牵引过程中应及时复查 X 线片,视骨折复位情况,调整牵引重量,复位满意后去除牵引。行急诊手术的患者,脊椎牵引可在麻醉后进行。患者俯卧在手术台上,助手分别把持患者腋下及骨盆并向两端牵引,术者以手掌适当按压骨折棘突部位。新鲜骨折一般较易复位,复位困难者说明可能有关节绞锁存在,切不可勉强复位,以免造成脊髓二次损伤。

3. 手术治疗

(1) 脊柱融合术:脊柱植骨融合是确保脊柱长期稳定的关键,任何坚强的内固定在长期反复的应力作用下都会出现疲劳折断,使脊柱失去稳定性。因此,对不稳定性脊柱骨折实施内固定时,应进行脊柱植骨融合。因条件所限不能进行内固定者,单纯植骨融合也未尝不可。常用的脊柱融合方法包括:椎板棘突间植骨融合、横突间植骨融合及椎体间植骨融合。各种融合方法可联合使用。脊柱植骨融合范围包括:侧方移位只融合损伤相邻两个椎体节段,即 2 节。椎体爆裂骨折,需融合伤椎上下各一正常椎体,共 3 节。

(2) 常用的脊柱内固定技术:脊柱内固定的目的是稳定脊柱、缩短脊柱损伤患者的住院时间,并有益于患者进行早期活动与康复训练。以下重点介绍关于胸椎、胸腰椎及腰椎骨折几种常用内固定方法的进展、力学实验、手术方法与临床效果。

1)Harrington 器械:20 世纪 60 年代中期开始采用 Harrington 棒治疗胸腰椎脊柱骨折,可使骨折复位及固定，并允许进行早期康复训练，且很少有并发症。对椎体前部骨折的复位在一定程度上可依靠 Harrington 棒产生的牵拉力来完成。使用 Harrington 棒治疗脊柱骨折时，要求 Harrington 棒上要有 3～4 个固定点，以便在棒体两端的 Harrington 钩上产生一个向后的矢量（后拉力），并通过骨折或其相邻椎体的椎板和椎弓根产生一个向骨折椎体的推力。向后的矢量可以矫正以骨折椎体为中心的后凸畸形。Harrington 撑开棒主要用于爆裂骨折、骨折脱位以及伴有椎后结构破坏的压缩骨折的复位与固定，也可用于有爆裂成分的屈曲牵拉型脊柱损伤，也有采用张力带（棘突钢丝或椎板压缩棒等）固定，以便产生一定的牵张力。Harring'ton 加压棒能恢复后柱的张力，因此，在胸腰椎骨折的固定方面起着重要作用，常用于脊柱的屈曲牵张型损伤及中柱完整的屈曲型损伤。利用椎板钩进行固定的 Harrington 加压棒，在抵抗脊柱屈曲负荷方面，较撑开棒的作用更好。在治疗脊柱骨折时，应根据不同的损伤机制和脊柱不稳类型，选择不同类型的 Harrington 器械。

由于存在脱钩与断棒等器械并发症，因此，Harrington 撑开棒有可能被其他内固定系统所取代。对屈曲和扭转应力具有更强抵抗作用的 Harrington 加压棒，也可因固定钩处的骨折而使固定失败。Harrington 撑开棒：关于 Harrington 撑开棒的固定范围、融合节段以及在骨折愈合后是否被取出等方面，已有许多报道。早期观点认为，器械的固定应包括损伤椎体上下各 2 个节段，融合所有被固定节段，无特殊并发症时，不取出内固定。

Purcell 在新鲜尸体上研究了脊柱发生屈曲骨折时 Harrington 撑开棒固定的最佳节段。当固定伤椎上一节段和下 2 个节段时，固定强度与非固定组比较无明显差异固定伤椎上下各二个节段时，固定强度提高 36%，固定伤椎上 3 个节段和下 2 个节段时，固定强度提高 65%，并能明显减少上位椎体倾斜，降低固定钩的脱出率。由此 Purcell 认为，Harrington 撑开棒的固定范围应包括伤椎的上 3 个节段与下 2 个节段，以提高器械的固定强度，降低固定钩的脱出率。

为了达到更好的复位效果，并使融合节段最少，Jacobs 提出的固定范围是伤椎上下各 3 个节段，融合节段只局限于损伤部位，如脊柱融合良好，术后一年即可拆除内固定。与固定伤椎上下各二个节段比较，Jacobs 方法使复位后的伤椎高度从 70% 提高到了 82%，融合节段从 4.8 节降低到 1.4 节，减少了伤椎节段的成角畸形，使固定钩受力降低了 50%，同时减少了椎板骨折及脱钩的发生率。近来，Jacobss 和 Casey 报道了在 52 例胸腰椎及腰椎骨折患者中采用"长节段固定，短节段融合"的方法，其固定节段平均为 5.6 节，平均融合节段 1.9 节，术后一年拆除内固定时，后凸角增加了 9°，主要为椎间隙塌陷所致。

根据以上资料，在使用标准 Harrington 撑开器械时，固定范围应包括伤椎上 3 个节段与下 2 个节段，融合范围以超过损伤区域为宜。Eismont 通过对 314 例脊柱损伤后使用标准 Harring-ton 棒固定的临床研究结果表明，术后平均脊柱后凸角为 9.9°，最终随防结果为 16.3°，矫正度平均丢失 6.4°。另一组资料表明，使用一端为方形并预弯出前凸的 Harrington 棒固定，术后平均后凸角 5°，最终随访结果为 8°，矫正丢失率较标准 Harrington 棒固定组明显降低。因此，如果对下胸椎或上腰椎损伤患者使用 Harrington 棒固定，应选用 Moe 棒，并根据脊柱生理曲度将棒体进行预弯处理，对上中胸椎的脊柱损伤，标准 Harrington 棒固定完全可以达到骨折复位目的。

使用 Harrington 撑开棒同时辅助椎板下钢丝固定，能最大限度的减少固定钩的脱出率（以往报道为 0 ～ 36%，平均 10%)，但禁忌在伤椎平面进行钢丝固定，以免增加神经损伤机会。另外，由于椎板下钢丝有使固定钩压向椎管的作用力，增加了神经受压机会，因此，对不伴有神经损伤的患者，应尽可能不使用椎板下钢丝与 Harrington 棒联合固定。目前，由于 CD 器械以及 Ed-wards 套棒与 Harrington 器械的联合使用，已很少单独使用 Harrington 器械。

俯卧位，无脊柱脱位者可使用 Hail-Rel-ton 体位架，有脱位者，在复位前应避免脊柱过伸，因过伸位常可使小关节交锁而增加复位难度；切口长度为伤椎上 4 个节段至下 3 个节段，剥离椎旁肌显露伤椎上 3 个节段及下 2 个节段的棘突、椎板与横突，有椎板或椎弓根骨折时，应注意避免损伤神经在伤椎上 3 个节段与下 2 个节段处安置椎板固定钩。应将上端固定钩放入预置的椎板下，而不是关节突内或椎板的内外板之间。用骨刀或 Kerrison 钳将固定下钩的椎板咬成方形，以便固定钩与椎板保持密切接触；对神经功能正常或有部分损伤者，术中应进行脊髓功能监测或唤醒试验，以确保术中无神经损伤或损伤进一步加重。如发现有神经受损时，应立即拆除内固定；术中透视及神经监测满意后，凿除脊柱固定区包括棘突、椎板及横突的骨皮质，行自体骨植骨；术后行胸腰骶椎支具固定 3 ～ 6 个月。

Harrington 加压棒：对伴有后、中柱分离，而前柱完整的屈曲牵张型脊柱损伤者，固定区包括伤椎上下各一个节段。对恢复解剖序列较困难的脊柱损伤，如陈旧性压缩骨折需要后柱固定者，压缩棒固定范围至少包括伤椎上下各二个节段。与手术有关的注意事项：骨膜下显露需固定节段的所有棘突、椎板及横突；切除上端固定钩面向尾端部位的部分椎板，以便直视下将上钩安置在椎板下，如果并发有上胸或中胸段的脊髓不完全损伤，上钩可安放在横突上方。下钩放置在相应的椎板与黄韧带之间；器械固定后行 X 线透视，以确定钩的位置与骨折复位情况；由于椎板下钢丝有使固定钩突向椎管而产生脊髓受压的危险，因此，在神经功能正常或部分受损的患者，最好不使用椎板下钢丝固定；植骨范围包括整个器械的固定范围，即伤椎上下的各一个节段。

2)Edwards 撑开器械：最初设计用于治疗脊柱损伤的 Edwards 器械，由棘节撑开棒、聚丙烯套棒及改良的固定钩组成。撑开棒对骨折复位提供了足够的撑开力，套棒则产生一个在脊柱矢状面上以套棒为中心向前的复位力，通过对脊柱黏弹性蠕变的逐渐调节及对前纵韧带产生的持续张力，使套棒在术后仍具有不断的复位作用，从而使 Edwards 器械比其他脊柱后路器械具有对脊柱矢状面更大的矫正效果。另外，套棒位于棘突与关节突之间，增加了套棒的稳定性，与其他棒钩系统比较，该器械的抗扭强度有了明显提高。在椎后结构完整的骨折中使用该器械固定，套棒应置于伤椎的上关节突表面。当椎后结构或椎弓根破坏时，应将套棒分别置于伤椎相邻的上下椎板表面 (所谓 "桥式套棒")，使脊柱产生 4 点受力，同时也可避免在伤椎椎后结构缺如时，套棒对脊髓的压迫。

根据骨折部位、椎体大小等选择合适的棒体长度。套棒端点与固定钩之间至少要有 3 ～ 5 cm 的距离。胸椎骨折的固定范围相当于伤椎上 2 ～ 3 个节段与下 2 个节段；上段与中段腰椎骨折的固定范围只包括伤椎上 2 个节段与下 1 个节段；桥式套棒的固定范围包括伤椎上 3 个节段与下 2 个节段。EdWards 器械使用的固定钩比 Harrington 钩设计得更深、更尖，外形更适合固定部位的解剖形态，因此，脱钩率较标准 Harrington 钩明显减少；另外，由于固定钩深度不同，因此，可适用于不同椎板厚度的需要，从而降低了固定钩进入椎管的机会，减少了因器械所致的神经受压；由于固定钩与椎板下的接触面积较大，使固定钩产生的 3 点固定更为坚强。作者通过 135 例患者的临床应用，并对其中 122 例患者进行了 1 ～ 4 年的随访显示，术前完全性脊髓损伤 41 例，不完全损伤 61 例，神经功能正常 33 例，脊柱后凸角平均 15°，平均椎体间移位 8 mm，平均椎体与椎间盘高度丢失 68%；术后椎体高度恢复到 96%，最终为 90%±8%，术后椎体移位恢复到 0.8 mm±1.5 mm，随访时无变化。CT 检查结果显示：伤后 2 d 内行 Edswards 器械固定者，伤椎椎管面积由正常的 55% 增加到 87%，而伤后 3 ～ 4 d 内手术者的椎管面积由 53% 增加到 76%。

与手术有关的注意事项：俯卧于 Hall-Relton 体位架上，略使脊柱过伸。小关节突间植骨：除上钩所在的小关节外，应切除脊柱固定全长的关节突关节面，并行关节间隙内植骨。

撑开棒的选择：如选用 Harrington 棒，棒体长度在撑开固定后所留棘节要越少越好，且棒体应轻度预弯。固定钩的选择：固定钩分 4 种型号，可分别用于胸椎、胸腰椎、上腰椎及下腰椎，其直径依次增大。套棒安放的理想部位应在骨折椎体的椎板表面，如椎后结构也有骨折，应在与伤椎相邻的上下椎板表面各安置一个套棒。逐渐撑开固定棒，透视观察器械的安放位置及骨折复位情况；植骨床的准备及植骨范围：凿除固定范围内除固定钩部位的棘突、椎板及横突的骨皮质，植骨范围包括内固定全长。

3)Coel-Dubousset 及其改良器械：CD 器械的应用提高了后凸与侧弯等脊柱畸形的治疗效果。

该器械的主要特点是：①采用多钩与椎弓根钉结合固定，可同时用于脊柱的撑开与加压；②采用横向联接装置，使整个器械成为一个矩形结构，进一步提高了器械的稳定性，并允许部分患者术后不用支具固定；③与 Luque 器械相比，在提高稳定性同时，神经系统并发症没有明显增加；④采用短节段固定，减少了被固定的脊柱节段。

主要缺点为：①对缺乏使用经验的医师来说，进行 CD 器械固定的手术时间可能稍长于其他器械；②在安置多个固定钩与 CD 棒的同时对损伤脊柱进行复位，其操作技术要求较高。有关 CD 器械的改良设计较多，但多数作者同意器械的固定范围在胸椎应包括伤椎上 3 个节段及下 2 个节段，腰椎包括伤椎上 2 个节段及下 1 个节段。CD 器械的常见术后并发症有感染、脱钩、椎弓根螺钉脱出、断钉、固定器松动等。

与手术有关的注意事项：固定节段。伤椎上 2 个节段和下 1 个节段，如骨折发生在胸段或胸腰段并存在明显不稳定时，固定节段可扩大到伤椎上 3 个节段和下 2 个节段；固定钩的选择。CD 棒两端尽可能选用闭口椎板钩或椎弓根钩，棒体中间一般选择开口椎板钩或椎弓根钩。另外，在脊柱的不同节段，应选用不同的固定钩，胸椎通常用椎弓根钩固定，腰椎多使用椎板钩固定。CD 棒的预弯处理。在安置 CD 棒之前，棒体两端应进行预弯处理，使之能与椎板的矢状面弧度相一致，以减少椎板骨折和器械失败的机会；棒体固定后，在两根 CD 棒之间安置横向连接器，同时行脊柱植骨融合。对中重度前柱粉碎骨折行后路短节段器械固定者，应进行前路椎间植骨融合术。

术后处理：根据器械的固定部位及范围，决定是否使用外固定。一般固定范围在伤椎上 3 个节段和下 2 个节段时，术后可不辅助外固定；在下腰椎，由于存在脊柱的生理前凸，负重力线主要通过椎后结构，因此，固定范围在伤椎上二节段与下一节段时，也可不用外固定或仅行短时间外固定，但对胸腰椎骨折患者，如固定范围也是伤椎上二节段及下一节段，则术后需辅助 TSLO 具固定。

4)Luque 棒与节段椎板下钢丝固定器械：早期的 Luque 器械主要用于矫正脊柱侧弯，且术后不用外固定支持。

该器械的主要缺点是：

①椎板下钢丝的应用，增加了神经的损伤机会，其发生率为 0 ～ 10%，而在拆除椎板下钢丝时发生硬膜损伤的机会更多，约为 25%；②不能承受脊柱的轴向载荷，尤其胸腰椎爆裂骨折使用 Luque 器械固定时，由于中柱破坏，随着脊柱的轴向负重，可出现椎管狭窄。该器械的主要优点是具有较大的抗前屈与抗扭转强度。

Harrington 器械辅助椎板下钢丝固定，兼顾了两种器械的优点，具有明显的抗剪切与抗扭转能力，同时能维持脊柱的轴向撑开力，提高了椎间韧带的张力，降低了固定钩的脱出率。Mun-son 的实验结果表明，使用 Harrington 器械辅助椎板下钢丝固定时，脊柱的轴向负荷能力提高了 20%，抗弯强度提高了 29%，抗扭转强度提高了 58%。McAfee 的实验结果也表明了用 Harring-ton 撑开棒辅助椎板下钢丝固定时，轴向抗压强度最大，而用 Luque 器械固定剪切暴力所致的脊柱损伤时，抗扭强度最大。适应证与禁忌证：Luque 器械主要用于剪切暴力（如安全带骨折）和屈曲扭转暴力（如骨折脱位）所致的脊柱损伤。

下列情况最好不用 Iouque 器械固定：①脊柱爆裂骨折。②无或仅有部分神经症状的脊柱损伤患者。

与手术有关的注意事项：显露伤椎上下各 3 个节段的棘突、椎板及横突，切除各棘突之间的棘上棘间韧带、黄韧带及部分椎板，注意不要伤及小关节，因为小关节的破坏会明显降低与钢丝接触区的椎板强度。另外，对 Luque 手术来说，行关节突间融合的意义不大。除伤椎平面外，于每一节段棘间孔之间贯穿双股椎板下钢丝；根据脊柱的矢状面弧度预弯 Luque 棒。除剪切损伤和过伸性损伤外，应以伤椎为中心预弯出适当的前凸弧度，以矫正脊柱的后凸畸形；椎板下钢丝与 Luque 棒的位置关系：拧紧在棒体表面的钢丝，应从棒体的内上方斜向棒体的外下方，从而达到对椎板最坚强的固定。拧紧后的钢丝结留出 1 cm 长度；许多学者认为行 Luque 器械固定后，不辅助任何外固定即可进行早期活动，但术后短期的外固定对促进植骨愈合仍是有意义的。改良 Luque 器械的应用：最常用的为矩形 Lu-que 棒，主要优点是避免了棒体的滑动与 Luque 棒断端穿破皮肤的机会，其抗扭强度高于标准的 Luque 器械。

5) 椎弓根螺钉固定器械：目前，临床上应用的椎弓根螺钉器械种类很多，根据不同的椎弓根螺钉形状及大小和不同的钉杆间连接装置，其所具有的压缩、拉伸及稳定性能也不同。该器械的主要优点是固定范围更短，一般为伤椎上下各 1 个节段，因此，更适用于活动范围较大的腰椎损伤。相反，由于胸椎的活动范围较小，即使少固定一节段脊椎，对预后的功能活动也无大的影响，因此，在胸椎使用短节段固定的实际意义不大。从腰椎到胸椎，椎弓根形态越来越小，增加了胸椎及上腰椎椎弓根螺钉的固定难度；另外，在胸椎及胸腰段椎管内均为脊髓组织，增加了螺钉置入时的神经损伤机会，因此，椎弓根螺钉器械的固定节段最好选择在腰椎，特别是下腰椎。

Gurr 通过实验证实，CD 椎弓根螺钉器械和改良的 Steffee 脊柱钢板 (VSP) 系统，无论在脊柱的轴向负荷及抗屈曲和抗扭转强度方面，均明显高于 Harrington 撑开器和 Luque 器械。另外，通过对器械刚度的动物实验结果表明，随着时间延长，器械固定区的骨质疏松程度越来越重，但随着器械刚度的增加，植骨融合率与融合质量也越来越高。Krag 对螺钉进钉深度的研究表明，当进钉深度达到椎体的 80% ～ 100%（直到椎前皮质）时，抗脊柱弯曲能力增加 54%，抗扭转能力增加 24%，但同时也增加了螺钉损伤椎前血管的危险。对螺钉外形设计的研究结果表明，螺钉外径越大，其抗弯强度越大，随着螺纹深度的增加，螺钉的抗拔出力越强。大多数椎弓根螺钉系统很难直接提供一个前柱的撑开力以使椎体达到满意复位并保持脊柱的解剖序列，相比之下，棒、钩与椎弓根螺钉联合器械具有更大的优越性。

与手术有关的注意事项：常规显露固定节段的棘突、椎板、关节突与横突。如使用的椎弓根螺钉系统无撑开装置，则在安置器械前，可先借助于安放在伤椎两端的 Harrington 外撑开器，撑开骨折节段，复位后再固定椎弓根螺钉系统。椎弓根的解剖形态：椎弓根螺钉与矢状面的夹角，从 T_{12} ～ L_1 为 4°～ 11°，并逐渐增大到 L530°；椎弓根横径在 T_{12} ～ L_3 约为 8 mm，L_4 为 10 mm，L_5 13 mm，椎弓根轴线与矢状面夹角及其直径均可从 CT 片上测量到。

椎弓根螺钉的定位方法：椎弓根上下界的中点位于两侧横突中点的连线上，椎弓根中点则位于过关节突的垂线与横突中点连线之交点处。腰椎椎弓根螺钉的进针点恰位于关节突外侧的乳突隆起处。除了存在明显的骨质疏松以外，在胸段及腰段置入的螺钉应避免穿透椎前皮质，以免伤及椎前的血管与内脏器官，骶骨螺钉可穿透骶前皮质 1 ～ 2 个螺纹。脊柱骨折手术治疗的基本目的之一是恢复脊柱的正常序列及其在矢状面的生理曲度，因此，在器械固定后应及时进行 X 线摄片或透视，观察骨折复位是否满意，脊柱的生理曲度是否恢复及椎弓根螺钉的位置是否正确；脊柱骨折手术治疗的另一个目的是进行植骨融合，一般多采用横突与关节突间植骨，如使用的固定器是螺钉钢板系统，则应在器械安装前进行植骨。

6) 脊柱前路固定器械：脊柱骨折的常用前路固定器械不多，主要用于需行前路椎管减压的胸腰椎爆裂骨折患者。Dunn 器械具有良好的生物力学稳定性，但由于器械固定后明显高出椎体表面，长期摩擦易引起腹腔大血管损伤，因此，目前已很少为临床所应用。1979 年，由 Kaneda 设计用于治疗胸腰椎爆裂骨折的前路固定器，减少了血管及神经损伤并发症。

其主要优点有：

a. 固定范围只限于伤椎上下各一节段椎体，故特别适用于活动范围较大的腰段脊柱骨折。

b. 由于多数爆裂骨折都伴有来自硬膜前方的骨折片压迫，因此，在进行椎管减压同时行前路 Kaneda 器械固定，避免了二期的后路脊柱内固定手术。

手术时要考虑的二个问题：

a. 为了获得良好的生物力学稳定性，固定螺钉必须贯穿与伤椎相邻的上下椎体对侧皮质，因此，需要对固定椎体进行比一般前路椎体切除更广泛的术野显露，以便术中能很容易的触及椎体对侧的大血管，避免螺钉固定时误伤。

b. 使用 Kaneda 器械治疗骨折脱位，尤其伴有严重脊柱后凸的患者时，由于这类固定器的固定范围只限于骨折相邻的上下各一节段椎体，因此，固定强度不足。

与手术有关的注意事项：适应证：主要用于 T_5 ～ L_4 椎体的新鲜或陈旧性爆裂骨折，尤其适用于伴有脊髓前方受压并呈不全性截瘫的患者。经胸膜或腹膜外显露伤椎及其上下各一椎体的侧前方及对侧，显露时应始终沿骨膜下操作，以免损伤大血管。于伤椎相邻的椎体侧前方安置椎体钢板及相应的椎体螺钉，螺钉深度以钉尖穿过对侧骨皮质为宜。伤椎椎管减压后，于相邻椎体间植大块髂骨或肋骨。于上下椎体螺钉之间安置连接螺杆，一般前棒可适当撑开，后棒适当加压，在二根螺杆间安装横向棒桥，以增加固定器的稳定性。术后 TLSO 支具固定 6 个月。

(3) 脊柱外固定技术：1977 年，Mager 根据椎弓根螺钉技术研制了脊柱外固定器并将其应用于临床。该固定器由两组 Schanz 螺钉及一组可调节的外固定装置组成，Schanz 螺钉通过椎弓根进入椎体固定。主要用于胸腰椎及腰椎骨折的治疗，也适用于各种原因引起的脊柱不稳症的固定，固定后的脊柱稳定性能满足不使用外固定支具而进行早期活动的要求。Mager 对 42 例脊柱骨折患者应用 ESSF 的治疗结果显示，患者平均术后 6 d 开始下床活动，ESSF 平均固定时间为 18.5 周 (13 ～ 49 周)，拆除 ESSF、后继续石膏或支具固定 6 ～ 8 周。术前椎体楔变角平均 29°，术后平均 10°，多数伴有椎间盘破坏的患者，拆除 ESSF 后，很快出现了椎间隙狭窄。常见的手术后并发症包括复位固定后骨折椎体部分塌陷、Schanz 螺钉松动及螺钉钉孔感染等。

与手术有关的注意事项：Schanz 螺钉的固定位置是 ESSF 技术的关键，螺钉位置不当，可导致螺钉松动或造成神经损伤。Schanz 螺钉固定可通过开放或闭合法进行。脊柱骨折合并椎管受压时，在椎管减压同时进行 Schanz 爆钉固定，对单纯脊柱不稳定性骨折，可在 X 线透视下安置 Schanz 螺钉。通过外固定器的撑开、加压及调整螺钉角度使骨折复位。对切开手术的患者，同时进行脊柱植骨融合。术后处理：使用有孔洞的泡沫床垫，便于患者仰卧时能容纳 ESSF。活动时佩戴背部有硬塑料盒的腰围，以提供对 ESSF 的保护。每日用乙醇对螺钉钉孔进行消毒。应特别强调的是，防止螺钉松动以及螺钉与皮肤之间出现张力是预防钉孔感染的先决条件；定期复查 X 线片，骨折愈合后去除 ESSF，继续石膏或支具固定。

(4) 椎管减压术：在进行胸段或胸腰段脊柱骨折治疗时，应认识到手术减压即相当于手术复位，如果手术时达到了骨折完全复位，则不需要进行减压。Levine 和 Edwards 的临床研究表明，伤后 2 d 内进行手术复位时，椎管面积可以恢复 32%，伤后 3 ～ 14 d 手术时，椎管面积只能恢复 23%，而在伤后二周以上手术时，恢复椎管面积的可能性则很小，因此，伤后早期进行手术治疗及良好的复位，能有效减少椎管受压的机会。X 线检查对骨折复位情况很难做出满意的评价，尽管术中可进行脊髓造影，但同样很难观察到残存的神经受压部位。后面将要讨论的术中超声波检查，则能够很好的显示压迫神经的骨折块位置，另外，术后行脊髓造影后 CT 检查 (CTM)，也可较好的评价神经受压部位。资料显示，当脊柱序列得到恢复后，椎管内的部分骨折碎片可以被重吸收，从而减少了神经受压的范围。Krompinger 对 29 例未经手术治疗的胸腰椎损伤患者进行了观察，发现 14 例椎管受压超过 25% 的患者中，有 11 例受压椎管出现了骨的再塑形，而 8 例椎管受压小于 25% 的患者中，有 4 例椎管受压得到完全恢复。Edwards 在应用套棒治疗的患者中也注意到了椎管内骨折碎片的重吸收现象。尽管如此，对经过后路器械复位固定，而神经受压症状无明显改善的胸椎或胸腰椎损伤患者来说，仍需要行椎管减压手术。

(5) 椎管超声波检查方法：作为一种无创性检查方法，术中椎管超声波检查能清楚的显示硬膜囊的各种占位性变化，判定后路椎管减压程度，尤其对胸腰椎骨折所致的硬膜囊前方压迫，欲通过后路椎管减压及内固定者来说，不失为一种较理想的检查手段。可使用任何快速超声波检查仪进行这项操作。工作频率为 7.5 MHz，附带一个传感器。将超声波探头覆盖一层无菌耦合剂，装入一个无菌屏障内（如关节镜），注意在无菌屏障—耦合剂—超声探头界面之间不能有气体。为显示椎管形态，需要切除被检查节段的椎板，切除范围不得小于 1.5 cm×1.0 cm。将切口内充满无菌生理盐水，并将超声波探头垂直椎管平面放入生理盐水内，旋转探头即可观察到从水平面到矢状面的椎管形态，并可显示突入椎管内的骨折块及椎间盘组织等。

（二）不伴有脊髓损伤的稳定型脊柱骨折的治疗

大部分椎体压缩骨折属于稳定性损伤。

治疗原则包括：

(1) 平卧硬板床，伤后 1～2 d 开始腰背肌功能锻炼。根据椎体压缩程度，决定 2～3 个月后下床活动。

(2) 骨折压缩超过椎体高度 1/3 时，应将腰部逐渐垫高，以使压缩椎体复位。

(3) 根据骨折压缩程度，下床后佩戴腰围或腰背支具 3～6 个月，逐渐练习弯腰活动。

（三）特殊类型脊柱损伤的处理

1. 压缩骨折

以前柱破坏为主，中柱完整的骨折为压缩骨折，后柱结构的完整性及骨折的治疗原则均取决于椎体的压缩程度。前柱压缩超过 40% 或脊柱后凸角大于 30°时，提示构成后柱的韧带组织已有破坏，且不能维持正常的脊柱稳定性。对压缩 40% 以内或后凸角小于 25°的骨折可采用 TLSO 支具固定，并在支具保护下进行活动，鼓励患者俯卧位休息，减轻脊柱畸形，避免睡软床加重畸形。支具固定时间至少 3 个月以上，去除固定前摄脊柱过伸过屈直立位 X 线片，如骨折椎体移位未超过相邻的正常椎体或后凸畸形无明显加重，即可拆除支具。由于长时间固定，肌肉可能出现明显萎缩，故应逐渐去除外固定，同时行肌肉功能锻炼。手术治疗适应于 X 线片显示骨折椎体有异常活动、局部持续性疼痛或畸形进行性加重的患者。

如骨折压缩超过 40% 或后凸角大于 25°，可考虑手术治疗。对损伤程度处在临界值的患者，治疗原则应视患者年龄及致伤暴力而定，即手术治疗只限于致伤暴力较大、椎后韧带大多已破坏的青壮年患者；对致伤暴力较轻、椎后韧带完好且伴有明显骨质疏松的老年患者，可用保守治疗。对椎后结构发生破坏的压缩骨折，可经后路行双棒固定，如选用哈氏棒撑开棒、Edwards 套棒或 CD 棒等。在确定中柱结构完整后，也可使用压缩棒固定，但应注意压缩棒固定有使破碎的椎间盘突入椎管内压迫脊髓的危险，因此，在使用这类内固定时，应结合术中超声波检查，以便在发现椎管内有突出物时，及时行椎管减压或切除突出物。撑开棒加 3 点固定（如 Edwards 套棒）或压缩棒等能更好地针对压缩骨折的病理变化进行治疗，而其他固定器如 Luque 器械或钢板椎螺钉系统等则很少应用于这类骨折。同样，由于这类患者的中柱结构相对完整，故很少因神经受压而行前路手术。

2. 附件骨折

包括横突骨折、棘突骨折、关节突骨折和关节突间（峡部）骨折。横突骨折多由直接暴力或因外伤所致的强烈肌肉收缩（撕脱骨折）引起。单纯棘突骨折是由暴力直接作用在脊柱后部所引起。关节突骨折同样也是直接外力作用的结果。引起附件骨折的作用力可能很小，但同时必须超声波检查椎管形态除外其他脊柱损伤。该类骨折均可通过 X 线断层或 CT 片进行确诊。

如果 CT 或断层片无阳性发现，应加照脊柱过伸过屈侧位片，以除外脊柱的动态性不稳定。在确定无其他脊柱损伤情况下，无须支具外固定，患者即可开始正常活动。

另一类附件骨折是发生在一侧或双侧的单节段关节间 (峡部) 骨折，多由运动创伤引起，常无明显的腰背痛病史。对发生在胸腰椎或上腰椎的峡部骨折，应行 TLSO 支具固定。支具的固定范围应包括一侧髋关节。胸腰椎或上腰椎发生关节间骨折时，如外伤较重，应考虑可能伴有严重的脊柱损伤，如安全带骨折等，对此应进行 CT 片或脊柱断层片确诊，如患者能耐受疼痛，也可摄脊柱动态位 X 线片，但由于骨折线多处于脊柱的横断面上，因此，有时标准的 CT 片也难以区别是单纯的关节间骨折，还是安全带骨折。

3. 安全带骨折

安全带骨折是指以前柱为支撑轴，在张应力作用下发生的中、后柱破坏。选择保守治疗或手术治疗的主要根据是损伤平面的位置，即以骨组织损伤为主的骨折 (Denis 分类中的 A 型)，还是以韧带损伤为主的骨折 (Denis 分类中的 B、C、D 型)。以骨组织损伤为主的安全带骨折尽管属于不稳定骨折，但预后良好。而以韧带损伤为主的骨折，脊柱的稳定性及预后均较差。对通过骨的安全带骨折可采用保守治疗，包括卧床休息至少 6 周以上，之后佩戴过伸型 TLSO 支具下床活动，定期复查 X 线片，观察脊柱畸形是否发展，如果在伤后 3 ～ 4 个月的脊柱动态位 X 线片上仍有脊柱异常活动或畸形加重，应考虑行后路加压棒固定与植骨融合，即使在伤后晚期手术，仍可获得满意效果。另外，如果从脊柱的稳定性考虑，也可早期行脊柱压缩棒内固定。对以韧带损伤为主的骨折，应早期行手术治疗。

安全带骨折的常用手术治疗方法是经后路的压缩棒 (如钩棒系统或椎弓根螺钉系统) 固定，如果伤椎椎板结构完整，只需固定伤椎上下各一节段椎体。使用 Luque 棒固定时，则需固定伤椎上下多个椎体节段，否则容易加重脊柱畸形。在治疗这类骨折时，很少选用前路椎管减压手术，因为前柱的破坏将进一步加重脊柱的不稳定。

4. 爆裂骨折

无论哪种爆裂骨折，均有前柱和中柱破坏，后柱结构的完整性及这类骨折的处理原则均取决于脊柱的损伤程度。在决定治疗方案之前应考虑 3 个要素：①椎管的受压比例；②脊柱损伤部位的畸形程度；③神经的受压程度。根据爆裂骨折治疗原则的三要素，Eismont 等提出对椎管受压小于 40%、脊柱畸形不明显、无神经压迫症状者，无须手术治疗，且可在 TLSO 保护下进行适当活动；对椎管受压大于 40% 的保守治疗者，绝对卧床时间不应少于 3 个月，之后在 TLSO 保护下活动；对椎管受压超过 40%～50%、脊柱后凸大于 25°，且无论是否有神经压迫者，最好进行手术治疗。需要强调的是，神经受压不仅表现有下肢肌力感觉障碍，而且还包括会阴部感觉及直肠与膀胱功能障碍。应通过肛门指诊确定肛门括约肌是否存在自主收缩，同时检查残余尿量是否少于 50 ml。对伤后表现明显下肢疼痛者，也应视为神经受压而考虑手术治疗。

爆裂骨折的非手术治疗包括佩戴至少 3 个月的 TLSO 支具。如果侧位 X 线片显示脊柱序列无变化，可早期进行正常活动。对今后从事体力劳动的患者，支具固定时间应延长至 6 个月，同时指导患者避免进行脊柱的过屈运动、卧硬板床及鼓励患者俯卧位休息等。如果出现了下肢麻木、无力或直肠与膀胱功能障碍，应及时复查 X 线片，观察脊柱畸形是否加重。对出现骨愈合征象者，应摄脊柱动态位 X 线片，明确骨折部位是否有异常活动。对非手术治疗无效，且脊柱畸形和神经症状进行性加重者，可考虑行椎管减压术。如在伤后 2～3 周行后路器械固定手术，则复位困难，常需要同时行后外侧椎管减压或环形椎管减压术。爆裂骨折手术治疗的常用内植物包括 Harrington 器械、Edwards 器械、CD 器械及椎弓根螺钉器械。Harrington 器械由于有脱钩及骨折复位困难等原因，使该器械的应用受到了限制。对中下部腰椎损伤，常用的内植物是固定范围较短的。Edwards 器械、CD 撑开器械及椎弓根螺钉器械，对存在神经压迫者，可同时行椎管环形减压或前路椎管减压和椎间植骨融合术。行后路手术时，应注意伴有椎板骨折的患者中，约 50% 可能发生硬膜撕裂，对此应进行修补。

压缩固定器有增加骨折片突入椎管内的可能，故不宜用于治疗爆裂骨折。Luque 棒的抗轴向负荷能力较差，同样有增加骨折片突入椎管内的可能，也很少用于治疗爆裂骨折。如果能达到满意复位，椎弓根螺钉系统不仅能提供足够的稳定性，而且融合的脊柱节段最少。但用于胸腰椎骨折固定时，尤其在未恢复正常的脊柱序列情况下，后期出现脊柱畸形和神经受压的机会要高于其他部位，因此，如果使用椎弓根螺钉系统治疗胸腰段椎体爆裂骨折，且固定范围仅包括伤椎上下各一椎体时，应同时行前路脊柱融合，以提供伤椎一个轴向支撑力，预防继发的脊柱畸形。由于作用在中下腰椎的大部分负荷只通过椎后结构，在这一节段使用椎弓根螺钉器械固定时，无须同时行前路融合。

爆裂骨折的另一个手术方法是经前路椎管减压及椎间植骨融合，尤其适应于神经压迫来自椎管前方，且后凸畸形较轻的患者。对有神经症状的陈旧性骨折，应作为首选治疗方法。与后路器械固定手术相比，尽管这种方法可能要残留部分脊柱畸形，但只要前路融合确实，大部分患者都能够接受。如果同时使用前路器械固定，无论骨折发生在胸腰椎或下腰椎，在进行椎管减压之后，均可同时获得满意的畸形矫正。单纯椎板切除不能用于治疗爆裂骨折，因为它不仅解除不了来自椎管前方的压迫，而且增加了脊柱的不稳定性并加重神经受压。

5. 骨折脱位

脊柱骨折脱位时，三柱均被破坏，且神经损伤的发生率很高，大部分需要手术治疗。对不伴有脊髓损伤的骨折脱位患者，手术目的是恢复脊柱的正常序列和稳定性，预防继发的神经损伤；对伴有不完全性脊髓损伤者，在手术恢复脊柱稳定性的同时行椎管减压；对伴有完全性脊髓损伤的骨折脱位患者，手术治疗目的是稳定脊柱，缩短住院时间，最大限度的恢复肢体的残存功能。

根据损伤类型确定不同的治疗方法。屈曲扭转型和屈曲牵张型骨折脱位时，前纵韧带多较完整，可选用各种撑开器械内固定，如预防脊柱过牵，可于伤椎上下各一节段范围内，固定一压缩短棍在二根撑开棒之间，使其起到张力带样作用，也可在固定撑开棒之前，先用双股钢丝固定在骨折相邻的棘突之间。在屈曲扭转型脊柱骨折脱位中单独使用压缩棒内固定，很难恢复脊柱的正常序列，而在屈曲牵张型骨折脱位中则能起到很好的固定与稳定作用。对伴有小关节跳跃的屈曲扭转型和屈曲牵张型骨折脱位，先在牵引下使骨折复位，然后用椎弓根螺钉器械维持复位。Luque 器械对屈曲扭转型骨折的复位具有良好的维持作用，但因器械本身不具备牵引功能，故要通过器械使骨折达到复位很困难。剪切损伤的脊柱稳定性最差，不但三柱被破坏，而且所有的支持韧带均发生撕裂，复位过程中很容易出现脊柱过牵，手术时可选择长撑开棒与短压缩棒联合固定。术后辅助 TLSO 支具固定。

由于骨折脱位后的主要问题是脊柱的序列与稳定性遭到破坏，因此，早期行椎管前方减压的意义不大，但在后路椎管减压不充分时，也可考虑同时行椎管前方减压，这对有部分神经损伤的患者来说尤其重要。

6. 其他损伤的处理

(1) 软组织损伤：通过病史及查体，在除外脊柱骨折情况下，可诊断为脊柱软组织损伤。处理应根据损伤部位，采取相应的治疗措施。理疗及适当的卧床休息能缓解症状，同时应鼓励患者逐渐开始活动，必要时可少量使用止痛药及非甾体类抗感染药，但应避免长时间应用麻醉类止痛药。经上述治疗后，如症状无明显缓解，应加照脊柱动态位 X 线片，仍无阳性发现时，行骨扫描检查，对骨扫描异常者进一步行 CT 或局部 X 线断层，以除外潜在的脊柱骨折。

(2) 椎间盘损伤：严重暴力伤是引起胸椎及胸腰段椎间盘损伤的主要机制，尽管很少见，但却是导致疼痛甚至肢体麻木的重要原因。胸腰段以上的椎间盘突出引起脊髓受压，而胸腰段以下的突出引起马尾受压，相比之下，脊髓对损伤的耐受性更差，且一旦损伤，恢复的可能性很小。与下腰段椎间盘突出分类相同，胸椎间盘病变也分为膨出、突出及脱出。椎间盘膨出是指髓核向后移位，但只限于纤维环内；在此基础上，若髓核进一步突破纤维环，但仍局限于后纵韧带内者为突出；病变髓核突破后纵韧带进入椎管时称脱出。由于胸椎管径更窄、脊髓血运更局限，因此，与颈椎及下腰椎相比，胸段及胸腰段脊髓对压迫的耐受性更差，即使发生椎间盘膨出，也可出现明显的神经受压症状。

胸段及胸腰段椎间盘突出的主要症状有疼痛、感觉异常及神经损伤体征。根据突出部位不同，疼痛可以为局限性，也可以是根性，即沿着肋骨的放射性疼痛，发生在胸腰段的椎间盘突出，疼痛可以向腹股沟区放射，少数患者表现为脊髓受压平面以下躯体的持续性疼痛。出现痛觉减退时，说明脊髓受压较重。神经系统检查可发现肌张力增高、步态不稳，感觉减退区发生在根性分布区或遍布脊髓受压平面以下整个躯体。根据脊髓受压部位不同，可出现不同的肌力减退表现，如脊髓中央损伤综合征、Brown-Sequard 综合征与脊髓前角综合征等。胸段及胸腰段椎间盘突出有时可引起完全性肢体瘫痪，也可引起会阴部感觉、直肠及膀胱功能异常。脊髓明显受压的患者，可表现为生理反射亢进及病理征阳性。

脊髓造影、造影后 CT 或 MRI 可明确胸椎间盘突出的部位与程度，但仅依靠 CT、检查尚不能诊断间盘突出及其范围，单纯 X 线片更不能作为诊断依据，但由于胸椎突出椎间盘的钙化发生率高于颈腰椎，因此，如在椎管内发现有钙化影，则提示椎间盘突出的可能，如在 X 线片上发现有 Scheuermann 病变，同样提示可能存在椎间盘突出。手术入路可选择经胸椎间盘切除术、经椎弓根后外侧椎管减压术及扩大切除肋横突入路椎间盘切除术，3 种手术的症状改善率平均为 80% ～ 90%。在经后路切除椎间盘时，由于过度牵拉而致脊髓功能障碍的发生率高达 45%，因此，常规的椎板切除术不能用于治疗胸段及胸腰段椎间盘突出。神经系统损伤是手术治疗胸椎及胸腰段椎间盘突出的严重并发症，发生率为 5% ～ 10%，在术前已有明显神经受压症状的患者中，发生率更高。

(3) 脊柱火器伤：随着暴力犯罪的增加，城市火器伤的发生率不断增多。在非死亡火器患者中，由于脊柱火器伤多伴有神经组织损害，预后往往较差。对脊柱火器伤的治疗多以手术为主，手术适应证包括：①有进行性神经功能障碍及证实存在骨或椎间盘碎块、弹片及血肿压迫神经者；②同时有腹部火器伤，尤其是先后出现结肠贯通伤与脊柱火器伤者；③脊柱火器伤伴不完全性脊髓损伤者。术中除对伤道清创外，椎板切除减压是解除神经压迫的常用方法。对发生在胸段或胸腰段的城市火器伤患者，术中很少采用脊柱内固定，多数患者术后可立即活动，对部分存在明显脊柱二柱结构破坏者，术后应佩戴 TLSO 支具。感染是脊柱火器伤后的严重并发症之一。经验表明，对子弹通过内脏器官，特别是消化道等空腔脏器后，再射入脊柱的患者，及时清创、脏器修补与术后 7～14 天的广谱抗生素应用，能有效地降低脊柱感染的发生率。对伤道内子弹的处理，视受伤部位而定。发生在 $T_{12}\sim L_4$ 段的火器伤，取出弹道内子弹可能有助于神经根功能的恢复，发生在 $T_1\sim L_1$ 的火器伤并伴有完全性脊髓损伤者，子弹的处理与否，对脊髓功能的恢复影响不大。

七、脊柱手术常见并发症的处理

随着脊柱内固定器械的临床应用，在对脊柱进行稳定与矫正同时，也破坏了脊柱的稳定结构，增加了神经组织的损伤机会，同时也带来了许多器械并发症。

（一）脊髓和神经损伤

神经组织损伤是脊柱骨折手术治疗过程中最严重的并发症之一，发生率约为 1%，大多与脊柱的过度牵拉、压缩和器械直接损伤或骨折复位等有关。通过了解脊柱的受伤机制和前纵韧带的完整性，使脊柱的过牵降到最低限度，即如果前纵韧带完整，且使用的后路器械又具有适应脊柱生理弯曲及前纵韧带张力的预弯弧度，便可避免脊柱过牵。另外，在使用脊柱撑开器械固定时，注意施用的撑开力不宜过大，尤其在使用钩棒结构的内固定时。使用压缩器械对椎后结构完整的脊柱进行固定，一般很少发生神经组织损伤，偶可导致椎间盘突出，尤其是屈曲牵张型脊柱骨折的患者。椎板下钢丝、椎板固定钩及椎弓根螺钉等置入不当，均可造成脊髓或神经根的暂时或永久性损伤或受压。尽管器械的正确置入及对可能出现的并发症的深入了解，能降低神经损伤的发生率，但不可能完全避免。安置器械时，若术中唤醒试验无反应，X 线片显示脊柱存在过牵或过度压缩现象，说明可能有神经损伤，应立刻调整内固定器械，放松部分牵引或压缩，或拆除部分椎板下固定钢丝，必要时更换内固定器械或不用内固定。术后出现的神经功能障碍可能与椎间盘突出、复位丢失、脊髓水肿或血肿压迫等因素有关，应根据脊髓造影、CT 或 MRI 检查明确诊断后，急诊手术，解除神经压迫。

1. 椎弓根螺钉所致的并发症

椎弓根周围均有神经组织相毗邻，尤其在椎弓根的内侧及下方，神经组织更易受椎弓根结构异常的影响，另外，如果置入椎弓根的螺钉过长，则有可能穿透椎前皮质伤及腹腔大血管。为减少神经损伤机会，术者必须熟练掌握脊柱的解剖与椎弓根定位知识，学会术前通过 X 线片辨别椎弓根及螺钉的进钉标志。以往文献报道椎弓根螺钉置入错误的发生率大约为 10%～20%。另外，手术操作失误，如磨钻、刮匙等均可对神经组织造成直接伤害，晚期经椎弓根脱出的折断螺钉也可致神经损伤。椎弓根螺钉松动是手术晚期并发症之一，也是脊柱矫正率丢失的主要原因。螺钉松动多由置入的螺钉位置不当、椎弓根骨折、进钉深度不够或骨质疏松等原因所致。发生椎弓根骨折的原因在于钻入的螺钉太粗或螺钉突破了椎弓根皮质。对有严重的脊柱畸形或骨质疏松患者，可通过增加螺钉的进钉深度，有时甚至穿透椎前皮质来增加骨与螺钉的界面强度，但要充分考虑到可能发生椎前血管损伤的危险。

2. 椎板下钢丝所致的并发症

关于椎板下钢丝引起神经损伤的报道很多，可逆性损伤的发生率约为 5%，永久性损伤为 0.6%。进行椎板下钢丝固定时，钢丝的贯穿深度可达椎管的 25%，取钢丝时同样如此。发生脊柱脊髓损伤时，尤其当椎管内有出血、骨折块压迫、椎管畸形或脊髓水肿时，椎管内几乎没有可容纳钢丝的空间，椎板下钢丝固定时很可能会引起或加重神经损伤。为降低神经损伤的发生率，操作中应注意：①选择椎管内空间较大的脊椎节段，如与脊髓损伤相邻的椎板进行钢丝固定；②将钢丝预弯出与椎板宽度相适应的弧形；③钢丝在椎管内穿过时应无明显阻力。

3. 椎板固定钩所致的并发症

最常发生脱钩的部位在下腰椎，近端椎板钩的脱出大多是由于脊柱复位不满意或脊柱的黏弹性作用尚未使被撑开的脊柱恢复到平衡状态所致。施加在固定器上的作用力过大、骨质疏松或内固定器械使用不当（如椎板钩未被完全嵌入椎板下或被嵌入到椎板的两层皮质骨之间、固定棒未进行预弯处理等），是造成脱钩、椎板骨折，甚至椎板固定钩压迫神经的主要原因。由固定钩引起的神经损伤发生率大约为 1%。Edwards 和 Levine 报道置于 L_3 以上的下钩脱出率约为 4%，而置于 L_4 及 L_5 的下钩脱出率分别增加了 2 倍及 3 倍。

预防上述并发症的方法：①使用的内固定器械如椎板钩及固定棒等，应尽可能与局部的解剖形态相适应；②避免在安置椎板钩的部位切除过多的椎板，以免出现应力集中导致椎板骨折；③尽可能少切除椎板两侧的黄韧带与关节囊，避免椎板钩向侧方脱出。如果超出上钩以外的棒体长度小于 1 cm，也容易发生脱钩，因此，增加超出上钩以外的棒体长度，能预防此类并发症，但若超出的棒体过长，棒端又容易顶出皮肤，为此，使用前应进行适当的预弯处理。为了提高固定棒的稳定性，可辅助椎板下或棘突钢丝固定。但需要注意的是，在使用脊柱压缩器械固定时，最好不要辅助椎板下钢丝固定，因为钢丝的作用力方向有使固定钩进入椎管内伤及脊髓的危险。

（二）硬脊膜撕裂

脊柱损伤和手术误伤都可造成硬脊膜撕裂及并发脑脊液漏。不正确的术中显露、器械固定或硬膜剥离等均可伤及硬膜，术中一旦发现硬膜撕裂，应予以缝合，缝合困难时，可用周围的肌肉或筋膜瓣覆盖，覆盖不完全时，应进行硬膜外引流，以降低脑脊液压力，促进硬膜愈合。

（三）感染

脊柱手术后发生感染者并不多见。对局限于筋膜浅层的感染，处理方法是早期清创及开放或闭合引流。对深部感染者，一旦发现，也应立刻行切口清创及灌洗引流，尽可能保留植骨块和金属内植物，之后于切口深层分别放置冲洗管和引流管，逐层缝合切口。术后冲洗量维持在 500 ml/h，冲洗引流管放置 7～10 d，直到引流液培养阴性后逐渐拔出。如果感染仍得不到控制，应考虑再次清创，必要时可取出植骨块和金属内植物。

（四）并发伤的处理原则

脊髓损伤患者常并发有颅脑伤、肌肉骨骼伤以及血管损伤等，并发伤的发生率约为 60%。对伤后昏迷的患者来说，脊髓损伤的诊断可能很困难，因此，对所有颅脑损伤和怀疑有脊髓损伤的患者，都应常规拍摄脊柱及其损伤平面以下的肢体 X 线片。另外，由于脊髓损伤常掩盖并延误某些重要并发伤的诊治，特别是腹部空腔脏器穿孔及腹膜炎等，致使病情恶化甚至死亡，因此，对所有脊髓损伤的患者，还应常规进行腹腔穿刺检查，以免误诊。

脊髓损伤同时常并发有肾脏损伤，随着膀胱引流技术（如间歇性导尿）的不断改进，因肾脏损伤所致的死亡率正逐年下降。在伤后初期，如果膀胱引流结果正常，即经尿管注入与抽出的液体量相等，可考虑间歇性导尿，同时对泌尿系统进行全面检查，以便采取针对性处理措施。

出现脊柱脊髓损伤晚期并发症的原因可能与脊柱不稳性腰痛、持续性神经受压以及长期卧床等因素有关。对脊柱脊髓损伤治疗的主要目的是重建利于脊髓和神经功能恢复以及促进脊柱骨折愈合的稳定环境，使患者早日得到康复。尽管目前对完全性脊髓损伤仍无好的解决办法，但最大限度的恢复患者肢体的残存功能，仍是改善患者生活质量的唯一途径。为了早日使患者获得功能独立，伤后康复性训练开始的越早越好，但影响患者最终功能状态的决定因素则是脊髓损伤的平面和程度，而脊柱坚强的内固定和有效的外固定只是促使患者早日康复的外在条件。

第九节　脊髓损伤

脊髓损伤是脊柱骨折的严重并发症，由于椎体的移位或碎骨片突入椎管内，使脊髓或马尾神经产生不同程度的损伤。胸腰段损伤使下肢的感觉与运动产生障碍，称为截瘫；而颈段脊髓损伤后，双上肢也有神经功能障碍，为四肢瘫痪，简称"四瘫"。

一、病理生理

1.脊髓震荡

脊髓受到强烈震荡后而发生超限抑制，脊髓功能处于生理停滞状态。脊髓神经细胞结构正常，无形态学改变。

2.不完全性脊髓损伤

伤后 3 小时灰质内出血较少，白质无改变；伤后 6～10 小时，出血灶扩大，神经组织水肿，24～48 小时以后逐渐消退。由于不完全脊髓损伤程度有轻、重差别，轻者仅有中心小坏死灶，保留大部分神经纤维；重者脊髓中心可出现坏死软化灶，并由胶质或瘢痕代替，只保留小部分神经纤维。

3.完全性脊髓损伤

伤后 3 小时脊髓灰质内多灶性出血，白质尚正常；6 小时灰质内出血增多，白质水肿；12小时后白质内出现出血灶，神经轴索开始退变，灰质内神经细胞退变坏死；24 小时灰质中心出现坏死，白质中多处轴索退变；48 小时灰质中心软化，白质退变。总之在完全性脊髓损伤，脊髓内的病变呈进行性加重，从中心出血至全脊髓出血水肿，从中心坏死到大范围脊髓坏死，可长达 2～3 cm。晚期脊髓为胶质组织代替。

二、临床表现

1.脊髓震荡

临床上表现为损伤平面以下感觉、运动及反射完全消失或大部分消失。一般经过数小时至数天，感觉和运动开始恢复，不留任何神经系统后遗症。

2.不完全性脊髓损伤

损伤平面以下保留某些感觉和运动功能，为不完全性脊髓损伤，包括以下四种类型。

(1) 前脊髓综合征：颈脊髓前方受压严重，有时可引起脊髓前中央动脉闭塞，出现四肢瘫痪，下肢瘫痪重于上肢瘫痪，但下肢和会阴部仍保持位置觉和深感觉，有时甚至还保留有浅感觉。此型损伤的预后为不完全性损伤中最差者。

(2) 后脊髓综合征：脊髓受损平面以下运动功能和痛温觉、触觉存在，但深感觉全部或部分消失。

(3) 脊髓中央管周围综合征：多数发生于颈椎过伸性损伤。颈椎管因颈椎过伸而发生急剧性容积减小，脊髓受黄韧带皱褶、椎间盘或骨刺的前后挤压，使脊髓中央管周围的传导束受到损伤，表现为损伤平面以下的四肢瘫，上肢重于下肢，没有感觉分离。

(4) 脊髓半切综合征：又名 Brown-Séquard 综合征。损伤平面以下同侧肢体的运动及深感觉消失，对侧肢体痛觉和温觉消失。

3.完全性脊髓损伤

脊髓实质完全性横贯性损害，损伤平面以下的最低位骶段感觉、运动功能完全丧失，包括肛门周围的感觉和肛门括约肌的收缩运动丧失，称为脊髓休克期。2～4周后逐渐演变成痉挛性瘫痪，表现为肌张力增高，腱反射亢进，并出现病理性锥体束征。胸段脊髓损伤表现为截瘫，颈段脊髓损伤则表现为四肢瘫。上颈椎损伤的四肢瘫均为痉挛性瘫痪，下颈椎损伤的四肢瘫由于脊髓颈膨大部位和神经根的毁损，上肢表现为弛缓性瘫痪，下肢仍为痉挛性瘫痪。

4.脊髓圆锥损伤

正常人脊髓终止于第1腰椎体的下缘，因此，第12胸椎和第1腰椎骨折可发生脊髓圆锥损伤，表现为会阴部(鞍区)皮肤感觉缺失，括约肌功能丧失导致大小便不能控制和性功能障碍，双下肢的感觉和运动仍保留正常。

5.马尾神经损伤

马尾神经起自第2腰椎的骶脊髓，一般终止于第1骶椎下缘。马尾神经损伤很少为完全性的。表现为损伤平面以下弛缓性瘫痪，有感觉及运动功能障碍及括约肌功能丧失，肌张力降低，腱反射消失，没有病理性锥体束征。

三、脊髓损伤程度评估

脊髓损伤严重度分级可作为脊髓损伤的自然转归和治疗前后对照的观察指标。依据脊髓损伤的临床表现进行分级，目前较常用的是 Frankel 分级 (表 2-2)。

表 2-2 Frankel 功能分级

级别	功能
A	完全瘫痪
B	感觉功能不完全丧失，无运动功能
C	感觉功能不完全丧失，有非功能性运动
D	感觉功能不完全丧失，有功能性运动
E	感觉、运动功能正常

四、影像学检查

X 线片和 CT 检查为脊髓损伤最常规的影像学检查手段，可发现损伤部位的脊柱骨折或脱位。经间盘和韧带结构的损伤，X 线片和 CT 检查可能不能发现明显异常，称之为无放射线检查异常的脊髓损伤 (spinal cord injury without radioyaphic abnormality，SCIWORA)，多见于颈椎外伤。

MRI 检查可能观察到脊髓损害变化。MRI 不仅可了解脊髓受压程度，还可观察脊髓信号强度、脊髓信号改变的范围和脊髓萎缩情况等。

五、并发症

1. 呼吸衰竭与呼吸道感染

这是颈脊髓损伤的严重的并发症。人体有胸式呼吸与腹式呼吸两组肌肉。胸式呼吸由肋间神经支配的肋间肌管理，而腹式呼吸则来自膈肌的收缩。膈神经由颈 3～5 组成，颈。是主要的成分。颈脊髓损伤后，肋间肌完全麻痹，因此伤者能否生存，很大程度上取决于腹式呼吸是否幸存。$C_{4、5}$ 的损伤往往是伤者在现场即已死亡，$C_{3、4}$ 的损伤由于影响到膈神经的中枢，也常于早期因呼吸衰竭而死亡，即使是 $C_{4、5}$ 以下的损伤，也会因伤后脊髓水肿的蔓延，波及中枢而产生呼吸功能障碍，只有下颈椎损伤才能保住腹式呼吸。由于呼吸肌力量不足，呼吸非常费力，使呼吸道的阻力相应增加，呼吸道的分泌物不易排出，久卧者又容易产生坠积性肺炎。一般在一周内便可发生呼吸道感染，吸烟者更是提前发生，其结果是伤者因呼吸道感染难以控制或痰液堵塞气管因窒息而死亡。

在 20 世纪 50 年代，颈脊髓损伤的死亡率几乎达到 100%，随着对呼吸生理认识的进展和呼吸机的不断革新，使生存率逐渐提高。气管切开可以减少呼吸道无效腔，及时吸出呼吸道内分泌物，安装呼吸机进行辅助呼吸，还可以经气管给予药物；然而气管切开后为护理工作带来很大的困难，因此何时做气管切开最为适宜目前尚未定论，一般认为下列患者应做气管切开：①上颈椎损伤；②出现呼吸衰竭者；③呼吸道感染痰液不易咳出者；④已有窒息者。

选用合适的抗生素与定期翻身拍背有助于控制肺部感染。

2. 泌尿生殖道的感染和结石

由于括约肌功能的丧失，患者因尿潴留而需长期留置导尿管，容易发生泌尿道的感染与结石，男性患者还会发生副睾丸炎。

防治方法：

(1) 伤后 2～3 周开始导尿管定期开放，其余时间夹闭，使膀胱充盈，避免膀胱肌挛缩，并教会患者在膀胱区按摩加压，排空尿液，训练成自主膀胱，争取早日拔去导尿管，这种方法对马尾神经损伤者特别有效。

(2) 教会患者遵循严格无菌操作法，自行定时插导尿管排尿。

(3) 需长期留置导尿管而又无法控制泌尿生殖道感染者，可作永久性耻骨上膀胱造瘘术。

(4) 在脊髓损伤 4～6 个月，截瘫平面稳定后，利用损伤平面以下的失用神经创建一个人工体神经，内脏神经反射弧，用以控制排尿。根据所用神经节段的不同，大部分患者可于 1 年左右显著地恢复膀胱功能，并能控制大便，部分患者尚可不同程度地恢复性功能。

多饮水可以防止泌尿道结石，每日饮水量最好达 3 000 ml 以上。有感染者加用抗生素。

3. 压疮

截瘫患者长期卧床，皮肤知觉丧失，骨隆突部位的皮肤长时间受压于床褥与骨隆突之间而发生神经营养性改变，皮肤出现坏死，称为压疮。压疮最常发生的部位为骶部、股骨大转子、髂嵴和足跟等处。它可分成四度：①第一度，皮肤发红，周围水肿；②第二度，皮肤出现水疱，色泽紫黑，有浅层皮肤坏死，因此有浅二度与深二度之分；③第三度，皮肤全层坏死；④第四度，坏死范围深达韧带与骨骼。巨大压疮每日渗出大量体液，消耗蛋白质，又是感染进入的门户，患者可因消耗衰竭或脓毒症而致死。

防治方法是：①床褥平整柔软，或用气垫床；保持皮肤清洁干燥；②每2～3小时翻身1次，日夜坚持；③对骨隆突部位每日用50%酒精擦洗，滑石粉按摩；④浅表压疮可以用红外线灯烘烤，但需注意发生继发性灼伤；⑤深度压疮应剪除坏死组织，勤换敷料；⑥炎症控制，肉芽新鲜时，作转移皮瓣缝合。

4. 体温失调

颈脊髓损伤后，自主神经系统功能紊乱，受伤平面以下皮肤不能出汗，对气温的变化丧失了调节和适应能力，常易产生高热，可达40℃以上。

处理方法是：①将患者安置在设有空调的室内；②物理降温，如冰敷、冰水灌肠、乙醇擦浴；③药物疗法，输液和冬眠药物。

六、治疗原则

1. 非手术治疗

伤后6小时内是关键时期，24小时内为急性期，抓紧尽早治疗时机。

(1) 药物治疗：甲泼尼龙冲击疗法每千克体重30 mg剂量一次给药，15分钟静脉注射完毕，休息45分钟，在以后23小时内以5.4 mg/(kg·h)剂量持续静脉滴注，本法只适用于受伤后8小时以内者。其作用机制为大剂量甲泼尼龙能阻止类脂化合物的过氧化反应和稳定细胞膜从而减轻外伤后神经细胞的变性，降低组织水肿，改善脊髓血流量，预防损伤后脊髓缺血进一步加重，促进新陈代谢和预防神经纤维变性。

(2) 高压氧治疗：据动物实验，伤后2小时内进行高压氧治疗效果最好，这显然不适合于临床病例。根据实践经验，一般伤后4～6小时内应用也可收到良好的效果。高压氧用0.2 MPa氧压，1.5小时/次，10次为1个疗程。

(3) 其他：自由基清除剂、改善微循环药物、兴奋性氨基酸受体阻滞剂等。

2. 手术治疗

手术只能解除对脊髓的压迫和恢复脊柱的稳定性，目前还无法使损伤的脊髓恢复功能。手术的途径和方式视骨折的类型和致压物的部位而定。

手术的指征是：

(1) 脊柱骨折脱位有关节突交锁者。

(2) 脊柱骨折复位不满意，或仍有脊柱不稳定因素存在者。

(3) 影像学显示有碎骨片突入椎管内压迫脊髓者。

(4) 截瘫平面不断上升，提示椎管内有活动性出血者。

MRI显示脊髓内有出血者可在脊髓背侧正中切开脊髓至中央沟，清除血块与积液，有利于水肿的消退。

手术后期效果术前难以预料，一般而言，手术后截瘫级别可望至少提高一级，对于完全性瘫痪而言，提高一级并不能解决多少问题，对于不完全性瘫痪而言，提高一级意味着可能改善生活质量。为此，对于不完全性瘫痪者更应持积极态度。这一原则更适用于陈旧性病例。

第十节　腕舟骨缺血性坏死

舟骨缺血性坏死又称 PreLsei，病，全舟骨缺血性坏死发生率极低，而部分舟骨缺血性坏死在临床较为常见。

一、病因及发病机制

全舟骨缺血性坏死的原因不明，各种报道不一，但普遍认为与慢性损伤、某些疾病（如红斑狼疮）、长期服用激素、饮酒等因素有关。部分舟骨缺血性坏死在临床较为常见，多由舟骨骨折引起。舟状骨近侧 1/3 的血液供给系由远侧经舟状骨腰部而来，但约有 30% 腰部供血很差，由于舟骨骨折，供应近侧骨折端的血液中断，从而容易引起骨折不愈合和近侧骨折端的缺血性坏死。

二、临床表现

由 Preiser 病所致早期可无明显症状，发展到一定程度后，可出现腕部疼痛，常在腕背伸、桡偏时加重，活动后加剧。经第 1 掌骨纵轴叩击出现鼻烟窝疼痛。舟骨近端坏死常发生在舟骨骨折后，腕痛，活动时加重，腕关节活动明显受限。临床分期根据腕舟骨血运障碍情况，腕舟骨的 X 线表现及临床症状，将本病大致分为 4 期。

(1) Ⅰ期：仅表现为腕疼痛，尤以腕背伸时明显，X 线片无变化。

(2) Ⅱ期：腕疼痛进一步加重，手的握力较健侧减低，X 线表现为腕舟骨密度增高，骨小梁有不规则变化，但腕舟骨形态正常。

(3) Ⅲ期：表现为腕肿痛，疼痛可向前臂放射，腕背伸明显受限，X 线片表现腕舟骨受压变扁，骨密度明显不均匀，但无骨碎块。

(4) Ⅳ期：在 Ⅱ、Ⅲ 期病变的基础上合并有腕舟骨碎块，还可能伴有腕管综合征出现。

三、影像学检查

对怀疑有舟骨缺血性坏死的患者，均摄腕关节正、侧、斜和舟骨位片。可发现舟骨骨密度增加，软骨下囊性变，舟骨碎裂、骨折、变形；严重者可出现桡舟、桡月相邻软骨受损，关节间隙变窄，骨硬化，骨赘形成。CT 和 MRI 对了解坏死的形态和供血，可早期做出诊断。

四、治疗

1. 非手术治疗

通常采用保守治疗为制动，减少腕关节的活动，如石膏管型或腕部绷带固定 6～8 周；或采用物理治疗，促进局部血循环；或口服扩张血管药物；中医药物治疗采取三期辨证治疗，早期宜活血化瘀、消肿止痛；中期宜接骨续损；后期宜养气血、补肝肾、壮筋骨等。全舟骨缺血性坏死少见，早期诊断比较困难，常难以做到早期诊断。待临床症状明显时才被发现，保守治疗已难以有效。

2. 手术治疗

由外伤引起的部分舟骨缺血性坏死保守治疗效果差，一旦明确诊断，大多要求手术治疗。手术治疗方法很多，主要包括：

(1) 血液循环重建术：如血管束植入术、带血管蒂骨瓣植入术等。

(2) 切除术：如坏死的近侧部分舟骨切除术、桡骨茎突切除术、近排腕骨切除术等，手术方式采用开放手术或关节镜下手术两类。

(3) 假体植入术或成形术：如舟骨假体置换术、部分舟骨假体植入术等。

3. 预防

腕舟骨腰部或近端骨折时，近端血供丧失严重，容易导致骨折端硬化或近端缺血性坏死，另外如果骨折后制动不牢固或骨折未愈合中断制动，也会导致不良后果。因此，临床上应特别重视舟骨骨折后导致的缺血性坏死，在治疗过程中要特别重视固定的范围、石膏的质量和制动的时间。若无特别的药物治疗，有的病例需延长固定半年甚至一年以上，骨折始能愈合。

第十一节　骨肉瘤

骨肉瘤 (osteosarcoma) 是恶性程度较高的骨的原发性肿瘤，其特点是瘤细胞直接形成骨样组织，故也称为成骨肉瘤，但肿瘤的成骨过程不明显者也不能排除骨肉瘤。在小儿骨恶性肿瘤中最多见，约为小儿肿瘤的 5%。该瘤恶性程度甚高，予后极差，可于数月内出现肺部转移，截肢后 3～5 年存活率仅为 5～20%。发生在股骨下端及胫骨上端的约占所有骨肉瘤的 3/4，其他处如肱骨、股骨上端、腓骨、脊椎、髂骨等亦可发生。多数为溶骨性，也有少数为成骨性，发病年龄：可发生在任何年龄，但大多在 10～25 岁，男性较多。肿瘤多处于骨端，偶发生于骨干或骨骺。

一、病因及发病机制

(一) 病因

可能与骨骼过度生长、慢性炎症刺激、遗传因素、特殊病毒的感染，骨内血液回流不畅及放射线照射等因素有关。

(二) 发病机制

本病的发病机制还不很清楚。它的组织学特点是增生的梭形肿瘤细胞直接产生骨样基质或不成熟骨。但其发型不同，组织学特点也不同。本文已在概述中描述。

骨肉瘤来源于原始祖细胞，这种细胞有多潜能的特征，可以分化为骨、软骨及纤维，因此骨肉瘤中除有恶性骨母细胞外，还有软骨母细胞及成纤维细胞分化。根据这 3 种细胞成分的多少，中心型骨肉瘤可以分为骨母细胞型 (成骨型)、软骨母细胞型 (成软骨型) 及成纤维细胞型 (成纤维型)。

1. 肉眼所见

肿瘤发生在髓腔并在髓腔内扩张和破坏与穿破骨皮质进入软组织。肿瘤因发生部位不同而形状不一，肿瘤切面可因细胞成分不同而色彩及质地各异，灰白色、质软、鱼肉样，蓝白色、质脆、软骨样，灰白色、质韧、橡皮样和坚如象牙的瘤骨，坏死及出血区为灰黄色和红褐色分布在肿瘤之间。肿瘤偏于某侧被穿破的骨皮质无膨胀，骨膜被掀起可见三角形骨膜反应。

2. 光镜所见

肿瘤细胞梭形、多角形、圆形，细胞间变明显，细胞大小不一，形态各异，细胞核大，核仁明显，常见病理核分裂，在分化较好的地方可以见到肿瘤细胞的直接形成肿瘤性骨及骨样组织，呈粉染均质条索状及小片状，肿瘤越成熟形成的骨及骨样组织越多，有时还可见到破骨细胞型巨细胞及出血和坏死区。

(1) 骨母细胞型：主要由具有明显异型性的恶性骨母细胞组成，形成较多的肿瘤性骨及骨样组织，细胞的分化程度不一，有的分化比较成熟，异型性不明显，形成瘤骨较多，有的则分化较差，瘤细胞异型性十分明显，核分裂易见，形成肿瘤性骨及骨样组织少。

(2) 软骨母细胞型：肿瘤组织中除骨母细胞外，半数为软骨肉瘤结构，同时可以见到肿瘤细胞直接形成肿瘤性骨及骨样组织。

(3) 成纤维细胞型：肿瘤细胞梭形，排列成车辐状，其间可见肿瘤细胞直接形成肿瘤性骨及骨样组织。

以上 3 型往往混合存在，目前称以上 3 型为传统型。

3. 电镜观察

由 5 种细胞组成，最基本的是恶性成骨细胞，其次为成软骨细胞、成纤维细胞、肌纤维母细胞及不分化细胞。除 5 种细胞外还有肿瘤性骨样组织。

(1) 恶性成骨细胞：细胞核是不规则的圆形、卵圆形。核膜锯齿状。核染色质轻度凝集，核仁明显，细胞内充满粗面内质网，线粒体少，内含少量的嵴，高尔基复合体较发达，细胞表面有突起，细胞间无细胞连接器。

(2) 恶性成软骨细胞：细胞核有明显的间变，表面有不规则的微绒毛，细胞周围有一透明区带，细胞质内有发达的粗面内质网，线粒体卵圆形，有明显的嵴，高尔基复合体发达，细胞质有液泡，偶见溶酶体。

(3) 恶性成纤维细胞：细胞纺锤形，细胞质不规则，细胞核长卵圆形，核膜表面有凹陷，染色质边集，胞质内有丰富的粗面内质网，线粒体中等量。

(4) 不分化细胞：细胞有相对高的核质比例和稀少的细胞器，是成骨肉瘤主要细胞成分。

(5) 肌纤维母细胞：大多数成骨肉瘤均可见此细胞，细胞长纺锤形，有丰富的胞质微丝，细胞质内有丰富的粗面内质网。

肿瘤性骨样组织由胶原纤维和蛋白多糖组成，在肿瘤不同区域内，有不同的表现，成骨区内，骨样基质占优势，成软骨细胞区内，胶原纤维形成，并有大量的蛋白多糖物，在此纤维细胞区内，纤维细胞无明显成骨。

二、临床表现及分型

(一) 骨肉瘤的分类

1. 髓内起源

原发高度恶性髓内型 (传统性骨肉瘤)。

组织学亚型：成骨细胞型成软骨细胞型成纤维型。

混合型血管扩张型小细胞型。

低度恶性髓内型。

2. 皮质旁

骨旁骨肉瘤骨膜骨肉瘤高度恶性表面骨肉瘤。

3. 继发

畸形性骨炎放射源性继发于其他肿瘤。

4. 多发性骨肉瘤

(二) 临床表现

患者多为 10～25 岁的青少年。骨肉瘤好发于长管状骨的干骺端，尤以股骨下端及胫骨上端为多。常见疼痛，开始时呈间歇性隐痛，后转为持续性剧痛，多不能忍受，尤以夜间为甚。疼痛发作 2～3 个月后在局部可扪及肿块，有轻度压痛。若肿瘤靠近关节亦可引起关节活动障碍及放射痛。肿瘤周围软组织萎缩较早，使肿瘤部分更显肿大。肿瘤处皮肤发亮，渐成紫铜色，表面静脉怒张，有时可触及颤动或听到血管搏动音。早期全身情况尚好，晚期出现进行性消瘦、恶病质及贫血等。早期可有肺转移，多在几个月内死亡。

三、诊断

(一) 病史

病史具体见临床表现。

(二) 推荐检查

1. X 线检查

根据肿瘤组织新生骨存在与否或其程度的多少，一般将骨肉瘤分为成骨型及溶骨型两种。

骨膜变化：在早期，骨膜的反应性新生骨表现为科德曼 (Codman) 三角及日光放射样阴影。前者是被肿瘤组织所掀起的骨膜在其与骨皮质连接处的三角区的新生骨，后者是沿骨膜通向骨皮质的血管周围沉积的新生骨。晚期由于肿瘤向周围发展，科德曼 (Codman) 三角及日光放射样的新生骨也被侵蚀或破坏而变为不典型，呈蓬松的毛发状阴影或消失。

皮质变化：当肿瘤发生于骨膜深层或骨皮质内时，早期为一侧皮质骨的轻度破坏，骨纹理紊乱而致密，有不规则之肿瘤骨增生阴影。

2. 计算机体层扫描

CT 扫描可以清晰地显示肿瘤骨的病变范围、软组织的侵袭情况及肿瘤与主要血管的关系。

3. 磁共振成像

MRI 在观察骨肉瘤软组织侵袭范围方面，起到积极的作用，还是显示髓腔内浸润范围的最好方法。在保肢手术中，对瘤骨扩大切除长度定位有关键的指导作用。

4. 活检

在不同的病例，表现差异很大。根据基质细胞和梭形细胞的数量分为成骨细胞型、成软骨细胞型、成纤维细胞型和混合型等。对术前化疗的患者，术后病理检查病灶坏死率的高低对术后化疗方案的制订有指导意义。

(三) 可选择的检查

1. 同位素骨扫描。

2. 血管造影。

3. 血清碱性磷酸酶。

四、治疗

(一) 化学治疗

术前化疗一般有两种途径，即静脉化疗和动脉化疗。目前常用的化疗药物为甲氨蝶呤 (MTX)、多柔比星 (阿霉素，ADM)、顺铂 (CDDP) 和长春新碱 (VCR)。

术前化疗的意义在于：控制肿瘤的局部发展和全身亚临床病灶的扩大；由于局部肿瘤得以控制，使保肢手术成为可能；通过手术中肿瘤坏死率的评估，为术后化疗药物的选择提供根据。

(二) 放射治疗

骨肉瘤对放射治疗不敏感，使用高电压大剂量放疗曾有治愈者，剂量一般在 60 ~ 80 Gy 以上，需分期放射。

(三) 手术治疗

手术的方案应根据术前化疗的效果及肿瘤的外科分期而定。此外，还要参考患者、家属的意愿，患者的年龄、心理状态，肿瘤的部位、大小，软组织、神经血管束的情况，可预见的术后功能等。手术主要分两大类，即保肢和截肢。保肢手术包括瘤段骨灭活再植术、人工假体置换术、异体骨移植术及临时骨胶塑形术等。

第十二节 肩关节脱位

肩关节脱位好发于 20 ~ 50 岁的男性。

肩关节盂浅而小，肱骨头大，关节囊松弛，关节结构不稳。肩关节运动中的稳定性，主要依靠三角肌和肩袖肌的作用维持。三角肌和肱二头肌有悬吊作用，防止因上肢的重力或持重而造成盂肱关节分离。连接躯干与肱骨、躯干与肩胛带的肌肉可协助维持稳定。韧带限制关节过度活动：喙肱韧带限制过伸及过屈，盂肱韧带限制过度外展外旋。

一、病因病理

(一) 病因

1, 直接暴力

少见，可因打击或冲撞肩关节前、后方而引起脱位。

2.间接暴力

(1) 传达暴力：患肩外展、外旋位受伤，手掌或肘部着地，暴力使肱骨头冲破较薄弱的关节囊前壁，形成喙突下或锁骨下脱位。

(2) 杠杆作用：受伤时，暴力使患肩上举、外展、外旋，肱骨大结节与肩峰紧密接触，形成杠杆力的支点，使肱骨头冲破关节囊前下方，成为盂下脱位，易伴发大结节骨折。

(二) 病理

1.类型

(1) 盂下型：关节囊破裂口位于下方，肱骨头移位轻，位于关节盂下方。

(2) 喙突下型：关节囊破裂口位于前下方，肱骨头向内、上移位，位于喙突下。

(3) 锁骨下型：关节囊破裂口位于前壁，肱骨头向内、上严重移位，位于锁骨下。

2.特点

(1) 易伴发肱骨大结节骨折。

(2) 关节囊破裂口多位于前下方。

(3) 肱骨头移位程度不同，移位轻者，整复容易。移位重者，可并发神经、血管损伤。

二、诊断

(1) 外伤史或既往有习惯性肩关节脱位史。

(2) 患肩肿胀、疼痛、功能障碍。

(3) 方肩畸形。

(4) 患肩弹性固定于肩外展 20°～30° 位。搭肩试验阳性。

(5) 异位肱骨头：在腋窝，或喙突下、锁骨下可扪及脱位的肱骨头。

(6)X 线照片：可了解肱骨头移位的方向及程度，确定脱位的类型。

三、治疗

(一) 新鲜肩关节脱位

1.方案

(1) 盂下型脱位或老年患者，宜采用拔伸托入法整复。

(2) 喙突下型或锁骨下型：青壮年患者，宜选用手牵足蹬法，或椅背整复法、膝顶复位法。如整复不能成功，可改用回旋法。

2.整复手法

(1) 拔伸托入法

1) 牵引：患者坐位或仰卧位，近端助手以布单绕过患侧腋部，拉至健肩，固定患者。远端助手双手环抱患肘作对抗牵引，在略外展外旋位下，持续牵引，并内、外旋转患臂，有消除痉挛，矫正肱骨头向内、向上移位的作用。

2) 端托：术者双拇指置于患侧肩峰，其余四指环抱肱骨近段内侧，双手协同用力，四指端挤肱骨近段向外，双掌根压肱骨外侧使其内收，并向上托起，使肱骨头向肩关节盂回纳。

3) 内收：当术者端托时，远端助手在持续牵引下，内收内旋患上臂。如整复成功，可闻及入臼声。

(2) 手牵足蹬法

1) 牵引：患者仰卧，术者面向患者，站于患侧，以紧邻患侧之足置于腋窝内，双手握患腕，做对抗牵引。

2) 旋转：握患腕之手在维持牵引下，作内、外旋转运动，以缓解软组织的痉挛。

3) 顶挤：持续牵引下，内收患臂，与置于腋窝的足部形成杠杆力量，顶挤肱骨头向外。若配合踝关节内翻，可增强推挤肱骨头的力量，促进脱位的整复。

(3) 椅背整复法

1) 牵引：患者坐于靠背椅上，将腋窝部垫软物后置于椅背上。近端助手固定患者和椅背，术者面向患者蹲下，双手握患肘进行牵引。先外展、外旋位牵引，再慢慢移至中立位。

2) 旋转：持续牵引下，内、外旋转患上臂，松解软组织痉挛。

3) 内收内旋，持续牵引下，内收、内旋上臂，使肱骨头向外下方滑动，进入关节盂。

椅背整复法的牵引力量不如手牵足蹬法强，但内收患臂的幅度较大，所形成的杠杆力量较强，适用于整复肱骨头移位较重的锁骨下脱位。

(4) 回旋法

1) 牵引：患者取坐位或仰卧位，患肘屈曲90°，术者一手握患肘，另手握患腕，与固定患者的近端助手作对抗牵引。

2) 旋转：在顺势牵引下，内、外旋转患上臂。

3) 外展、外旋：持续牵引下，外展、外旋上臂，以松解胸大肌痉挛，并使肱骨头回到关节盂的前上缘。

4) 内收、内旋：持续牵引下，内收上臂至肘部达胸前，并迅速内旋上臂，使患手搭于健肩，肱骨头便可滑入关节盂内。此法应力较大，肱骨颈受到较强的扭转应力，如用力不当，可引起外科颈骨折。因此，多在其他手法失败后选用。操作应谨慎轻柔，不可粗暴用力。

3. 固定方法

(1) 位置

1) 整复成功后，立即用颈腕吊带或三角巾将伤肢悬吊于胸前，禁止患肩外展、外旋活动。

2) 患肩外敷活血化瘀中药或药酒棉垫后，用绷带将患侧上臂固定于胸壁。

(2) 固定3周。固定期间，鼓励患者做耸肩及腕、指关节活动。

(二) 习惯性肩关节脱位

整复手法与新鲜性肩关节脱位相同，复位后一般不用固定，但近期内应限制患肩的外展、外旋活动。补中益气汤对预防习惯性肩关节脱位的复发，有一定的疗效。

(三) 陈旧性肩关节脱位

陈旧性肩关节脱位，因病程较长，关节囊及邻近软组织粘连严重，手法整复难度大。整复前，如能充分松解粘连组织，整复仍可成功。临床曾整复成功脱位时间近4个月的陈旧性肩关节脱位。

陈旧性肩关节脱位，除青壮年患者外，一般不采用手术切开复位。手法整复要点如下。

1. 持续牵引

成人行尺骨鹰嘴牵引7～10天，牵引变量5～7kg。牵引期间，每天用揉法、分筋、拿法、弹筋等手法治疗5～8分钟，以松解粘连组织。

2.摇扳关节

牵引3～5天后，每天摇扳关节5～8分钟。先做顺或逆时针方向摇动肩关节，再配合外展、外旋、内收、内旋扳肩。摇肩和扳肩的力量由轻至重、幅度由小到大，逐步增加，不可施用暴力。

3.手法整复

可采用回旋法或拔伸托入法整复。手法步骤及固定方法见新鲜性肩关节脱位。

第十三节 肘关节脱位

构成肘关节的骨骼在外力作用下，关节面的相对关系被破坏，超出正常范围，即为肘关节脱位。肘关节脱位的发生率居国内关节脱位之首，约占全身关节脱位总数的1/2。肘关节为屈成关节，构成关节的肱骨下端内外侧宽、前后薄，关节两侧有坚强的韧带保护，而前后关节囊相对薄弱。根据尺骨鹰嘴脱出肱骨下端的方向和位置，将肘关节脱位分为前脱位、后脱位和侧方脱位。肱骨下端滑车和尺骨上端鹰嘴窝的特殊构形，正常情况下只允许关节屈伸运动，无侧方活动。关节前方尺骨冠状突短而小，只有肱前肌附着，关节囊松弛，对抗向后移位的作用小，因此肘关节后脱位相对比较容易。而向前方、侧方脱位暴力往往需要突破骨性结构的阻碍，引起相应部位的骨折后发生关节脱位。肘关节脱位根据关节腔与外界相通与否分为开放性脱位和闭合性脱位；根据脱位已发生的时间，一般以3周为界，3周以内为新鲜脱位，3周以上为陈旧性脱位。此外，根据脱位程度，分为全脱位和半脱位。肘关节前内侧有肱动脉、正中神经，前外侧有桡神经，内侧有尺神经，关节脱位时，可以并发相应部位的神经、血管损伤。

一、肘关节后脱位

（一）病因与发病机制

肘关节后脱位是肘关节脱位最常见的类型，多因间接暴力所至。比如摔倒后手掌撑地，肘关节在半伸直、旋前位，暴力沿尺桡骨向肘部传导，尺骨鹰嘴通过在鹰嘴窝内的杠杆作用被推向后外方，肱骨下端前移，撕裂前关节囊和肱前肌，后关节囊和肱骨下端后侧骨膜剥离，内侧副韧带也可有不同程度的撕裂，形成肘关节后脱位。少数情况下，肘关节处于伸直位，在暴力作用下，尺骨鹰嘴尖端撞击肱骨下端鹰嘴窝，使肱骨远端向前移位、脱出，造成肘关节后脱位，此时多伴有关节的侧方移位。

（二）诊断

肘部明显肿胀、疼痛，关节远端向后侧凸出畸形，关节常呈半屈曲位，活动消失。关节周围广泛压痛。关节前方饱满，可触及肱骨远端。肘关节后方空虚，可触及尺骨鹰嘴。尺骨鹰嘴和肱骨内、外髁的正常解剖关系改变，屈肘时不成等腰三角形。患侧前臂较健侧短缩。肱骨远端明显向前移位，压迫肱动脉时，手指远端皮肤发白，毛细血管反应迟钝，桡动脉触诊搏动减弱，甚至消失。尺神经有报道嵌入关节内，但属罕见。正中神经和桡神经都可以出现牵拉损伤，引起分布区皮肤的麻木感，多可以自行恢复。合并尺骨鹰嘴骨折时，局部触诊可触及骨摩擦音和骨折端。拍摄肘关节正侧位X线片，可以明确脱位与伴随骨折的情况。

（三）治疗

肘关节后脱位一经诊断，即应及时行手法整复。局部麻醉或者臂丛麻醉下，患者仰卧位。半屈肘位，助手分别牵拉上臂及前臂，术者双手掌置于关节两侧，相对挤压，纠正关节侧方移位。然后双拇指向前下方推压，其余指自后方提拉尺骨鹰嘴，或者用一手掌自肘前方向后下推压，另手掌置肘后托起鹰嘴部，向前提拉，助手与术者密切配合，牵拉、复位的同时逐渐屈肘。关节复位时出现明显弹跳感，此时肘关节恢复无阻力的被动活动。肘关节复位后，骨折小骨块也可复位。肘关节屈曲90°位，长臂石膏托或上肢支具固定2～3周，使关节囊韧带修复。去石膏后开始逐渐练习关节屈伸活动，配合理疗，中药熏洗，促进关节功能恢复。一般2～3个月后可达正常关节活动度。

肘关节后脱位伴有严重开放性软组织损伤时，常伴有桡骨小头或者尺骨鹰嘴骨折，清创复位可采用肘前弧形切口，清除污染，坏死组织，直视下复位尺骨鹰嘴，清除不影响关节面的小骨折块，复位、固定较大骨块，缝合修复肘关节囊及其他损伤的软组织，冲洗关节腔，仔细止血，放置引流管，关闭伤口。术后患肘功能位固定3周后，功能锻炼，避免强力被动牵拉关节或者重手法按摩，应在理疗师指导下，采取主动训练为主的康复计划，防止骨化性肌炎的发生，促进关节功能恢复。

二、肘关节前脱位

（一）病因与发病机制

肘关节前脱位发生率较低。多因屈肘位着地，直接暴力作用于尺骨鹰嘴，使其向前方移位，肱骨下端相对移向后方，形成肘关节前脱位。也可以因摔倒后手掌撑地，前臂相对固定支撑体重的情况下，身体突然旋转，肘关节受旋转外力，先向侧方移位，旋转外力继续作用，尺骨鹰嘴随即旋至肘前。此类暴力较大，肘部软组织损伤严重，易合并肘关节周围神经、血管的损伤，多并发有尺骨鹰嘴骨折。

（二）诊断

肘前肿胀、疼痛，关节弹性固定，不能自主活动。前臂外观似伸长，后方凹陷，关节周围触痛明显。尺神经牵拉损伤时，尺侧手指发麻，屈指、尺侧屈腕功能障碍。肱动脉、静脉损伤时，远端手指发白，血管搏动减弱或者消失。并发正中神经、桡神经损伤时，出现相应的神经功能障碍表现。肘关节正侧位X线片可以明确关节脱位及并发骨折的情况。应该结合临床表现，确定有无重要神经、血管的损伤。

（三）治疗

肘关节前脱位诊断明确后，应及早行手法复位。根据肘关节前脱位的创伤机制，手法复位前应判断尺骨鹰嘴脱至肘前方的途径。如果从肘内侧脱出，复位时应使尺骨鹰嘴从内侧旋回复位，而从外侧脱出，则应从外侧旋回复位。在局麻或者臂丛麻醉下，助手分别持上臂和前臂远端，于关节半屈位牵拉，术者用双手分别推压肱骨远端和尺、桡骨近端，根据创伤机制，先将尺骨鹰嘴推向侧方，继而向后方挤压，助手屈伸关节，无明显阻力后，即达圆满复位。关节复位后，如果尺骨鹰嘴骨折对位良好，则石膏托或者上肢支具固定2～3周后，开始功能锻炼。尺骨鹰嘴骨折对位差者，再行尺骨鹰嘴骨折的整复，必要时开放复位，张力带钢丝内固定，术后早期康复训练，促进关节功能恢复。

三、肘关节侧方脱位

（一）病因与发病机制

肘关节侧方脱位根据关节移位的方向分为内侧脱位和外侧脱位。肘关节内侧脱位是肘内翻暴力所致，肘关节外侧脱位则是由肘外翻暴力引起。肘关节侧方脱位，实质上是肘关节侧副韧带和关节囊的严重撕裂（断）伤。肘关节内侧脱位时，内翻暴力作用于关节，关节囊纤维层撕裂，外力继续作用，外侧副韧带断裂，尺、桡骨关节面向内侧移位。而肘关节外翻暴力作用下，内侧关节囊，内侧副韧带相继撕裂，尺、桡骨关节面向外侧移位。

（二）诊断

肘部外伤后剧烈疼痛，肿胀，关节常处于半屈曲位，不能活动。肘关节外侧脱位时，关节外翻畸形，关节周围广泛压痛，以内侧为重，有时局部可见皮下瘀血，关节内后方空虚。肘关节内侧脱位时，关节出现内翻畸形，关节周围肿胀，压痛，以外侧为重，前臂提携角消失，关节外后方空虚。一般关节脱位侧软组织损伤较轻，对侧软组织损伤严重。肘关节外侧脱位时，应注意有无尺神经牵拉损伤；肘关节内侧脱位时，应注意有无桡神经损伤，不要遗漏诊断。肘关节正侧位 X 线片可以明确肘关节侧方脱位及其脱位方向。

（三）治疗

肘关节侧方脱位由于软组织损伤较重出血较多，疼痛严重，整复应在臂丛麻醉下进行。患者仰卧位或者坐位，助手牵拉上臂部，术者一手牵拉前臂部，另手推压关节脱位相对应面的肘关节近端，双手协作，根据脱位方向，做内翻或者外翻移动。肘关节侧方脱位整复后，用石膏或者支具固定 2～3 周后开始肘关节屈伸练习活动。

四、肘关节爆裂型脱位

（一）病因与发病机制

肘关节爆裂型脱位包括肘部肱尺关节脱位，肱桡关节脱位和上尺桡关节脱位。爆裂型脱位临床比较少见，肱骨远端经撕裂的上尺桡关节囊、侧副韧带、前臂骨间膜和环状韧带，插于尺桡骨近端之间。爆裂型脱位软组织损伤严重，关节囊广泛撕裂，韧带完全断裂，根据近端尺桡骨移位方向的不同，通常分为前后爆裂型脱位和内外爆裂型脱位两种类型。

肘关节前后爆裂型脱位是在前臂极度旋前位时，肘关节向后移位，脱出。即尺骨在暴力作用下脱向关节后方时，极度旋前的桡骨小头在暴力作用下使关节囊、韧带、骨间膜撕裂，向肱骨远端前方移位，肱骨远端嵌插于前后移位的近端尺桡骨之间。肘关节内外爆裂型脱位是在前臂处于旋前或者旋后位时，暴力沿前臂向肘关节传导，肱尺关节脱位的同时，环状韧带、尺桡骨骨间膜撕裂，尺桡骨近端被肱骨远端冲击向内外侧方移位，肱骨远端嵌插于内外侧方移位的近端尺桡骨之间。

（二）诊断

肘关节爆裂型脱位是严重的肘关节完全脱位，由于肘部 3 个关节全部脱位，关节囊、韧带、前臂骨间膜等软组织广泛撕裂伤，关节部肿胀较其他类型肘关节脱位严重，且范围广泛。关节周围明显压痛，肘关节处于微屈曲位，前臂旋转功能受限，肘部固定，不能活动。前后爆裂型脱位关节远端前后方向突起，可触及移位的尺骨鹰嘴和桡骨小头，前臂短缩。内外爆裂型脱位关节远端向内外侧方突起，关节增宽，前臂短缩，旋转受限。由于前臂近端损伤严重，应注意观察前臂张力，有无前臂挤压伤的表现。肘关节正侧位 X 线片可以明确诊断肘关节爆裂型脱位，以及尺桡骨移位的方向。

（三）治疗

肘关节爆裂型脱位应在上肢麻醉下整复。前后爆裂型脱位在牵引下，逐渐向后旋转前臂，使桡骨小头复位。再于关节半屈位纵向牵拉肘部，向远端推压尺骨鹰嘴并屈肘，使肱尺关节复位。内外爆裂型脱位在关节半屈位下，持续牵引，当肱尺关节脱位牵开并复位后，再由两侧挤压上尺桡关节，使其复位。关节复位后，半屈曲位固定 3 周。由于前臂软组织损伤严重，肿胀明显，关节复位后外固定不能太紧，并注意及时观察，如果发生前臂挤压伤，应及时减压，避免导致前臂、手的严重缺血性损伤。

五、陈旧性肘关节脱位

肘关节脱位因误诊或者未及时治疗，延误 3 周以上时，为陈旧性肘关节脱位。

（一）病理改变

3 周以上的肘关节陈旧性脱位，骨与关节发生明显病理性变化，脱位时间越长，病理变化越显著。其主要特征有：

(1)关节软骨因失去关节液的营养，以及长期非应力负荷的影响，出现退变、软化，甚至剥脱，软骨退变剥脱的范围越大，关节功能恢复越差。

(2)关节周围肌肉、筋膜挛缩，肌肉纤维化。

(3)关节囊、侧副韧带挛缩，与关节面软骨粘连。

(4)肱骨远端鹰嘴窝，尺骨滑车切迹等部位，因关节脱出，为大量纤维组织充填，影响脱出关节的复位。

（二）治疗

陈旧性肘关节脱位治疗的效果，直接取决于治疗的时间，治疗越早，效果越好。脱位时间过久时，因关节软骨继发性损害，无法恢复，功能常不满意。有时需行肘关节成形术，人工关节置换术，或者肘关节融合术，改善上肢的功能。

(1)陈旧性肘关节脱位：3 周左右时，关节周围软组织粘连，愈合尚不牢固，关节间隙尚未被软组织充填可试行手法复位。臂丛麻醉下，患者仰卧位，助手握住上臂近端牵引，术者握前臂，开始做关节屈伸，旋转活动，并逐渐加大活动范围；待关节周围瘢痕组织松解后，肘部活动度明显增大；此时，加大牵引力，术者用双手掌同时由内侧和外侧挤压关节，纠正侧方移位，然后握住肱骨髁部，用双拇指用力推挤尺骨鹰嘴，助手同时屈曲肘关节，直至＜90°拍肘部 X 线片证实已复位，肘部用石膏或者支具固定 3 周。

(2)陈旧性肘关节脱位开放复位：治疗陈旧性肘关节脱位闭合复位失败，或者脱位时间过长，关节完全固定，应及时行切开复位手术。手术方法：肘关节后外侧切口，由肘部近端 10 cm 起，向下延伸，由外侧绕过尺骨鹰嘴突，偏向桡骨小头方向。锐性分离内侧皮肤，在肱骨内上髁后侧的尺神经沟内游离出尺神经，用橡皮条牵出保护。通过肱三头肌腱舌状切口，显露肘关节后侧。肱骨下端正中切开骨膜、关节囊，骨膜下剥离关节前侧、后侧肌肉附着，纤维瘢痕组织。剥离前侧组织时应小心，避免损伤肱动脉、肱静脉和正中神经。肘关节后侧显露后，清除肱骨下端后侧的纤维骨痂，尺骨鹰嘴窝内的纤维组织，松解所有骨痂内外侧的粘连组织。注意不要损伤关节软骨。关节远近端牵引，直视下复位。如果复位困难，或者复位后关节活动阻力较大，应进一步剥离，松解关节内外粘连，挛缩组织。直接关节复位后全程屈伸活动自如。冲洗关节后，缝合肘后侧骨膜、肱三头肌舌状腱膜、筋膜、皮下和皮肤。术后石膏托或者支具固定肘关节屈曲90°位，10天后在理疗师指导下开始主、被动功能锻炼，逐渐增加白天活动时间及强度，晚上继续用石膏托保护2个月。

(3) 陈旧性肘关节脱位、关节融合术：陈旧性肘关节脱位时间过长，对于体力劳动者如果软骨大部分剥脱，出现关节疼痛，关节弹性固定在非功能位，为了方便、经济起见，可以行滑动骨板法肘关节融合术。手术方法：臂丛麻醉下，取肘后外侧切口，游离出尺神经，橡皮条牵出保护。沿正中线切开肱三头肌腱，筋膜和骨膜。骨膜下剥离，充分显露肘关节后侧。屈曲肘关节，切除关节滑膜和残留的退变软骨。于肱骨远端和尺骨鹰嘴部各凿长形骨槽，以容纳自体骨板。屈肘90°，肱骨滑车和尺骨半月切迹接触紧密后，于后侧嵌入骨板，用螺钉固定至尺骨鹰嘴和肱骨远端，骨板两侧周围植入松质碎骨，促进骨融合。术后长臂管型石膏固定至少8周以上，待X线片证实牢固骨融合后再去除外固定。

(4) 陈旧性肘关节脱位、关节成形术：陈旧性肘关节脱位时间长，关节僵直在非功能位，局部疼痛，严重影响上肢功能，患者为非重体力劳动者，其职业又要求肘关节有一定活动度时，为了方便和经济起见，可以行肱骨远端叉形肘关节成形术。手术方法：臂丛麻醉下，肘后侧切口，显露肘关节后侧包括尺骨近端。游离出尺神经，橡皮条牵拉保护。切断肱三头肌腱止点，于中线部切开肱三头肌直至骨质。骨膜下剥离显露肱骨远端，尺骨鹰嘴，尺骨近端，桡骨头、颈。截除尺骨鹰嘴和桡骨头颈，截骨面修整平滑肱骨远端截成叉状，边缘磨光滑。肘关节屈曲90°，使上下骨端相对，其中间距离2.5 cm。两根克氏针由尺骨部钻进，分别钻入肱骨远端内外侧固定，维持关节的相对位置。缝合肱三头肌腱膜，分层缝合切口，石膏托固定肘屈曲90°位。术后4～6周去除外固定，继续用三角巾悬吊前臂，并开始主被动训练肘部活动。

(5) 陈旧性肘关节脱位：人工关节置换术人工肘关节置换术的发展大致分为3个时期。20世纪40～70年代，主要以半关节置换术为特点。由于早期的关节切除术，关节内衬垫术的远期临床效果欠佳，外科医师开始寻求更加接近解剖构形的人工假体替代术。virgen(1937)设计应用金属尺骨鹰嘴假体。Mellen、Phalen(1947)、MaCAii Sland(1954)分别采用聚酯柄的肱骨髁假体。为防止假体的旋转，Bair和Eaton(1965)设计了小皮质螺钉固定金属髓内肱骨髁柄的假体，可以提供早期稳定。SwansorK(1968)成功地应用硅胶人工软骨假体，10年随访，疗效满意。20世纪70年代早、中期，以Dee为代表，应用骨水泥技术固定限制型金属对金属铰链人工肘关节假体，标志人工肘关节发展史的第2个阶段。但由于对肘关节受力和运动的生物力学研究的欠缺，早期患者获得稳定且有满意屈伸功能的肘关节，但数年后，随着假体松动，断裂，最终导致治疗失败。人工肘关节假体发展的第3阶段，即近代人工肘关节假体，主要为半限制型和非限制型金属高分子聚乙烯表面置换假体。5～10年随访，成功率都在80%以上，松动率低于10%，大大提高了人工肘关节的治疗效果。

目前临床应用的人工肘关节主要为两种类型：铰链型，又称为合页式人工肘关节和非铰链型，又称表面置换型人工肘关节。非铰链型人工肘关节结构类似人工髋关节，一侧为凹面，由高分子聚乙烯制成，另一面为凸面，由医用金属材料制成。铰链型人工肘关节由医用金属材料制成。

中老年陈旧性肘关节脱位患者，已引起肘部畸形强直，患者肘关节成形术后形成连枷关节，如果屈伸肌力良好，条件允许，可行人工肘关节置换术，可以恢复关节的活动度，并保持一定的稳定性。

人工肘关节置换术的禁忌证：人工肘关节置换术的禁忌证包括肘关节屈伸肌力麻痹，严重损伤纤维化或者缺如；肘部感染，皮肤广泛瘢痕纤维化；严重肘部骨化性肌炎；年轻患者以及从事需要一定强度体力活动的劳动者。

人工肘关节置换手术操作步骤：肘后"S"形切口，将尺神经由尺神经沟内游离，用橡皮条拉开，予以保护，游离皮瓣至肱骨内外髁。将肱三头肌作成底部附着于尺骨鹰嘴的舌形腱膜，切开肱三头肌和远端的肘肌，骨膜下剥离，显露肱骨远端尺骨鹰嘴和桡骨小头。肱骨内外上髁远侧切除肱骨关节面。切除尺骨鹰嘴关节面，但保留肱三头肌腱抵止部。切除桡骨小头，保留环状韧带。骨髓腔钻分别钻通肱骨、尺骨骨髓腔，并用髓腔锉扩大骨髓腔，直至可以放入人工肘关节柄。试安装人工肘关节满意后，冲洗骨髓腔，将骨水泥填入，分别将人工肘关节肱骨部分和尺骨部分插入肱骨和尺骨骨髓腔内，术者保持假体与骨髓腔嵌插紧密，直至骨水泥固化。去除挤出骨髓腔的骨水泥。放松止血带，彻底止血。抗生素溶液冲洗创面，尺神经移至肘前皮下，缝合肱三头肌腱膜，放置负压引流器，分层缝合伤口。

用支具将肘关节固定于90°位。48小时后拔除负压引流。术后第一日理疗师开始行上肢功能康复训练，3周后去除外固定，开始肘关节抗阻力训练。

六、习惯性肘关节脱位

习惯性肘关节脱位临床比较少见。但是发生肘关节习惯性脱位后，则在日常生活、工作中经常发生脱位，给患者带来不便，影响生活与工作。

(一) 病因与发病机制

习惯性肘关节脱位发生的原因是多方面的。由于肘关节功能所要求的特殊解剖构造，肱尺、肱桡、上尺桡3个关节相互依存，共同维持肘关节的功能运动。而近似杵臼状的肱尺关节和肘关节侧副韧带是肘关节稳定的基本因素，临床常见习惯性肘关节脱位的原因有：①尺骨鹰嘴畸形，发育不全，或者尺骨鹰嘴突骨折不愈合，畸形愈合；②肘关节尺桡侧侧副韧带不稳定，可由于骨折不愈合致韧带松弛，也可因韧带撕脱损伤，尤其是肘关节桡侧副韧带，临床易遭损伤，发生习惯性脱位；③肘关节囊松弛，无论是先天的因素，还是创伤引起的损伤，关节囊松弛后关节松动，活动范围增大，容易脱出。

(二) 诊断

习惯性肘关节脱位临床诊断不困难，患者常因某种姿势下脱出关节，复位并不困难。脱位、复位频繁者，临床症状亦不典型。常规肘关节正侧位X线片可以确定脱位情况，以及关节发育不良，关节骨折畸形愈合，不愈合等情况。有助于诊断和分析判断习惯性脱位的原因。

(三) 治疗

习惯性肘关节脱位的手术治疗主要是针对肱骨外髁骨折，外侧副韧带损伤或者松弛，后外侧关节囊牵拉松弛，甚至破裂等常见的损伤后的关节不稳定因素而设计。

肘关节损伤后早期发生习惯性脱位时，主要是肘关节外侧关节囊和侧副韧带撕裂、剥脱、松弛，尺骨鹰嘴和桡骨头在一定的外翻应力下可滑入此间隙内。关节脱出使局部稳定结构愈合不良，形成潜在腔隙，关节很容易再脱出至此，形成习惯性脱位。应采用肘关节双侧关节囊、韧带缝合术。手术方法：取肘外侧弧形切口，显露肘外侧关节囊、侧副韧带和肱骨远端的骨皮质。于肱骨远端外侧骨皮质上钻孔，将外侧关节囊，侧副韧带锐性分离后，牵向近端，经骨孔拉紧缝合。术后长臂石膏固定 4 周后练习关节屈伸活动。

对于因尺骨鹰嘴发育不良，或者骨折不愈合造成的习惯性肘关节脱位，可采用肘关节前侧加固修复术维持关节稳定，手术方法采用肘前"S"形切口，显露肱二头肌腱后，将其由止点（桡骨粗隆）上凿下。于尺骨鹰嘴冠状突部位凿骨槽，将自体移植骨块插入槽中，以加深尺骨滑车切迹前缘。将肱二头肌腱采用拉出钢丝法重新止于植骨块远端的尺骨鹰嘴部，进一步产生动力性稳定机制，加强关节稳定。术后长臂石膏固定 4～6 周后，逐渐开始肘部屈伸功能训练，待植骨块完全愈合后，加强肘部肌力训练。

习惯性肘关节脱位发生时间过长，关节周围组织被动牵拉松弛，除修复原损伤的稳定结构外，还要应用自体筋膜、肌腱加强关节周围韧带、关节囊，才能改善关节稳定性。通常可采用肱二头肌的一部分缝至外侧副韧带部位，并用肱三头肌腱膜修复环状韧带。手术方法：经肘关节前侧及后侧弧形切口，分别显露肱二头肌腱和肱三头肌腱。将肱二头肌腱劈开一半，总长约 10 cm，宽 1 cm，于附着部切断 a 将肱三头肌腱中央部宽 1 cm，长 10 cm 部分于近端切断。肱二头肌腱穿过尺骨鹰嘴冠状突部，经肱骨远端骨孔，缝合至肱三头肌腱。肱三头肌腱条经骨孔拉至肘前固定至尺骨鹰嘴冠状突部，肘关节屈曲位关闭切口。术后长臂石膏固定肘于屈曲 90° 位 4～6 周，开始功能训练。

总之，习惯性肘关节脱位手术治疗应根据关节稳定结构的情况，分别采用骨性阻滞，关节囊、韧带修复重建，以及筋膜，肌腱加强手术，达到肘关节的功能稳定。

第十四节 膝关节脱位

膝关节为屈戌关节：由股骨下端及胫骨上端构成，二骨之间有半月软骨衬垫，向外有约 15° 的外翻角。膝关节的主要功能是负重和屈伸运动，在屈曲位时，有轻度的骨外旋及内收外展活动。膝关节的稳定主要依靠周围的韧带维持。内侧副韧带和股四肌对稳定膝关节有相当做用。膝关节因其结构复杂坚固、关节接触面较宽，因此在一般外力下很难使其脱位，其发生率仅占全身关节脱位的 0.6%。如因强大的外力而造成脱位时，则必然会有韧带损伤，而且可发生骨折，乃至神经、血管损伤。合并腘动脉损伤时，如诊治不当，则有导致下肢截肢的危险。根据其脱位的方向，可分为膝关节前脱位、膝关节后脱位、膝关节内脱位、膝关节外脱位。

一、膝关节前脱位

(一) 病因与发病机制

暴力来自前方，直接作用于股骨下段，使膝关节过伸，股骨髁的关节面沿胫骨平台向后急骤旋转移位，突破后侧关节囊，而使胫骨脱位于前方，形成膝关节前脱位。

(二) 诊断

膝关节肿胀严重，疼痛，功能障碍，前后径增大，髌骨下陷，膝关节处微屈曲位，畸形，弹性固定，触摸髌骨处空虚，腘窝部丰满，并可触及股骨髁突起于后侧，髌腱两侧可触及向前移位的胫骨平台前缘。X 线检查：侧位片见胫骨脱位于股骨前方。

依据外伤史、典型临床表现，结合 X 线检查，可以确诊。要了解是否合并有撕脱性骨折，检查远端动脉搏动情况，以判断腘窝血管是否受伤，同时需要检查足踝运动和感觉情况，判断是否合并神经损伤。

(三) 治疗

1.手法复位外固定

一般采用手法整复外固定。方法是：患者仰卧。一助手环抱大腿上段，一助手牵足踝上下牵引。术者站患侧，一手托股骨下段向上，即可复位或术者两手四指托腘窝向前，两拇指按胫骨向后亦可复位。当脱位整复后，助手放松牵引，术者一手持膝，一手持足，将膝关节屈曲，再伸直至 15°左右，然后从膝关节前方两侧，仔细检查关节是否完全吻合，检查胫前、后动脉搏动情况，检查足踝运动和感觉情况等。

复位后，用长直角板或石膏托将患膝固定于 10°～20°左右伸展位中立，股骨远端后侧加垫，3 周后开始做膝关节主动屈曲，股四头肌自主收缩锻炼，4 周后解除外固定，可下床活动。

2.药物治疗

初期内服活血化瘀、通络消肿中药，药用接骨七厘片、筋骨痛消丸或活血疏肝汤加川木瓜、川牛膝；继服通经活络舒筋中药，方用丹栀逍遥散加独活、续断、木瓜、牛膝、丝瓜络、桑寄生。若有神经损伤症状如全虫、白芷。后期内服仙灵骨葆胶囊或补肾壮筋汤加续断、五加皮，以强壮筋骨。神经损伤后期宜益气通络、祛风壮筋，方用黄芪桂枝五物汤加续断、五加皮、桑寄生、牛膝、全虫、僵蚕、制马前子等。

3.手术疗法

膝关节前脱位最易造成血管损伤，合并有胫动脉损伤者应立即进行手术探查。如果关节囊撕裂，韧带断裂嵌夹于关节间隙，或因股骨髁套锁于撕裂的关节囊裂孔而妨碍复位时，也应手术切开复位，修复损伤的韧带。合并髁部骨折者也应及时手术撬起塌陷的髁部，并以螺拴、拉力螺丝或特制的"T"形钢板固定，否则骨性结构紊乱带来的不稳定将在后期给患者造成很大困难。

二、膝关节后脱位

(一) 病因与发病机制

多是直接暴力从前方而来，作用于胫骨上端，使膝关节过伸，胫骨平台向后脱出，形成膝关节后脱位。

(二) 诊断

1.临床表现

膝关节肿胀严重，疼痛剧烈，功能障碍。膝关节前后径增大，似过伸位，胫骨上端下陷，皮肤有皱摺，畸形明显，呈弹性固定，触摸髌骨下空虚，腘窝处可触及胫骨平台向后突起，髌腱两侧能触到向前突起的股骨髁。X 线检查：侧位片可见胫骨脱于股骨后方。

2. 诊断依据

依据外伤史，典型症状，畸形，一般即可确定诊断。但需拍 X 线片，诊查是否合并撕脱性骨折。另外要检查胫前、后动脉搏动情况，判断腘窝血管是否受伤。检查足踝的主动运动和感觉情况，判断神经有否损伤。

(三) 治疗

常采用手法整复外固定，方法是患者仰卧，一助手牵大腿部，一助手牵患肢踝部，上下牵引。术者站于患侧，一手托胫骨上段向前，一手按股骨下段向后，即可复位。

复位后，用长直角夹板或石膏托固定。在胫骨上面后侧加垫，将膝关节固定在 15° 左右的伸展中立位。3 周后开始做屈伸主动锻炼活动和股四头肌自主收缩活动。4 周后解除固定，下床锻炼。本病固定应特别注意慢性继发性半脱位，因患者不自觉的抬腿，股骨必然向前，加上胫骨的重力下垂，常常形成胫骨平台向后继发性脱位。必要时可改用膝关节屈曲位固定。3 周后开始膝关节伸展锻炼。

对合并有血管、神经损伤及骨折的患者，处理同膝关节前脱位。

三、膝关节侧方脱位

(一) 病因与发病机制

直接暴力作用于膝关节侧方，或间接暴力传导至膝关节，致使膝关节过度外翻或内翻，造成膝关节侧方脱位。单纯侧方脱位少见，多合并对侧胫骨平台骨折，骨折近端和股骨的关系基本正常。

(二) 诊断

膝关节侧方脱位因筋伤严重，肿胀甚剧，局部青紫瘀斑，功能丧失，压痛明显，有明显的侧方异常活动。在膝关节侧方能触到脱出的胫骨平台侧缘。若有神经损伤，常见足踝不能主动背伸，小腿下段外侧皮肤麻木。

依据明显的外伤史，典型的症状和畸形，即可确诊。结合 X 线检查，能明确脱位情况，以及是否合并骨折。应注意神经损伤与否。

(三) 治疗

1. 手法整复外固定

常采用手法整复外固定。方法是：患者仰卧位，一助手固定股骨，一助手牵引足踝。若膝关节外脱位，术者一手扳股骨下端向外，并使膝关节呈内翻位，即可复位。

复位后，用长直角夹板或石膏托将肢体固定在伸展中立位，膝关节稍屈曲，脱出的部位和上下端相应的位置加棉垫，形成三点加压，将膝关节置于与外力相反的内翻与外翻位，即内侧脱位固定在内翻位，外侧脱位固定在外翻位。一般固定 4～6 周，解除夹板，开始功能锻炼。

2. 药物治疗

同膝关节前脱位。

3. 功能锻炼

膝关节脱位复位后，应将膝关节固定于屈曲 15°～30° 位，减少对神经、血管的牵拉。密切观察血管情况，触摸胫后动脉和足背动脉。足部虽温暖但无脉，则标志着血供不足。术后在 40°～70° 范围内的持续被动活动对伤后早期恢复活动是有帮助的，但应注意防止过度运动在后期遗留一定程度的关节不稳。股四头肌的训练对膝关节动力性稳定起着重大作用。固定后，即指导患者做股四头肌收缩锻炼。肿胀消减后，做带固定仰卧抬腿锻炼。4～8 周解除外固定后，先开始做膝关节的自主屈曲，然后下床活动锻炼，按膝关节功能疗法处理。

第十五节 锁骨骨折

锁骨呈 "S" 形，架于胸骨柄与肩峰之间，是连接上肢与躯干之间的唯一骨性支架。锁骨干较细，弯曲呈 "S" 形，是全身唯一没有髓腔的长骨。内侧半弯凸向前，外侧半弯凸向后。内端与胸骨相连构成胸锁关节，外侧与肩峰相连构成肩锁关节。内侧端上方有胸锁乳头肌附着，中外段下方有胸大肌附着。锁骨中段下面有锁骨下动脉、静脉、臂丛神经通过，锁骨外段与肩胛骨的喙突之间有喙锁韧带相连接，来维持锁骨的正常位置及运动。锁骨位于皮下，位置表浅，可在体表观察到其全貌，于皮下可触及整个长度。受外力作用时易发生骨折，发生率占全身骨折的 5%～10%。多发生在儿童及青壮年。

一、解剖

锁骨是胚胎时期第一块发生骨化的骨 (胎儿时期第 5 周)，同时也是惟一的仅通过膜内化骨的长骨。锁骨为 S 形长骨，是连接肩胛带与躯干的支架，位于胸骨和肩峰之间。全长分一体两端，中间部分为锁骨体，较细，略呈四角柱状，皮质甚厚，内侧为胸骨端，外侧为肩峰端。其内侧部凸向前，占锁骨全长的 2/3～3/4，外侧部凸向后，约为全长的 1/4～1/3。锁骨的胸骨端肥大，末端有鞍状关节面，与胸骨形成胸锁关节。其肩峰端粗糙而扁宽，末端有卵圆形关节面，与肩胛骨的肩峰相连接，构成肩锁关节，锁骨的形状和其功能相互一致，外 1/3 扁平适合承受肌肉和韧带的牵拉，内 1/3 呈管状适合承受轴向的压力和拉力，有利于保护其深面的重要神经血管结构，中 1/3 较为薄弱，特别是轴向的负荷更易使其发生骨折。锁骨的血运甚为丰富，主要由肩胛上动脉和胸肩峰动脉供给。肩胛上动脉发出滋养动脉在锁骨中 1/3 后面进入骨内。骨膜动脉较多，主要在锁骨两端进入，于骨内互相吻合成网。故锁骨骨折和手术截断锁骨均易骨性愈合。

锁骨虽然位于皮下，但由于其表面有颈阔肌越过，故该处皮肤可任意活动，具有较大的松弛性和弹性，加之锁骨的骨膜厚而坚韧，所以锁骨骨折后，其骨折断端很少穿破皮肤。虽锁骨下有大血管、神经通行，但由于锁骨中 1/3 下面有一浅纵沟，为锁骨下肌附着处，加之其骨膜厚而坚韧，所以即使锁骨骨折也不易引起血管神经损伤。另外，锁骨还有 4 条主要肌肉附着，在外侧部的俞上缘有斜方肌、前下面有三角肌；在内侧部的前上缘有胸锁乳突肌的锁骨头、前下缘有胸大肌锁骨部。

当锁骨骨折后，内侧骨折端因胸锁乳突肌的牵引力大于胸大肌，故向后上方移位，而外侧骨折端因上肢重力的作用移向前下方。

锁骨骨折占全身骨折的 3.96%，位于全身各部位骨折的第 7 位，锁骨骨折常发生于中外1/3 交界处，即在喙锁韧带附着的近侧。该处锁骨最窄，又是前后弧形的交界处。锁骨骨折多见于儿童，其中 10 岁以下儿童为全身各部位骨折的第二（女）、第三（男）位。儿童时期锁骨骨膜比较发达，幼儿骨折后，骨折端被坚韧的骨膜固定，故很少发生移位，常呈青枝状。有移位的骨折，内侧段受胸锁乳突肌的牵拉向上移位。外侧段主要由于上肢重力作用与胸大肌、胸小肌及肩胛下肌等的牵拉向前下移动，并由这些肌肉与锁骨下肌的牵拉作用，向内侧造成重叠移位。此外，锁骨骨折亦可发生于外侧端，即位于喙锁韧带的远侧。该处皮质极薄，骨折常呈粉碎形。锁骨外侧端骨折，往往合并喙锁韧带断裂。骨折后，其近侧段由于斜方肌、胸锁乳突肌的牵拉向上移位。如移位超过 1 cm，提示喙锁韧带完全断裂，在诊断时应予以注意。治疗时必须手术修复此韧带，才能维持骨折端的复位固定治疗。锁骨内 1/3 骨折甚少，多为直接暴力引起，因胸锁乳突肌及肋锁韧带的作用，骨折端很少移位。

间接与直接暴力均可引起锁骨骨折，但间接暴力较多，如跌倒时，手掌、肘部或肩部着地，传导暴力冲击锁骨发生骨折，多为横行或短斜形骨折。直接暴力亦可从前方或上方作用于锁骨，发生横断形或粉碎形骨折，粉碎形骨折片如向下移位，有压迫和刺伤锁骨下神经和血管的可能，如骨折片向上移位，有穿破皮肤形成开放性骨折的可能。

二、病因

造成锁骨骨折的暴力有两种：间接暴力和直接暴力所引起。以间接暴力造成骨折多见。

（一）间接暴力

间接暴力多为行走或跑步时，跌倒手掌或肘着地，外力自前臂或肘部沿上肢向近心端传导；跳高、高处跌下肩部着地更多见，撞击锁骨外端造成骨折。间接暴力造成骨折多为斜行或横断形，其部位多见于中段。

（二）直接暴力

多为车祸撞击造成骨折，或高处重物坠落所致，因着力点不同而异，多为粉碎性或横断性。

三、病理机制

间接暴力造成骨折多见，如跌倒时上肢外展，手掌或肘部着地，外力自前臂或肘部沿上肢向近心端冲击；肩部着地更多见，撞击锁骨外端造成骨折。间接暴力造成的骨折多为斜行或横行，其部位多见于中外 1/3 处。直接暴力造成骨折因着力点不同而异，多为粉碎或横行。幼儿因为骨的韧性较大，骨折时不易断裂，多为青枝骨折。锁骨骨折中断后由于肌肉的牵拉可表现为：近端受胸锁乳突肌牵拉向上后移位，远端因肢体重量及胸大肌牵拉向前、下、内侧移位，形成断端短缩重叠移位。Stanley、Trowbridge 和 Norris 发现在 122 例锁骨骨折中，94% 为直接打击暴力致伤，而不是传统的传导应力。

四、临床表现

（一）症状

锁骨位置表浅，外伤后局部肿胀、皮下瘀血、伤侧肢体功能受限，肩部下垂，身体向前内倾斜，上臂贴胸不敢活动，并用健手托扶患肘，身体向患侧倾斜，以减轻上肢重量牵拉引起疼痛。

（二）体征

局部肿胀、皮下瘀血、压痛或有畸形，畸形处可触到移位的骨折断端，如骨折移位并有重叠，肩峰与胸骨柄间距离变短。幼儿青枝骨折畸形多不明显，且常不能自诉疼痛部位，只有啼哭表现，但其头多向患侧偏斜、颌部转向健侧，此特点有助于临床诊断。有时直接暴力引起的骨折，可刺破胸膜发生气胸，或损伤锁骨下血管和神经，出现相应症状和体征。

（三）分型

锁骨骨折按部位分为三类。

1.第一类

为锁骨中 1/3 骨折，占锁骨骨折的 80%。锁骨在此处由管状变为扁平，且该处骨质相对薄弱，易发生骨折。97% 此型骨折中度移位可以保守治疗。3% 患者有完全移位和短缩，需手术治疗。

2.第二类

为锁骨外 1/3 骨折，占锁骨骨折 12%～21%。根据骨折和喙锁韧带的不同损伤将其分为 5 个亚型。

(1) Ⅰ型发生于喙锁韧带外侧，多无移位。

(2) Ⅱ型发生于喙锁韧带内侧，近折段上移，远折段下移。

(3) Ⅲ型为外侧端包括肩锁关节面的骨折。

(4) Ⅳ型见于儿童喙锁韧带与骨膜相连而骨折近段移位。

(5) Ⅴ型为粉碎骨折，喙锁韧带附着骨折与远近骨折端分离。

3.第三类

为锁骨内侧 1/3 骨折，多无错位，占 3%～6%。

（四）辅助检查

本病的辅助检查方法主要是影像学检查，锁骨骨折常发生在中段。多为横断或斜行骨折，内侧断端因受胸锁乳突肌的牵拉常向上后移位，外侧端受上肢的重力作用向内、下移位，形成凸面向上的成角、错位缩短畸形。

1.X 线检查

疑有锁骨骨折时需摄 X 线像确定诊断。一般中 1/3 锁骨骨折拍摄前后位及向头倾斜 45° 斜位像。拍摄范围应包括锁骨全长，肱骨上 1/3 肩胛带及上肺野，必要时需另拍摄胸片。前后位像可显示锁骨骨折的上下移位，45° 斜位像可观察骨折的前后移位。

婴幼儿的锁骨无移位骨折或青枝骨折有时在原始 X 线像上难以明确诊断，可于伤后 5～10 天再复查拍片，常可呈现有骨痂形成。

外 1/3 锁骨骨折中，一般可由前后位及向头倾斜 40° 位 X 线像做出诊断。锁骨外端关节面骨折，常规 X 线像有时难以做出诊断，常需摄断层 X 线像或行 CT 检查。

锁骨内 1/3 前后位 X 线像与纵隔及椎体相重叠，不易显示出骨折。拍摄向头倾斜 40°～45° X 线像，有助于发现骨折线。在检查时，不能满足于 X 线正位片未见骨折而诊断为软组织损伤，需仔细检查是否有锁骨内端或对局部骨折征象，以便给予正确的诊断。

2.CT 检查

CT 检查多用于复杂的桡骨骨折，如波及关节面及肩峰的骨折。尤其对关节面的骨折优于 X 线检查。

五、诊断

为精确诊断肩锁关节及胸锁关节内的骨折，有时需要 CT 或 MRI 检查锁骨位置表浅，骨折后局部肿胀、皮下瘀血、压痛或有畸形，可能摸到骨折断端，如骨折移位并有重叠，肩峰与胸骨柄之间的距离变。

六、治疗

1. 保守治疗

自 1929 年，Lester 报道了锁骨骨折的治疗以来，目前已有 200 多种方法。这些方法大致可分为 2 大类：一类是单纯支持固定，包括单纯三角巾固定、肩石膏等；另一类是闭合复位后的外固定，包括 "8" 字绷带、"8" 字石膏绷带、肩 "人" 字形石膏等。尽管不同的作者推荐了各自不同的治疗方法，但有一个问题始终存在，那就是骨折复位后难以维持稳定，畸形在一定程度上始终存在。绝大多数锁骨骨折用非手术方法治疗可取得优异的疗效，锁骨骨折极少发生骨折不愈合，即使骨折畸形愈合，对日后功能的影响亦甚微。

保守治疗应遵循以下原则：①支持肩袖，使骨折远端向上、向外和向后。②向下压骨折近端。③维持复位后的稳定性。④尽可能地使患侧肘关节和手早期活动。

(1) 悬吊患肢：青枝骨折、不全骨折或内 1/3 移位不大的骨折，用三角巾或颈腕吊带悬吊患肢 1 ～ 2 周，疼痛消失后开始功能锻炼。

(2) 复位固定：有移位的骨折，手法复位，"8" 字形石膏固定 4 ～ 5 周。如患肢有麻木、疼痛、肿胀、苍白，应随时复查，将固定的石膏做必要的修整。

手法复位可在局麻下进行。患者坐在木凳上，双手插腰，肩部外旋后伸挺胸，医生站于背后，一脚踏在凳上，顶在患者肩胛间区，双手握住两肩向后、向外、向上牵拉纠正移位。复位后纱布棉垫保护腋窝，用绷带缠绕两肩在背后交叉呈 "8" 字形，然后用石膏绷带同样固定，使两肩固定在高度后伸、外旋和轻度外展位置。固定后即可练习握拳，伸屈肘关节及双手插腰后伸，卧木板床休息，肩胛区可稍垫高，保持肩部背伸。3 ～ 4 周拆除。锁骨骨折复位并不难，但不易保持位置，愈合后上肢功能无影响，所以临床不强求解剖复位。

2. 手术治疗

(1) 手术治疗指征：开放骨折；合并血管、神经损伤的骨折；有喙锁韧带断裂的锁骨外端或外 1/3 移位骨折；骨折畸形愈合影响功能，不愈合或少数要求解剖复位者，可切开复位内固定。内固定方法可视骨折的类型和部位等不同，选择 "8" 字钢丝、克氏针或钢板螺丝钉固定。手术患者平卧于手术台上，患侧肩部垫一扁枕。头颈偏向健侧，使其颈胸距离增宽，便于手术。

(2) 麻醉：局部麻醉或高位持续硬脊膜外麻醉。

(3) 手术步骤：在锁骨前下缘做一与锁骨平行之横行切口。以病变为标志，沿锁骨下缘向内、外延长，其长度根据病变的手术要求决定。沿切口切开皮肤、皮下组织和深筋膜，并将皮瓣适当向上、下游离，沿切口的方向切开颈阔肌，显露出锁骨，再按切口的位置，作为锁骨骨膜的切口。沿锁骨骨膜切口，切开骨膜，并在骨膜下剥离，显露出锁骨。在剥离锁骨后方骨膜时，要紧贴锁骨，以免损伤锁骨后方的锁骨下动脉和胸膜。

说明：整个锁骨从肩峰端起到胸骨端止，可在皮下找到，因此用锁骨前方偏下的进路可以得到一个直视下的满意的显露，便于手术的进行。手术中注意在切开颈阔肌和骨膜时，须沿锁骨上缘切开，这样使皮肤切口和肌肉切口不在一个平面上，以免两者粘连。在剥离锁骨骨膜后方时，要紧贴锁骨进行，而且剥离器控制要稳，以免损伤锁骨后血管、神经和胸膜。如果将切口延长到外侧 1/3，在锁骨的上方可见斜方肌。如果将切口延长到胸骨柄，则可见到胸锁乳突肌。

克氏针内固定是治疗锁骨骨折最常用的手术方法。因其手术操作过程简单、安全、可靠，术后无须特殊固定等优点，被临床医生广泛采用。但因克氏针抗弯曲和防止旋转的作用较小，术后肩关节活动时骨折端能产生松动，很多患者因术后克氏针的松动、退针、顶磨皮肤，甚至穿透皮肤，给患者造成很大的痛苦，影响了治疗的质量。

传统的克氏针固定法有 2 种穿针方式：一种是钻入法，用骨钻将克氏针先逆行钻出锁骨远折端，复位后再顺行钻入近折端，在近折端髓腔转弯处停止或钻入皮质骨，成为直针固定。这种固定方式，因克氏针进入锁骨近折端的距离较短，钻入克氏针时对针周围的骨质有一定的损伤，克氏针与骨的接触相对较松，固定的牢固程度受到一定的影响。另一种是打入法，如果选用克氏针较粗或针尖不光滑，或其他原因不能使克氏针顺着髓腔滑入近端，其结果也是直针固定。直针固定时，克氏针本身不具有弹性，针与骨的摩擦力较小，当骨折两端轻微摆动时，针勺骨的接触面及摩擦系数不断发生变化，加速了接触面骨质吸收。随着骨质吸收的增加，克氏针逐渐出现松动而发生退针现象，针尾逐渐顶起皮肤，产生疼痛，严重者顶透皮肤，给患者造成很大的痛苦。顶透皮肤后疼痛虽可减轻，但增加了组织感染的机会。弯针固定属于弹性固定。此种方法克氏针进入锁骨近端的距离长，针与髓腔接触紧密。当骨折两端发生微动时，针的两端随同骨折端微动。而克氏针与骨的接触面及摩擦系数基本不变，当骨与针的接触面有所吸收时，由于克氏针的弹性存在，使接触面仍然保持紧密的接触，有效的防止了克氏针的松动及退针现象。而克氏针尾的折弯使其锋利的尖端避免了与皮肤的接角，减轻了皮肤的损伤，明显减轻了患者的痛苦。但应注意的是：①选择弹性好的克氏针容易通过锁骨的弯曲处。②克氏针的近端头部必须光滑，减少打入时的阻力，避免打入髓腔壁内而成为直针固定。③克氏针的近端折弯角度要适当，确保顺利通过锁骨弯曲处。④锁骨近端骨折因近端髓腔无曲度，不适于此法。

锁骨远近端骨折的手术方法同肩锁关节或胸锁关节。

第十六节 肱骨远端骨折

一、概述

肱骨远端较肱骨干部变得扁而宽，分叉为内外侧两柱、中间为滑车形成三角形的三边，肱骨远端骨折时只有三边均得到有效固定方可达到骨折内固定的稳定。肱骨小头虽为外侧柱的末端，但仅能从前方可见且只有前面由关节软骨覆盖，与桡骨头形成肱桡关节，未参与形成肘（肱尺）关节，应该视为独立于肱骨远端三角形，肱骨小头的缺失不影响该三角形的稳定性。

肱骨滑车与肱骨干有 94°～98°的外翻角，与内外上髁连线有 3～8 天的外旋角。肱骨远端内侧柱与肱骨干约成 45°，止于肱骨滑车近端 1 cm。内侧柱近侧 2/3 为皮质骨，远侧 1/3 为松质骨形成内上髁。整个内侧柱后面及内上髁的下表面均可置放内固定物。肱骨远端外侧柱与肱骨干约成 20°，近侧半为皮质骨、远侧半为松质骨。在肱骨小头关节软骨面以近，外侧柱的后面和外侧面可以置放内固定物。肱骨远端三角形的三边包围形成后方的中间凹陷为尺骨鹰嘴窝，内容脂肪垫。在前方，肱骨滑车和肱骨小头的近端分别有冠状窝和桡窝，其间由纵行的骨峰相隔。置内固定螺钉时严禁顶尖穿过骨皮质而进入这些窝内。

二、诊断过程

见到患者，首先应该判断患者生命体征是否平稳、有无威胁生命的潜在危险。如果有，立即进行抢救；如果没有，询问病史、查体和其他诊断过程，同时密切注意观察患者的生命体征。

1.询问病史

询问受伤过程和机制以及救治过程及致伤原因：跌倒时外展的手臂着地，跌倒时肘部着地，肘部的直接击打，肘关节的扭曲超过肘关节的正常活动范围。导致肘关节骨折的危险因素：年老、妇女停经、肌肉萎缩、骨质疏松或其他骨的疾病以及参加某些运动如足球、冰球、摔跤和体操等。

受伤后患者自觉症状和现场自救、医护人员现场处理和外院救治情况是询问病史的重点内容。肱骨远端骨折的症状：疼痛、通常很严重，肘关节周围触痛、肿胀、瘀血，手或前臂麻木，肘关节活动受限，肘关节骨折部位突起或畸形等。

既往病史、家族史、职业以及伤前肢体功能情况亦需了解。

2.体格检查

局部查体可以见到：肘关节肿胀、皮肤瘀血、骨折移位明显时有畸形表现。

受伤肢体的全面检查：迅速检查肢体的血液循环情况，了解有无肱动脉损伤。骨折部位肢体肿胀严重、脉搏微弱或消失时，有时需要考虑作动脉造影检查以明确诊断。检查时要注意有无前臂的筋膜间室综合征。正中、尺、桡神经均可继发损伤，也要检查和记录。

全身检查：局部检查完毕要进行全身其他部位的检查，以免漏诊。

3.辅助检查

常规拍前后位和侧位 X 线片：了解有否骨折以及骨折移位情况。

CT（计算机断层扫描）：用于了解复杂肘关节骨折和肘关节内软骨及周围韧带。通常不需要 CT 检查。

三、临床分型

肱骨远端骨折的分型既往采用肱骨髁的概念，而根据肱骨远端双柱理论进行分型则更精确，有助于内固定的选择和应用。

四、骨科救治

1.优先处理危及生命和其他紧急的问题

必须优先抢救的急症：心搏骤停、窒息、大出血、开放性气胸、休克、腹部内脏脱出等。病情稳定后，可以进行骨折的治疗。

2.肱骨远端骨折手术与非手术治疗的指征

手法复位石膏外固定是儿童肱骨远端骨折的首选方法。成人在大多数情况下都需要进行切开复位内固定，保守治疗的情况有：患者全身情况存在手术禁忌证和骨折局部骨质条件不能提供稳定的内固定。

3.肱骨远端骨折治疗方法的选择

(1) 手法复位石膏外固：对于儿童肱骨远端骨折可试行手法复位石膏托固定 2 周，然后开始保护下功能锻炼，4 周后可基本愈合。成人无移位或轻度移位骨折，可在复位后石膏固定 4

周后功能锻炼，6 周后可基本愈合。

(2) 手法复位经皮克氏针固定：臂丛神经阻滞麻醉无菌操作下行整复，待复位满意后，维持复位，一助手取 1 枚 2.0 mm 克氏针自肱骨外上髁最高点穿入皮肤，触及骨质后在冠状面上与肱骨纵轴呈 45°，在矢状面上与肱骨纵轴呈 15° 进针，直至穿透肱骨近折端的对侧骨皮质。再取 1 枚 2.0 mm 克氏针在上进针点前 0.5 cm 处穿入皮肤，向近折端尺侧穿针至透过对侧骨皮质。C 形臂 X 线机透视复位，固定满意后，将针尾屈曲 90° 剪断，残端留于皮外。无菌纱布包扎针尾，石膏托固定于屈肘 90° 前臂旋前位。

术后常规服用抗生素 3 天以预防感染。当日麻醉恢复后即可行腕关节的屈伸及握拳活动，4 周后拔除克氏针，解除外固定，加强肩、肘关节的功能锻炼。此外，对于较严重的粉碎性骨折，可行辅以外固定。

(3) 切开复位内固定：成人常需采用此种方法。手术指征包括：①骨折不稳定，闭合复位后不能维持满意的复位；②骨折合并血管损伤；③合并同侧肱骨干或前臂骨折。

显露肱骨远端骨折较好的方法是后侧入路，这些骨折固定的原则是重建解剖关系并稳定肱骨三柱 (图 2-1～图 2-5)。

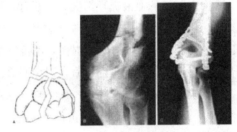

图 2-1　高位 T 形骨折内固定，双柱固定容易稳定

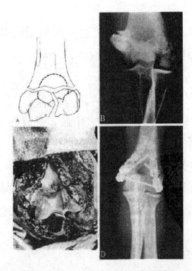

图 2-2　低位 T 形骨折，钢板沿肱骨远端骨柱向远端延伸

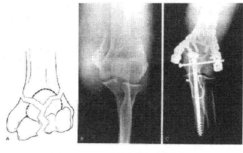

图 2-3 Y 形骨折的双固定

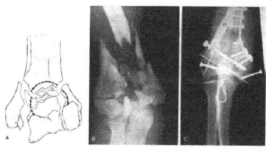

图 2-4 H 形复杂双柱骨折的固定

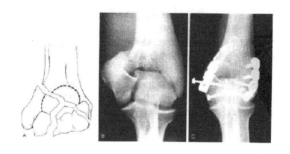

图 2-5 γ 形复杂双柱骨折的固定

五、并发症及其防治

1.Volkmanns 缺血挛缩

为髁上骨折最严重的并发症，发病常与处理不当有关。伤肢突然剧痛，部位在前臂掌侧，进行性灼痛，当手主动或被动活动时疼痛加剧，手指常处于半屈曲状态，屈指无力。同时，感觉麻木、异样感，继之出现感觉减退或消失，肢端肿胀、苍白、发凉、发绀。受累前臂掌侧皮肤红肿，张力大且有严重压痛。桡动脉搏动减弱或消失，全身可有体温升高，脉快。晚期：肢体出现典型的 Volkmanns 缺血挛缩畸形，呈爪形手，即前臂肌肉萎缩、旋前、腕及手指屈曲、拇内收、掌指关节过伸。这种畸形被动活动不能纠正，桡动脉搏动消失。

一旦诊断明确，应紧急处理。早期：应争取时间改善患肢血运，尽早去除外固定物或敷料，适当伸直屈曲的关节。如仍不能改善血运时，则应即刻行减压及探查手术（应力争在本症发生

6～8小时内施行)。术中敞开伤口不缝合。等肢体消肿后,再做伤口二期或延期缝合,全身应用抗生素预防感染,注意坏死物质吸收可引起的酸中毒、高血钾、中毒性休克和急性肾衰竭,给予相应的治疗。严禁抬高患肢和热敷。晚期:以手术治疗为主。应根据损害时间、范围和程度而定。6个月以前挛缩畸形尚未稳定,此时可作功能锻炼和功能支架固定。待畸形稳定后(至少半年至1年后),可行矫形及功能重建手术。酌情选择:尺桡骨短缩、腕关节固定、腕骨切除、前臂屈肌腱起点下移、瘢痕切除及肌健延长和肌腱转位等。还有神经松解,如正中神经和尺神经同时无功能存在,可用尺神经修复正中神经。

2.肘内翻

为髁上骨折最常见的并发症,尺偏型骨折发生率高达50%。轻度肘内翻无须处理,肘内翻>15°畸形明显者可行踝上截骨矫形。

3.神经损伤

肱骨髁上骨折开发神经损伤比较多见,发生率为5%～19%。大多数损伤为神经传导功能障碍或轴索中断,数日或数月内可自然恢复,神经断裂很少见,偶发生于桡神经。正中神经损伤引起运动障碍常局限于掌侧骨间神经支配的肌肉,主要表现为拇指与示指末节屈曲无力,其他分支支配肌肉不受影响。

神经损伤的早期处理主要为支持疗法,被动活动关节保持功能位置。伤后2～3个月后临床与肌电检查皆无恢复迹象时,应考虑手术松解。

4.关节活动障碍

关节活动严重障碍常见于并发前臂缺血挛缩和部分切开复位治疗患者,偶见于曾被多次手法复位和暴力拉伸活动关节的病例。分为异位骨化形成和软组织瘢痕挛缩两种情况,可采取手术切除异位化骨和软组织松解以恢复肘关节功能。

第十七节 骨盆骨折

骨盆骨折是一种严重外伤,多由直接暴力骨盆挤压所致。多见于交通事故和塌方。战时则为火器伤,骨盆骨折创伤在,半数以上伴有并发症或多发伤。最严重的是创伤性失血性休克,及盆腔脏器合并伤,救治不当有很高的死亡率。

一、病因及分类

骨盆骨折主要由直接暴力所致,作用于骨盆力量的方向、部位不同,可造成不同类型的骨折。分类方法较多,但均依据骨盆骨折的部位、暴力方向及骨盆的稳定性进行分类。

(一)按骨盆骨折的部位分类

1.骨盆边缘撕脱性骨折

此型骨折骨盆环不受影响。这类骨折多因外力骤然作用,使肌肉猛烈收缩或直接暴力造成,骨折发生在骨盆边缘部位,骨盆环未遭破坏为稳定性骨折。

(1)髂前上棘或坐骨结节撕脱骨折。前者因缝匠肌,后者因腘绳肌猛力收缩所致。

(2) 髂骨翼骨折。骨折多因直接暴力 (如侧方挤压伤) 所致，发生在骨盆边缘，未波及骨盆环。骨折可为粉碎性，一般移位不大。

(3) 骶骨骨折或尾骨骨折脱位。多为直接暴力所致，不累及骨盆环。

2. 骶尾骨骨折

(1) 骶骨骨折，分三区：Ⅰ区在骶骨翼部；Ⅱ区在骶孔处；Ⅲ区在正中骶骨区；Ⅱ、Ⅲ区损伤会引起骶神经根与马尾神经终端的损伤。

(2) 尾骨骨折。

3. 骨盆环单处骨折

单处骨折一般不会引起骨盆环变形，其中可分为：①髂骨骨折；②闭孔处骨折；③轻度耻骨联合分离；④轻度骶髂关节分离。

4. 骨盆环双处骨折

(1) 双侧耻骨上下支骨折。

(2) 一侧耻骨上下支骨折合并耻骨联合分离。

(3) 耻骨上下支骨折合并骶髂关节脱位。

(4) 耻骨上下支骨折合并髂骨骨折。

(5) 髂骨骨折合并骶髂关节脱位。

(6) 耻骨联合分离合并骶髂关节脱位。

(二) 按骨盆环的稳定性分类 (AO 分类，表 2-3)

表 2-3 骨盆骨折 AO 分类表

类别	对损伤的描述
A	稳定性
A1	骨盆环未破裂的骨折
A2	盆环单发伤
A3	移位很少的盆环损伤
B	旋转不稳定纵向稳定
B1	骶骨压缩性骨折
B2	单侧骶髂关节不完全损伤
B3	双侧骶髂复合体不完全损伤
C	旋转及纵向不稳定
C1	单侧骶髂复合体完全损伤
C2	一侧复合体完全损伤，另一侧不完全损伤
C3	双侧骶髂复合体完全损伤

二、临床表现

1. 局部表现

受伤部位疼痛，翻身及下肢活动困难。检查可见耻骨联合处肿胀、压痛，耻骨联合增宽，髂前上棘因骨折移位而左右不对称，髋关节活动受限，骨盆挤压、分离试验阳性，即两手置双侧髂前上棘处，用力向两侧分离，或向中间挤压，引起剧痛；亦可于侧卧位挤压。有腹膜后出血者，腹痛、腹胀，肠鸣音减弱或消失。膀胱或尿道损伤可出现尿痛、血尿或排尿困难。直肠损伤时，肛门出血，肛门指诊有血迹。神经损伤时，下肢相应部位神经麻痹。

2. 全身情况

表现神志淡漠、皮肤苍白、四肢厥冷、尿少、脉快、血压下降等失血性休克征象，多为伴有血管损伤内出血所致。

3. 骨盆骨折的分类

(1) 依据骨盆骨折后形态分类：可分为压缩型、分离型和中间型。

1) 压缩型：骨盆受到侧方砸击力，先使其前环薄弱处耻骨上下支发生骨折，应力的继续，使髂骨翼向内压 (或内翻)，在后环骶髂关节或其邻近发生骨折或脱位，侧方的应力使骨盆向对侧挤压并变形。耻骨联合常向对侧移位，髂骨翼向 内翻。骨盆为环状，伤侧骨盆向内压、内翻，使骨盆环发生向对侧扭转变形。

2) 分离型：系骨盆受到前后方向的砸击或两髋分开的暴力，骨盆环的变形是伤侧髂骨翼向外翻或扭转，使与对侧半骨盆分开，故称分离型或开书型。由于髂骨外翻，使髋关节处于外旋位。

3) 中间型：骨盆前后环发生骨折或脱位，但骨盆无扭转变形。

(2) 依据骨盆环稳定性分类：前环骨折如耻骨支骨折，髂前上棘撕脱骨折等均不破坏骨盆的稳定性，后环骶髂关节及其两侧的骨折脱位和耻骨联合分离，都破坏了骨盆的稳定性，为不稳定骨折。

(3) 依据骨折部位分类

除前述稳定骨折的部位外，不稳定骨折的骨折部位和变形如下。

1) 骶髂关节脱位：骶髂关节的上半部为韧带关节，无软骨关节面，在骶骨与髂骨之间有许多凸起与凹陷，互相嵌插借纤维组织相连，颇为坚固。骶髂关节的下半部有耳状软骨面、小量滑膜及前后关节囊韧带，是真正的关节，比较薄弱。

2) 骶髂关节韧带损伤：施加于骨盆的暴力，使骨盆前环发生骨折，使骶髂关节的前侧韧带或后侧韧带损伤，该关节间隙张开，但由于一侧韧带尚存而未发生脱位，骨盆的旋转稳定性部分破坏，发生变形。

3) 髂骨翼后部直线骨折：骨盆后环中骶髂关节保持完整，在该关节外侧髂骨翼后部发生与骶髂关节平行的直线骨折，骨折线外侧的半个骨盆受腰肌腹肌牵拉，向上移位。

4) 骶孔直线骨折：骶髂关节完整，在其内侧 4 个骶骨前后孔发生纵骨折，各骨折线连起来使上 4 个骶骨侧翼与骶骨管分离，该侧半骨盆连骶骨侧翼被牵拉向上移位，由于骶 1 侧翼上方为第 5 腰椎横突，该侧骶骨翼上移的应力，可撞击第 5 腰椎横突发生骨折，此类型损伤，骨折线与身体纵轴平行，靠近体中线，向上牵拉的肌力强大，故很不稳定，该侧骨盆上移位较多。复位时需要强大的牵引力。

5) 骶骨骨折：多为直接打击所致骶骨发生裂隙骨折，未发生变位者不影响骨盆的稳定性。由挤压砸击所致的骶骨骨折，严重者亦发生变位及前环骨折，就成为不稳定性骨盆骨折。由于骶骨管中有马尾神经存在，移位骨折可致马尾损伤。

(4)Tile 分类

Tile 总结了各种骨盆骨折的分类后，提出了系统分类。

(1)A 型 (稳定型) 骨盆环骨折，移位不大，未破坏骨盆环的稳定性。

(2)B 型 (旋转不稳定型) 骨盆的旋转稳定性遭受破坏，但垂直方向并无移位，仅发生了旋转不稳定。

(3)C 型 (旋转与垂直不稳定) 骨盆骨折即发生旋转移位，又发生垂直移位，C_1 单侧骶髂关节脱位，C_2 双侧骶髂关节脱位，C_3 骶髂关节脱位并有髋臼骨折。

三、并发症与并发症

骨盆骨折的合并伤发生率较高，而且常比骨折本身更为重要，应及时进行全面而仔细的检查和做出正确诊断。常见的合并伤有以下几种。

(一) 腹内脏器伤

造成骨盆骨折的坠落伤、挤压及交通事故伤常伴有腹内脏器伤及脊柱骨折。腹内脏器损伤出血或消化道内容物外溢，可刺激腹膜，引起疼痛及出血性休克。腹痛是腹部创伤的主要症状，但骨盆或脊柱骨折可因造成腹膜后血肿而出现腹痛、腹胀、压痛、肠蠕动减弱等腹膜刺激症状，有时易与腹内脏器损伤出血相混淆，需仔细鉴别。

(二) 中枢神经系统损伤

此种创伤常以颅脑或脊髓伤的症状、体征为主要临床表现。诊断主要是根据不同程度的意识障碍或脊髓损伤的表现，以及放射学检查包括 CT 检查迅速进行诊断。

(三) 直肠伤

合并直肠损伤的患者，骨盆骨折一般都相当严重，且有休克。患者常有里急后重感。肛门流血是直肠肛管伤的重要标志。

(四) 尿道及膀胱伤

骨盆骨折合并尿道或膀胱伤尤为多见。后尿道损伤 (膜部) 时血液和尿液多限于耻骨后及膀胱周围；会阴部的"骑跨伤"易造成前尿道的球部伤，外渗的尿液及血液主要限于会阴部。

四、诊断

骨盆骨折的诊断，依据外伤史、症状及前述骨盆骨折体征，辅以 X 线检查，诊断不难做出。重要的是应及时对其并发症及腹腔脏器损伤做出诊断。

(一)X 线片

绝大多数骨盆骨折都能被 X 线片发现，并可确定骨折部位、移位情况、损伤程度及骨折类型。

1.骨盆前后位片

可显示骨盆全貌，应列为常规检查。为了清楚了解骨盆环联合骨折移位情况，有时须加摄骨盆入口位与出口位片。

2.骨盆入口位片

能较好地显示骶骨、两侧髂骨的后部，骶髂关节的上方，耻骨联合、耻骨支的上缘部和髋臼的顶部。

3.骨盆出口位片

可显示骶骨、髂骨翼、髋臼和髂耻隆突部位的骨折。

(二)CT

CT 显示骨盆骨折整体不及普通 X 线片好，但显示局部微小损伤又较 X 线照片可靠。此外，CT 能显示软组织阴影，这些对进一步判断骨盆损伤的稳定性都有帮助。

(三) 螺旋 CT

螺旋 CT 三维重建技术越来越多地应用于骨盆骨折的诊断，使骨盆完整、直观、立体地展现在医生面前，并且可以使图像任意轴向和角度旋转，选择暴露病变的最佳视角观察，对于判断骨盆骨折的类型和决定方案均有指导意义。

五、治疗

骨盆骨折往往伴有严重合并伤，其常较骨折本身更为严重，治疗原则是：应根据全身情况，首先救治危及生命的内脏损伤及出血性休克等并发症，其次才是骨盆骨折本身。以下分述骨盆骨折本身的治疗及合并伤并发症的治疗。

(一) 骨盆骨折的治疗

1.骨盆边缘性骨折

无移位者不必特殊处理。髂前上、下棘撕脱骨折可于髋、膝屈曲位卧床休息 3 ～ 4 周；坐骨结节撕脱骨折则在卧床休息时采用大腿伸直，外旋位。只有极少数骨折片移位明显者才需手术处理。髂骨翼部骨折只需卧床休息 3 ～ 4 周，即可下床活动；但也有主张对移位者应用松质骨螺钉、动力加压钢板及重建钢板内固定。

2.骨盆环单处骨折

此类骨折无明显移位，对骨盆稳定性的影响不大，卧床休息数周即可。也可用骨盆兜带悬吊牵引固定。骨盆兜带用厚帆布制成，其宽度上抵髂骨翼，下达股骨大转子，悬吊重量以将臀部抬离床面为宜。5 ～ 6 周后换用石膏短裤固定。

3.耻骨联合分离

单纯性耻骨联合分离且较轻者，可用骨盆兜悬吊固定，但此法时间长，愈合差，目前大都主张手术治疗，在耻骨弓缘用重建钢板做内固定。

4.骶尾骨骨折

采用非手术治疗。以卧床休息为主，骶部垫气圈或软垫。对不稳定性的骶骨骨折，可采用二枚骶骨棒进行内固定。有移位的尾骨骨折，可在局麻下，将手指插入肛门内，将骨折片向后推挤复位。

5.骶髂关节脱位

对髂骨移位不明显者，可采用持续牵引复位，牵引重量应占体重的 1/7 ～ 1/5，一般无过牵，且 6 周之前不宜减重，以免又向上脱位，牵引时间不应少于 8 周。对脱位移位较大者，需行闭合复位，必要时可采用松质骨螺钉于骶髂关节后侧固定。

6.骨盆环联合骨折

为不稳定性骨折，传统治疗方法是采用股骨髁上大重量持续牵引，但此方法难以整复和固定。近 20 年来，对此类严重骨折，多采用手术复位固定，以使骨折得到良好的复位，同时可缩短治疗时间，减少骨盆骨折后遗症的发生。

7.骨盆外固定器的应用

对生命有威胁的骨盆骨折，早期用骨盆外固定器可使骨折端稳定，控制出血，迅速减轻疼痛，有利于抢救治疗。另外垂直剪力型骨折及难复位的骶髂关节脱位，可采用骨盆外固定器结合股骨髁上牵引治疗。

（二）骨盆骨折合并伤及并发症的治疗

1.腹腔脏器损伤

骨盆骨折引起的腹腔脏器损伤多应急诊手术治疗，但有些实质性包膜下破裂，血压稳定，可采用保守治疗，但必须密切观察病情变化。

2.腹膜后血肿的治疗

骨盆骨折引起的腹膜后血肿一般不主张手术探查止血，因盆壁静脉丛出血及中等动脉血管出血，常在剖腹后腹腔压力减低使出血加重，上述出血可以来自髂内动脉，也可来自于与髂内动脉无关的血管，且盆腔的侧支循环非常丰富，结扎双侧髂内动脉可减少盆腔出血量，但不一定能完全止血。因此，此种出血性休克，一般采用输血治疗，当快速输入一定数量血后，血压仍不能维持者，可先结扎髂内动脉，同时继续大量输血，仍不能稳住血压时，再找寻出血处止血，此种手术成功的机会不多。

3.直肠、肛管及阴道损伤

直肠损伤应予修补并做结肠造瘘，低位直肠损伤不能满意缝合肠壁破损处，则强调局部引流，必要时持续负压吸引，同时合理使用抗生素等。阴道损伤应及时修补，避免阴道狭窄。

4.大血管损伤

骨盆骨折偶可伤及髂外动脉或股动脉，此时应尽早手术修补损伤之血管，控制出血并挽救肢体、挽救生命。

5.尿道及膀胱损伤

骨盆骨折引起的尿道损伤，应细心的插入较细的软导尿管，不可粗暴放入较硬的导尿管，以免增加尿道的损伤，保留导尿管10～20天，然后定期扩张尿道，防止狭窄。膀胱损伤均应手术治疗探查与缝合。

6.神经损伤

骶1、骶2神经损伤，坐骨神经痛者，可先保守治疗，无效者可手术探查，有足下垂者，应早手术探查减压，骶管区骨折伴大小便功能障碍者，手术椎板减压比保守治疗为好。

（马海军）

第三章 阑尾手术

第一节 阑尾概论

一、概述

1889 年 Fitz 描述了阑尾炎的严重后果，即穿孔、脓肿形成的腹膜炎。自从对阑尾炎的病理生理学变化有所了解后，阑尾切除术成为最常见的外科急诊手术在阑尾炎以外其他种类的阑尾异常病也陆续描述，如类癌、阑尾神经瘤和上皮粘液肿瘤所致阑尾扩张等。但最常见的阑尾炎病因是管腔阻塞致炎症和进一步化脓穿孔。解剖学者认为阑尾是一种遗痕器官，在人类无甚功能，遗传学家研究显示阑尾是盲肠的一部分，即盲肠直径变小而突起，有淋巴组织聚集且易发生炎症和萎缩。这也是导致阑尾是肠管的免疫监视器官之假说。在阑尾固有层的淋巴结发现有 B 和 T 细胞的实质群体，这种淋巴结聚集从形态学特点像是胸腺和 Fabricius 法氏囊的功能。另外它也有外分泌功能，在 24 h 内，成人阑尾分泌为 2 ml 含有粘蛋白、淀粉酶和蛋白溶解酶的液体，在结肠内消化植物。

1. 胚胎发育

胚胎发育到第 4 周，肠仍为一简单的直管。第 5 周时，由于肠管的增长速度比脊柱快，因而肠管的中段弯向腹侧形成一袢，整个肠管形成一个位于矢状平面的"U"形袢，袢的顶部与卵黄蒂相连，与卵黄蒂相连的头端一段称肠袢头支，尾端的一段叫肠袢尾支。第 5 周末，在肠袢尾支上发生一囊状膨大，称盲肠突，此即盲肠和阑尾的原基。在胚胎 7 mm 时，中肠有一个弯折，标志着大肠和小肠的交界。弯折的顶端的 17 mm 胚胎时可见锥形伸出。锥形的尖端发展成阑尾。锥形伸出的近段在胚胎五月以后扩大为盲肠，所以有的盲肠不是圆的，而是漏斗形的，是发育过程中遗留的形态，阑尾则位于盲肠尖端沿盲肠纵轴向下。出生时盲肠的两侧是对称的，所以出生时阑尾仍在盲肠顶端下伸。出生后盲肠继续发育，前纵肌和后纵肌间的盲肠壁生长成很大的袋状突出，盲肠的左侧和后侧壁发育很少。可以在成人阑尾常在盲肠内侧且多居后，而不在盲肠顶端。

胚胎早期的腹腔很小，中肠在腹腔外。胚胎到三月时约 40 mm 长，腹腔发育，在体外的中肠进入腹腔。小肠进入右侧，后肠被移位到左侧，形成降结肠。同时肠段长度迅速增加。此两因素造成肠管弯曲、旋转。结肠开始时是游离的，旋转是盲肠上升再向右旋转，居十二指肠。旋转后盲肠在右上腹部。随结肠长度增加，盲肠下降。所以盲肠和阑尾有很多种异位的可能。结肠反方向旋转时，盲肠在左腹；旋转后下降不够则盲肠停留在肝下；旋转后下降较一般多则盲肠在盆腔；盲肠过长可指向左或达盆腔入口部；升结肠固定少时，盲肠可移动到腹中部，甚至左侧。

阑尾基底与盲肠壁之相对位置虽固定不变，但因阑尾之系膜宽狭不定，因此阑尾之尖端可以指向不同方向。根 Kelly(1909) 之研究，认为阑尾可能有九种不同的位置，但最常见者为下列几种。

(1) 盲肠内侧：胚胎时期阑尾之基底原在盲肠正下端，但在发育过程中，因盲肠外侧壁生长较快，乃使阑尾转向内后侧，居于末端回肠之前方或后方，尖端指向左上方脾脏。

(2) 盲肠下方：阑尾下垂指向髂窝或盆腔。短的阑尾在骨盆的入口边缘，尖端指向内侧或外侧；长的阑尾或垂入盆腔内。

(3) 盲肠后位：阑尾在盲肠和升结肠的后面，尖端指向上方。在此位置时阑尾多数仍在后腹膜的前面，称为盲肠后阑尾。偶尔阑尾可部分或完全位于后腹口的后面，如不切开侧壁腹膜将盲肠牵向内侧，则难以见到阑尾。此种阑尾称腹膜外阑尾。

(4) 盲肠外侧：阑尾尖端亦向上，但沿盲肠外侧上行，此种阑尾常与后腹膜有粘连。

由于盲肠的位置可能有变异而阑尾之相对位置及其长短、大小差别又大，故阑尾炎在临床上可有不同的表现。

根据国内解剖资料，盲肠在右下腹时，阑尾居盲肠内侧的约占 66%，达盆腔入口的约占 31%，盲肠下方的约占 2%，居前方的约占 1%。

2. 解剖

阑尾是体内退化的一个残余器官，是附着于盲 (阑) 肠后内侧的一条管形器官，一般长 6 ～ 8 cm，直径 0.6 ～ 0.8 cm，小儿阑尾长 4 ～ 8 cm，直径为 0.3 ～ 0.5 cm。但其长短粗细差别很大，最长可达 20 cm，直径大于 1 cm；最小者长不到 2 cm，粗不过 0.3 cm。文献中报道有阑尾先天性缺失者，但较罕见。阑尾腔的远端为盲端，近端则与盲肠腔之内侧相通，两者交界处有一半月形的黏膜皱壁，称为 Gerhdi 瓣；该黏膜瓣如缺失或闭合不全，粪便即可进入阑尾腔内。成人的阑尾腔直径一般仅 0.3 ～ 0.4 cm，其基底都可能更为细小，但在婴幼儿则基底部常较宽大，因此阑尾多略呈漏斗形；阑尾系膜由两层腹膜组成，它是腹腔后壁的腹膜向前反折，并包绕阑尾的一个三角形皱襞，其内含有血管、淋巴管和神经。阑尾系膜短于阑尾本身，这使阑尾卷曲成袢状或半圆弧形。

阑尾壁的结构与盲肠壁基本相同，在胚胎学上阑尾仅是盲肠的一个部分。惟阑尾壁的纵形肌不像盲肠那样集合成三条纵带，而是平均分布在环形肌的外面；但其肌纤维仍与盲肠之结肠带相连续。因此如沿结肠带向回盲部追踪，即可到达阑尾根部，是手术时找寻阑尾的一个常用方法。有时阑尾壁的肌层组织在某个地点不发达，黏膜仅隔着少许纤维组织与外层的浆膜直接相连，可以形成黏膜之憩室，一旦发生炎症时容易向腹腔扩散。

阑尾有完整的浆膜层，且有多余部分形成阑尾系膜。该系膜与末段回肠之系膜相连，在末段回肠的后面与之合而为一。阑尾系膜常呈三角形，其间含有分布至阑尾之血管、淋巴管和神经等组织。阑尾动脉是回肠结肠动脉的一支，自回肠末端的后面向阑尾行走，并在途中分出几条终末血管。当阑尾发生扭结时，阑尾动脉易有血运障碍而致阑尾坏死。阑尾静脉则引流至回盲静脉后再注入肠系膜上静脉。化脓性阑尾并发静脉炎时，其带菌之栓子能经门静脉而上行入肝，引起门静脉炎和肝脓肿。阑尾有丰富的淋巴组织，在黏膜下层有甚多的淋巴滤泡信集合，壁内有丰富的淋巴网，常沿阑尾系膜内血管的方向汇入回盲角处之回盲肠淋巴结，也可以汇入盲肠后的淋巴结。在阑尾炎时，回结肠淋巴结可增生变大。向上回流可以到达右结肠和肝曲的结肠系膜淋巴结。阑尾的神经是没有痛觉的自主神经纤维，它可以解释为何阑尾炎在无腹膜刺激征时缺乏定位体征。由肠系膜上动脉周围的交感神经支配。其副交感神经来自迷走神经。

阑尾壁的组织结构有黏膜层、黏膜下层、环肌层、纵肌层、浆膜下层和浆膜层。黏膜和黏膜下层中含有丰富的淋巴组织，呈纵形分布，这是阑尾感染常沿黏膜下层扩散的原因。阑尾的黏膜无绒毛，上皮主要为杯状细胞及柱状细胞。固有膜内肠腺较少，但也可发生腺癌。淋巴组织和淋巴小结则很发达，有时侵入黏膜下层。肌层有内层的环行肌和外层的纵行肌，纵行肌进入盲肠后分成前侧、后右侧和后左侧三条结肠带，后侧的不如前侧的发达。

阑尾的腹腔内的位置主要决定于盲肠的位置。盲肠一般位于右侧髂窝内，故阑尾的基底部通常在麦氏 (MeBurney) 点上，即髂骨前上棘与脐部连结线之外 1/3 处，但实际上阑尾基底的位置也可能略有高低或稍偏左右。

3. 生理

阑尾是一个退化的器官，仍能吸收水分。粪便进入阑尾后，水分可被吸收而形成粪石。阑尾能吸收电解质，并有蠕动，能将进入阑尾腔的内容物排出。长期以来，人们认为阑尾是退化的残余器官，无特殊功能。近年来根据荧光抗体免疫组织学，研究证明阑尾是一个与免疫有关的器官，参与 B 淋巴细胞的产生和成熟具有一定免疫功能。有人提出人类的阑尾相当于鸟类的腔上囊。阑尾可能和衍化对抗肿瘤细胞的免疫球蛋白的防御系统有关。阑尾的淋巴组织在出生后就开始出现，12 ～ 20 岁时达高峰，有 200 多个淋巴滤泡。以后渐减少，60 岁后渐消失，故切除成人的阑尾，无损于机体的免疫功能。此外，阑尾黏膜上皮细胞尚可分泌少量粘液和免疫蛋白，有利于保护机体内在细菌，抑制外来致病细菌。阑尾黏膜深部有嗜银细胞，是发生阑尾类癌的解剖学基础。阑尾虽有免疫功能，但并非必不可少。通常，阑尾切除术对机体免疫功能并无明显影响。切除阑尾是否能增加肿瘤的易感性，尚待证实。阑尾黏膜下层的淋巴细胞对病毒抗体有保护作用。许多现象将有待于继续研究，但阑尾与免疫力是有一定联系的。

二、发病机理

急性阑尾炎在病理解剖上均表现为阑尾壁的细菌性感染，但其真正的病因和发病机理则有不同的学说，主要有下列三种。

1. 阑尾腔梗阻学说

认为阑尾腔的机械性梗阻是诱发阑尾急性炎症的基本原因，而细菌感染则是续发的。由于阑尾腔细而长，极易为粪石或其他异物堵塞，其一端为盲端，故在梗阻之远端部分形成一个两端闭合的管腔。而使阑尾黏膜所产生的分泌物积滞在此无效腔中，致腔内压不断增高，而阑尾壁的血运终将受到障碍。在管腔内压力逐渐增高时，最初仅影响到阑尾壁的毛细血管和静脉回流，而动脉尚未受阻，结果将使阑尾壁更加充血水肿，患者感到局部疼痛并逐渐加剧。当管腔内压力增高至超过动脉压时，黏膜将发生溃疡，神经末梢将遭损坏，整个阑尾壁亦将坏死并发生穿孔，此时疼痛可能反而稍有减轻。局部组织缺血坏死时，阑尾腔内的细菌即乘机侵入阑尾壁内，使后者进一步发展为急性化脓性阑尾炎，结果将使病变加剧，形成整个阑尾的迅速坏死。

临床观察证明大多数急性阑尾炎与阑尾腔的梗阻确有一定关系。很多阑尾炎患者其腹痛为绞痛性，是阑尾腔有梗阻的表现。切除的阑尾标本中常可发现阑尾腔内有梗阻现象，且阑尾发炎部分仅限于梗阻的远端，有时并可见阑尾的坏死部分也明显地局限在梗阻的远端。偶尔，当梗阻阑尾腔的粪石或异物自动排出至盲肠以后，绞痛可以突然停止，病变亦可迅速消退。据文献统计，在坏死性和穿孔性急性阑尾炎病例中，约70%可以发现有不同原因的阑尾腔梗阻存在；梗阻的原因依其常见的次序有下列几种。

(1) 粪石堵塞：粪石是由粪便、细菌和阑尾的分泌物混合浓缩而成，其中可能有植物纤维或其他异物为核心。粪石一旦在阑尾腔内形成，虽不一定会引起梗阻并诱发急性阑尾炎，但当粪石偶然嵌顿在阑尾腔的狭窄部分，或阑尾壁有一时性的痉挛时，梗阻即可发生。

(2) 管腔狭窄：急性阑尾炎已有黏膜溃疡者，经保守疗法治愈以后常形成阑尾腔的瘢痕性狭窄，再加周围粘连所造成的阑尾本身的曲折，阑尾腔常易致梗阻，往往引起急性阑尾炎的反复发作。

(3) 阑尾扭曲：阑尾系膜过短时常致阑尾本身的曲折、扭转，容易引起阑尾腔梗阻；先天性的索带或病理性的粘连，也可能压迫阑尾使其发生曲折。

(4) 寄生虫刺激：常见阑尾腔内有寄生虫(如蛲虫、蛔虫)或寄生虫卵(如蛔虫卵、血吸虫卵)。它们的存在并不意味一定是急性炎症的病因，但有时寄生虫或虫卵确可促使阑尾腔梗阻，这与急性阑尾炎的发病有密切关系。蛔虫钻入阑尾腔内可引起类似阑尾的腹痛；虽然在病变初期阑尾本身可能并无急性炎症，但由于阑尾腔的阻塞和黏膜的损害，急性炎症终难避免。在血吸虫病流行地区，阑尾壁的黏膜下层中常有大量虫卵沉积，引起异物反应、慢性炎症以及纤维组织增生，致使阑尾壁增厚、管腔狭窄，成为急性阑尾炎的发病原因；偶尔虫卵还可直接引起急性炎症及阑尾壁内多数小脓肿的形成。

(5) 淋巴组织增生：阑尾黏膜下层有丰富的淋巴组织，且常增生而使黏膜隆起呈颗粒状，因此管腔更为狭小；在有全身性感染(如上呼吸道感染)或其他情况(如注射预防疫苗)而致淋巴组织普遍发生增生性肿胀反应时，更易使阑尾腔发生梗阻。阑尾壁内的淋巴滤泡在青少年时期生长最为旺盛，30岁以后即渐退化，故阑尾炎以青少年患者最多，或者与此有关。

(6) 盲肠的其他病变：盲肠结核或肿瘤如位于阑尾基底附近，可引起阑尾引流不畅，以致并发急性阑尾炎。末段回肠的病变如局部性肠炎等，有时也可累及阑尾基底部引致急性阑尾炎。

2. 细菌感染学说

如在切除的阑尾标本中未见有管腔梗阻的现象存在，则阑尾炎的发生可能是细菌直接感染的结果。细菌侵入阑尾壁的方式有下列几种：

(1) 直接侵入：正常阑尾腔内含有各种肠道固有细菌，如大肠杆菌、链球菌和厌气性细菌等，在阑尾黏膜受到损伤而致破溃时，细菌可损伤处侵入阑尾壁引起急性炎症，终致形成整个阑尾的急性化脓性感染。

(2) 经由血运：有时细菌亦可经血液循环到达阑尾。由于阑尾壁内淋巴组织丰富，血液中的细菌不易滤过而常停留在阑尾壁内，引起急性炎症。在上呼吸道感染特别是流行性感冒以后，急性阑尾炎的发病率据说可有显著增加；一些急性阑尾炎患者在发展病前也曾有急性扁桃体炎或有扁桃体切除术的病史；有些急性阑尾炎的切除标本中并无梗阻现象存在，而在阑尾壁内可能有局限性的急性化脓性炎症。这些事实都被认为是急性阑尾炎的血源性感染的证据。

(3) 邻接感染：有时急性阑尾炎是因阑尾周围其他脏器的急性化脓性感染而继发，例如在右侧急性化脓性输卵管炎时，其脓液常使阑尾被浸渍而发生急性炎症，则细菌显然自浆膜外侵入阑尾壁，炎症亦先自浆膜层开始而后累及阑尾壁全层。

3. 神经反射学说

阑尾与其他内脏一样，受神经系统支配，因此阑尾的生理和病理变化与神经系统的活动也有密切关系。当胃肠道功能活动发生障碍时（如便秘、腹泻等），常伴有阑尾肌肉和血管的反射性痉挛；这种反射性痉挛在多数情况下仅是一时性的，不致造成任何解剖上的变化。但在某些特定的条件下，这种肌肉和血管的一时性痉挛也足以导致阑尾壁的损害，引起急性阑尾炎。如肌肉痉挛可使阑尾腔内已存在的部分梗阻（粪石、狭窄、曲折等）变为完全性梗阻，随之出现阑尾腔完全梗阻的一系列变化；血管痉挛也可引致阑尾血管内血栓形成，并使阑尾壁的血运供给发生障碍，造成局部黏膜或整个阑尾壁的损伤、坏死，真正的细菌性感染也随之而起。

总之，急性阑尾炎虽一般表现为阑尾壁的细菌性感染，但其发病原理却是一个复杂的过程。多数情况是阑尾腔内先有梗阻存在，致梗阻远端的腔内压有所增高而阑尾壁的血运因此受障，细菌感然后随之侵入阑尾壁内引起急性阑尾炎。有时细菌亦可直接侵入阑尾壁内，不必有先驱的梗阻存在。在某些情况下，通过神经反射所引起的阑尾肌肉和血管的痉挛，在急性阑尾炎之发病原理中也可能起着主导作用，因阑尾的肌肉痉挛可加重阑尾腔内梗阻程度，而血管痉挛更直接增加了组织缺血坏死的可能性。管腔梗阻、细菌感染和反射痉挛三个因素又可能是同时存在，且相互影响的；阑尾管腔的梗阻和肌肉血管的痉挛所引起的组织损害，有利于细菌感染的发生和发展；管腔梗阻和局部感染也可以刺激阑尾壁的内感受器，加重阑尾肌肉和血管的反射性痉挛；而感染所引起的浸润、水肿、充血等反应以及反射性的痉挛，也势必增加管腔梗阻之程度和动静脉血栓的形成。如此相互作用，相互影响，遂造成急性阑尾炎各种不同的病理变化。

还应该指出，上述各种致病因素在有利条件下也可以相互影响，在病程的早期并可使病变逐渐好转，以至炎症得以完全消失。例如管腔的梗阻一旦获得解除，既可使神经反射性的肌肉血管痉挛状态得到缓解，阑尾壁的血运改善以后也有利于细菌感染之控制。同样，细菌感染控制后，也可减轻由于恶性刺激所引起的反射性肌肉血管痉挛现象，并由此可使阑尾腔获得重新通畅的机会；而恶性刺激的向心传导如能予以抑制，反射性的肌肉血管痉挛现象如能使其缓解。更有可能使管腔不致完全梗阻，血运得以逐渐好转，感染亦能逐渐被控制，而阑尾的炎症变化亦可逐渐消失。

三、病理类型转归

阑尾急性发炎时，梗阻部位黏膜充血、水肿，中性白细胞浸润。炎症可向深部发展，当血管内有血栓形成时，可产生梗塞、组织坏死，甚至发展到穿孔。急性阑尾炎通常可以分为下列四种不同的病理类型。这些病理变化可能是阑尾炎症在不同发展阶段的不同表现，也可能是不同病因和机体不同反应状态所造成的不同结果。

1. 单纯性阑尾炎

阑尾轻度肿胀，浆膜表面充血，常附有少量纤维素性渗出物，因而失去了正常的光泽。阑尾壁各层组织间均有水肿和中性多核白细胞浸润，以黏膜和黏膜下层为最著；黏膜上可能出现小的溃疡和出现血点，阑尾腔内可能有少量渗出液，但渗出物的细菌培养大多仍属阴性。这种阑尾炎的切除标本常不能发现有何明显的梗阻情况，细菌感染现象亦不严重；它一般代表急性阑尾炎的早期变化，也可能是单纯神经反射性阑尾炎的主要表现。

2. 化脓性阑尾炎

亦称蜂窝织炎性阑尾炎。阑尾肿胀更为显著，浆膜高度充血，面上常有多量纤维素和脓性渗出物，阑尾周围亦常有少量脓性渗出液存在。阑尾与周围组织可能稍有黏着，有时整个阑尾可完全被包裹在大网膜内。阑尾各层组织间除有大量的多核白细胞浸润外，常见有小脓肿形成；黏膜面的溃疡坏死也更严重，而阑尾腔内常充满着稀薄脓液。这种阑尾炎一般也无明显的管腔梗阻情况，而急性脓性的炎症表现则极为显著。其脓液的培养常有链球菌和大肠杆菌混合感染，偶尔也可能得到上述两种细菌任何一种的单纯培养；少数蜂窝织炎性病变极为严重的病例还可能培养得某种厌气细菌，特别是产气荚膜肝菌。这些细菌大多是肠腔内的自然菌，但链球菌则可能自扁桃体等病灶经由血运进入阑尾。

3. 坏疽性阑尾炎

阑尾全层坏死，坏死范围可仅限于阑尾的一部分或竟累及整个阑尾，前者阑尾腔内常有粪石等梗阻情况存在，坏死部位常在粪石嵌顿的远端，或者即在粪石嵌顿之处；而广泛的坏死则多为上述化脓性蜂窝织炎的后期变化，亦可能是阑尾血管被栓塞之结果。坏死部分常呈紫黑色或暗绿色，可能已并发穿孔；黏膜大部分已糜烂，腔内常充满血性脓液，并有臭味。细菌培养多有生长，除大肠杆菌等需氧菌外，还可有厌氧菌存在。坏死常发生在梗阻的远端，可为阑尾的一部或波及全部。此型阑尾炎极易发生穿孔，穿破至腹膜腔将发生急性弥漫性腹膜炎。

前已述及，上述三种急性阑尾炎可能是一个病变在不同阶段的表现，也可能是不同的病因和发病原理所引起的不同结果。实际上由于不同发病原理之间互有联系且相互影响，故阑尾炎的病理变化也决不是孤立或静止的，而是可以演变的；它们随机体的防御反应的强弱和治疗措施是否正确及时而有不同的转归。

在阑尾急性炎症病变过程中，全身和局部均将出现防御反应。全身反应表现为发热和血液中血细胞数增多；局部反应为阑尾与周围组织的粘连，以及肠蠕动减弱，使炎性病灶易于局限化。其结果可能使某些病变发展至某个阶段后趋向好转，有的甚至可以痊愈；但相反地由于病因不同，病变各异，机体的防御能力强弱不等，治疗措施可能不确当，不少病变亦可恶化，造成感染扩散甚或机体死亡。

四、自然类型转归

1. 炎症消退

一般单纯性急性阑尾即使通过非手术疗法炎症也可逐渐消退，且可以不留任何解剖上的痕迹。但如黏膜已有溃疡，炎症消退后将留有瘢痕，可以形成阑尾腔的狭窄而易于引起急性炎症的再次复发。少数化脓性阑尾炎不经手术切除也有可能使炎症逐渐消退，但多数病例将发展成局限性脓疡；以后即使炎症得以消退，常引起管腔部分或全部的闭塞，有时可以形成阑尾之粘液囊肿，或者因阑尾周围的粘连而成为慢性阑尾炎。

2. 阑尾穿孔

不少化脓性阑尾炎和多数坏疽性阑尾炎可以发生穿孔。穿孔大多发生在病程的晚期，但少数病例特别是梗阻性阑尾炎也可在早期即发生穿孔。根据穿孔时期的早晚，以及炎症是否已局限化的情况，穿孔后可以形成两种不同的后果。

(1) 阑尾周围脓肿：如阑尾在穿孔前已为大网膜或其附近的肠袢所包裹，则穿孔后感染将局限于阑尾周围而形成脓肿。一般化脓性阑尾炎如无管腔梗阻，在阑尾壁坏死穿孔前大多已有周围组织的部分粘连，穿孔后多数会发生局限性的腹膜炎和阑尾周围脓疡。据国内文献的综合统计，约 10% 急性阑尾炎患者在就诊时已有阑尾周围脓肿形成，表现为右下腹边缘清楚、压痛明显的肿块。

阑尾周围脓肿形成后，如不经手术治疗任其自然发展，可以有三种不同的结局。

1) 少量脓液可以完全被吸收，肿块消失，炎症消退。

2) 脓液继续增多，脓腔压力增高，致脓肿突然溃破，造成弥漫性腹膜炎；或者脓液溃破侵入其他内脏（其他肠袢或膀胱阴道等），形成各种内瘘；或者脓液侵入腹壁后再破出体表，形成腹壁窦道。

3) 脓液部分被吸收，周围纤维组织日益增生，形成厚壁的慢性脓肿，在右下腹存留一硬块，极似盲肠癌肿。在某些化脓性阑尾病例，即使不发生穿孔，细菌也可透过阑尾壁引起脓性的阑尾周围炎，最后同样形成阑尾周围脓肿或弥漫性腹膜炎。

(2) 弥漫性腹膜炎：急性阑尾炎是一个逐渐发展的病理过程，阑尾穿孔以前多少已存在着一定的防御性变化，所以阑尾穿孔后引起全腹膜炎者较之胃十二指肠溃疡穿孔或创伤性肠穿孔后所引起者少见。但如阑尾腔有高度梗阻，或腔内有粪石直接压在阑尾壁上，致阑尾有早期穿孔时，由于阑尾周围尚无足够的粘连反应，穿孔后大多引起弥漫性腹膜炎。婴幼儿的阑尾壁组织较薄，其盲肠活动度又较大，特别是它的大网膜较短而不发达，故其阑尾不仅穿孔较易，且穿孔后多数形成弥漫性腹膜炎。阑尾组织已有一定程度炎症坏死而患者又口服泻药时，不仅有引致穿孔的危险，且每因肠袢的蠕动亢进而破坏了局部的防御机构，穿孔后往往引起弥漫性腹膜炎，这种情况在小儿尤其如此。偶尔，已经局限化的阑尾周围脓肿如遇患者的防御机能遭到破坏而使感染再度扩散，形成弥漫性腹膜炎。

弥漫性腹膜炎病情严重，患者有全身性感染、中毒和脱水等现象，有全腹性的腹壁强直和触痛，并有肠麻痹的腹胀、呕吐等症状。如不经适当治疗，死亡率很高；即使经过积极治疗后全身性感染获得控制，也常因发生盆腔脓肿、膈下脓肿或多发性腹腔脓肿等并发症而需多次手术引流，甚至遗下腹腔窦道、肠瘘、粘连性肠梗阻等并发症而使病情复杂、病期延长。偶尔，患者经过适当治疗后也可获得痊愈，不留后患。

3. 感染扩散

急性阑尾炎除因穿孔而引起感染的腹腔播散外，还可经由血运而使感染侵及门静脉系统或者全身，此在化脓性或坏疽性阑尾炎患者尤有可能。

(1) 化脓性门静脉炎：当炎性病变累及阑尾系膜的小静脉、引起阑尾静脉的栓塞性静脉炎时，带菌的栓子即可沿回结肠静脉、肠系膜上静脉上行至门静脉主干，最后至肝内引起多发性肝脓疡。在磺胺药和抗菌素普遍应用的情况下，化脓性门静脉炎和多发性肝脓疡之发生率虽已大为降低，但此种并发症仍有其严重性，可能引致患者死亡。此种并发症仅见于阑尾急性化脓或坏死的病例，主要表现为寒战、高热、出汗、黄疸、肝大压痛以及全身中毒症等。

(2) 脓毒败血症：急性化脓性阑尾炎的感染偶尔也可侵入髂静脉和下腔静脉，从而带菌栓子入肺引起肺脓疡，或者进而引起全身性的脓毒败血症。

总之，急性阑尾炎的临床过程，也是机体的防御能力和炎症的扩散趋势相互斗争的过程，矛盾的双方贯穿于整个阑尾炎的过程中。决定事物性质的主要矛盾与非主要矛盾既斗争又联系，在一定的条件下又可以相互转化，遂使阑尾炎症有不同的表现和转归。

第二节 阑尾病变

一、急性阑尾炎

急性阑尾炎是腹部外科中最为常见的疾病之一，大多数患者能及时就医，获得良好的治疗效果。但是，有时诊断相当困难，处理不当时可发生一些严重的并发症。到目前为止，急性阑尾炎仍有 0.1% ～ 0.5% 的病死率，因此如何提高疗效，减少误诊，仍然值得重视。

（一）病因

1. 梗阻

阑尾为一细长的管道，仅一端与盲肠相通，一旦梗阻可使管腔内分泌物积存、内压增高，压迫阑尾壁阻碍远侧血运。在此基础上管腔内细菌侵入受损黏膜，易致感染。梗阻为急性阑尾炎发病常见的基本因素。

2. 感染

其主要因素为阑尾腔内细菌所致的直接感染。阑尾腔因与盲肠相通，因此具有与盲肠腔内相同的以大肠杆菌和厌氧菌为主的菌种和数量。若阑尾黏膜稍有损伤，细菌侵入管壁，引起不同程度的感染。

3. 其他

被认为与发病有关的其他因素中有因腹泻、便秘等胃肠道功能障碍引起内脏神经反射，导致阑尾肌肉和血管痉挛，一旦超过正常强度，可以产生阑尾管腔狭窄、血供障碍、黏膜受损，细菌入侵而致急性炎症。此外，急性阑尾炎发病与饮食习惯、便秘和遗传等因素有关。

（二）分类

1. 急性单纯性阑尾炎

为早期的阑尾炎，病变以阑尾黏膜或黏膜下层较重。阑尾轻度肿胀、浆膜面充血、失去正常光泽。黏膜上皮可见一个或多个缺损，并有嗜中性粒细胞浸润和纤维素渗出。黏膜下各层有炎性水肿。

2. 急性蜂窝织炎性阑尾炎

又称急性化脓性阑尾炎，常由单纯阑尾炎发展而来。阑尾显著肿胀，浆膜高度充血，表面覆以纤维素性渗出物。镜下可见炎性病变呈扇面形由表浅层向深层扩延，直达肌层及浆膜层。阑尾壁各层皆为大量嗜中性粒细胞弥漫浸润，并有炎性水肿及纤维素渗出。阑尾浆膜面为渗出的纤维素和嗜中性粒细胞组成的薄膜所覆盖，即有阑尾周围炎及局限性腹膜炎表现。

3. 急性坏疽性阑尾炎

是一种重型的阑尾炎。阑尾因内腔阻塞、积脓、腔内压力增高及阑尾系膜静脉受炎症波及而发生血栓性静脉炎等，均可引起阑尾壁血液循环障碍，以致阑尾壁发生坏死。此时，阑尾呈

暗红色或黑色，常导致穿孔，引起弥漫性腹膜炎或阑尾周围脓肿

（三）临床表现

大多数急性阑尾炎患者不论病理学类型如何，早期的临床症状都很相似，诊断并无困难，大都能得到及时和正确的处理。

1. 症状

主要表现为腹部疼痛、胃肠道反应和全身反应。

(1) 腹痛：迫使急性阑尾炎患者及早就医的主要原因就是腹痛，除极少数合并有横贯性脊髓炎的患者外，都有腹痛存在。

(2) 胃肠道的反应：恶心、呕吐最为常见，早期的呕吐多为反射性，常发生在腹痛的高峰期，呕吐物为食物残渣和胃液，晚期的呕吐则与腹膜炎有关。约1/3的患者有便秘或腹泻的症状，腹痛早期的大便次数增多，可能是肠蠕动增强的结果。盆位阑尾炎时，阑尾的尖端直接刺激直肠壁也可伴便次增多，而阑尾穿孔后的盆腔脓肿，不仅便次多，甚至会出现里急后重。

(3) 全身反应：急性阑尾炎初期，部分患者自觉全身疲乏，四肢无力，或头痛、头晕。病程中觉发热，单纯性阑尾炎的体温多在 37.5 ～ 38℃，化脓性和穿孔性阑尾炎时，体温较高，可达 39℃左右，极少数患者出现寒战高热，体温可升到 40℃以上。

2. 体征

急性阑尾炎腹部检查时，常出现的体征有腹部压痛，腹肌紧张和反跳痛等，这些直接的炎症的体征是诊断阑尾炎的主要依据。另外在一部分患者还会出现一些间接的体征如腰大肌征等，对判断发炎阑尾的部位有一定的帮助。

(1) 步态与姿势：患者喜采取上身前弯且稍向患侧倾斜的姿势，或以右手轻扶右下腹部，减轻腹肌的动度来减轻腹痛，而且走路时步态也缓慢。这些特点，在患者就诊时即可发现。

(2) 腹部体征：有时需连续观察，多次比较才能做出较准确的判断。

1) 腹部外形与动度：急性阑尾炎发病数小时后，查体时就能发现下腹部呼吸运动稍受限，穿孔后伴弥漫性腹膜炎时，全腹部动度可完全消失，并逐渐出现腹部膨胀。

2) 腹膜刺激征：包括腹部压痛，肌紧张和反跳痛。尽管各患者之间腹膜刺激征在程度上有差异，但几乎所有的患者均有腹部压痛。

右下腹压痛：压痛是最常见和最重要的体征，当感染还局限于阑尾腔以内，患者尚觉上腹部或脐周疼痛时，右下腹就有压痛存在。感染波及到阑尾周围组织时，右下腹压痛的范围也随之扩大，压痛的程度也加重。穿孔性阑尾炎合并弥漫性腹膜炎时，虽然全腹都有压痛，但仍以感染最重的右下腹最为明显。盲肠后或腹膜后的阑尾炎，前腹壁的压痛可能较轻。

腹肌紧张：约有 70% 的患者右下腹有肌紧张存在。一般认为腹肌紧张是由于感染扩散到阑尾壁以外，局部的壁腹膜受到炎症刺激的结果，多见于化脓性和穿孔性阑尾炎，是机体的一种不受意识支配的防御性反应。腹肌紧张常和腹部压痛同时存在，范围和程度上两者也大体一致。肥胖者、多产妇和年老体弱的患者，因腹肌软弱，肌紧张常不明显。

反跳痛：急性阑尾炎的患者可出现反跳痛，以右下腹较常见，如取得患者的合作，右下腹反跳痛阳性，表示腹膜炎肯定存在。当阑尾的位置在腹腔的深处，压痛和肌紧张都较轻时，而反跳痛却明显者，也表示腹腔深部有感染存在。

3) 右下腹压痛点：传统的教材上，对急性阑尾炎的局部压痛点的具体位置都进行了介绍，并把局部压痛点阳性列为阑尾炎的体征之一。虽然各位学者提出的阑尾炎压痛点都是以阑尾根部在体表的投影为基础，由于总结的资料不尽相同，所推荐的局部压痛点的位置也不完全一致。临床实践证实，各压痛点的阳性率差异很大，因此仅靠某一压痛点的有无来确诊急性阑尾炎是不切实际的。更多的医师相信，右下腹部固定压痛区的存在，要比压痛点的阳性更有诊断价值。

4) 腹部包块：化脓性阑尾炎合并阑尾周围组织及肠管的炎症时，大网膜、小肠及其系膜与阑尾可相互粘连形成团块；阑尾穿孔后所形成的局限性脓肿，均可在右下腹触到包块。炎性包块的特点是境界不太清楚，不能活动，伴有压痛和反跳痛。深部的炎性包块，在患者充分配合下，仔细触摸才能发现。包块的出现表示感染已趋于局限化，发炎的阑尾已被大网膜等组织紧密的包绕，此时不宜于急诊手术。

3. 间接体征

临床上还可以检查其他一些体征如罗氏征等，只要手法正确并获得阳性结果，对阑尾炎的诊断有一定参考价值。

(1) 罗氏征（又称间接压痛）：患者仰卧位，检查者用手掌按压左下腹部，或沿降结肠向上腹用力推挤，如右下腹疼痛加重即为阳性；或用力的方向是朝右下腹部，出现同样结果时也为阳性，迅速松去按压力量的同时疼痛反而加重，更能说明右下腹有炎症存在。关于阳性结果的机制，目前解释是：前者是因压力将左结肠内的气体向右结肠传导，最后冲击到盲肠，并进入发炎的阑尾腔，引起疼痛加重；后者是借助于下腹部的小肠袢将压力传导到右下腹，使发炎的阑尾受到挤压。关于罗氏征的临床意义，阳性结果只能说明右下腹部有感染存在，不能判断阑尾炎的病理学类型和程度。当右下腹疼痛需要与右侧输尿管结石等疾病鉴别时，罗氏征的检查可能有一定的帮助。

(2) 腰大肌征：让患者左侧卧位，检查者帮助患者将右下肢用力后伸，如右下腹疼痛加重即为阳性。腰大肌征阳性，提示阑尾可能位于盲肠后或腹膜后，当下肢过伸时，可使腰大肌挤压到发炎的阑尾。

(3) 闭孔肌征：患者仰卧后，当右侧髋关节屈曲时被动内旋，右下腹疼痛加重即为阳性，表示阑尾位置较低，炎症波及闭孔内肌的结果。

(4) 皮肤感觉过敏区：少数患者在急性阑尾炎的早期，尤其是阑尾腔内有梗阻时，右下腹壁皮肤可出现敏感性增高现象。表现为咳嗽、轻叩腹壁均可引起疼痛，甚至轻轻触摸右下腹皮肤，也会感到疼痛，当阑尾穿孔后，过敏现象也随之消失。过敏区皮肤的范围是三角形分布，其边界由右侧髂棘最高点、耻骨嵴及脐三点依次连接而构成。皮肤感觉过敏区不因阑尾位置而改变，故对不典型患者的早期诊断可能有帮助。

4. 肛门指诊检查

非特殊情况，肛门指诊检查应列为常规，正确的肛门指诊有时可直接提供阑尾炎的诊断依据。盆位急性阑尾炎，直肠右侧壁有明显触痛，甚至可触到炎性包块。阑尾穿孔伴盆腔脓肿时，直肠内温度较高，直肠前壁可膨隆并有触痛，部分患者伴有肛门括约肌松弛现象。未婚女性患者，肛门指诊检查还能除外子宫和附件的急性病变。

（四）辅助检查

1. 血、尿、便常规化验

急性阑尾炎病的白细胞总数和中性白细胞有不同程度的升高，总数大多在1万～2万，中性为80%～85%。老年患者因反应能力差，白细胞总数增高可不显著，但仍有中性白细胞核左移现象。尿常规多数患者正常，但当发炎的阑尾直接刺激到输尿管和膀胱时，尿中可出现少量红细胞和白细胞。

如尿中有大量异常成分，应进一步检查，以排除泌尿系疾病的存在。盆位阑尾炎和穿孔性阑尾炎合并盆腔脓肿时，大便中也可发现血细胞。

2.X 线检查

胸腹透视列为常规，合并弥漫性腹膜炎时，为除外溃疡穿孔、急性绞窄性肠梗阻，立位腹部平片是必要的，如出现膈下游离气体，阑尾炎基本上可以排除。急性阑尾炎在腹部 X 线片上有时也可出现阳性结果：5%～6%的患者右下腹阑尾部位可见一块或数块结石阴影，1.4%的患者阑尾腔内有积气。

3.腹部 B 超检查

病程较长者应行右下腹 B 超检查，了解是否有炎性包块存在。在决定对阑尾脓肿切开引流时，B 超可提供脓肿的具体部位、深度及大小，便于选择切口。

（五）病理学类型

急性阑尾炎在病理学上大致可分为三种类型，代表着炎症发展的不同阶段。

1.急性单纯性阑尾炎

阑尾轻度肿胀，浆膜充血，附有少量纤维蛋白性渗出。阑尾黏膜可能有小溃疡和出血点，腹腔内少量炎性渗出。阑尾壁各层均有水肿和中性白细胞浸润，以黏膜和黏膜下层最显著。阑尾周围脏器和组织炎症尚不明显。

2.急性蜂窝织炎性阑尾炎

或称急性化脓性阑尾炎，阑尾显著肿胀、增粗，浆膜高度充血，表面覆盖有脓性渗出。阑尾黏膜面溃疡增大，腔内积脓，壁内也有小脓肿形成。腹腔内有脓性渗出物，发炎的阑尾被大网膜和邻近的肠管包裹，限制了炎症的发展。

3.急性坏疽性阑尾炎

阑尾壁的全部或一部分全层坏死，浆膜呈暗红色或黑紫色，局部可能已穿孔。穿孔的部位大多在血运较差的远端部分，也可在粪石直接压迫的局部，穿孔后或形成阑尾周围脓肿，或并发弥漫性腹膜炎。

（六）鉴别诊断

急性阑尾炎临床误诊率仍然相当高，国内统计为4%～5%，国外报道高达30%。需要与阑尾炎鉴别的疾病很多，其中最主要的有下列十几种疾病。

1.需要与外科急腹症鉴别的疾病

(1) 急性胆囊炎、胆石症：急性胆囊炎有时需和高位阑尾炎鉴别，前者常有胆绞痛发作史，伴右肩和背部放射痛；而后者为转移性腹痛的特点。检查时急性胆囊炎可出现莫菲征阳性，甚至可触到肿大的胆囊，急诊腹部 B 超检查可显示胆囊肿大和结石声影。

(2) 溃疡病急性穿孔：溃疡病发生穿孔后，部分胃内容物沿右结肠旁沟流入右髂窝，引起右下腹急性炎症，可误为急性阑尾炎。但本病多有慢性溃疡病史，发病前多有暴饮暴食的诱因，发病突然且腹痛剧烈。查体时见腹壁呈木板状，腹膜刺激征以剑突下最明显。腹部透视膈下可见游离气体，诊断性腹腔穿刺可抽出上消化道液体。

(3) 右侧输尿管结石：输尿管结石向下移动时可引起右下腹部痛，有时可与阑尾炎混淆。但输尿管结石发作时呈剧烈的绞痛，难以忍受，疼痛沿输尿管向外阴部、大腿内侧放射。腹部检查，右下腹压痛和肌紧张均不太明显，腹部 X 线片有时可发现泌尿系有阳性结石，而尿常规有大量红细胞。

(4) 急性梅克尔憩室炎：梅克尔憩室为一先天性畸形，主要位于回肠的末端，其部位与阑尾很接近。憩室发生急性炎症时，临床症状极似急性阑尾炎，术前很难鉴别。因此，当临床诊断阑尾炎而手术中的阑尾外观基本正常时，应仔细检查距回盲部 100 cm 远的回肠肠管，以免遗漏发炎的憩室。

2. 需要与内科急腹症鉴别的疾病

(1) 急性肠系膜淋巴结炎：多见于儿童，常继于上呼吸道感染之后。由于小肠系膜淋巴结广泛肿大，回肠末端尤为明显，临床上可表现为右下腹痛及压痛，类似急性阑尾炎。但本病伴有高热，腹痛和腹部压痛较为广泛，有时尚可触到肿大的淋巴结。

(2) 右下肺炎和胸膜炎：右下肺和胸腔的炎性病变，可反射性引起右下腹痛，有时可误诊为急性阑尾炎。但肺炎及胸膜炎常常有咳嗽，咳痰及胸痛等明显的呼吸道症状，而且胸部体征如呼吸音改变及湿啰音等也常存在。腹部体征不明显，右下腹压痛多不存在。胸部 X 线检查，可明确诊断。

(3) 局限性回肠炎：病变主要发生在回肠末端，为一种非特异性炎症，20 ～ 30 岁的青年人较多见。本病急性期时，病变处的肠管充血，水肿并有渗出，刺激右下腹壁腹膜，出现腹痛及压痛，类似急性阑尾炎。位置局限于回肠，无转移性腹痛的特点，腹部体征也较广泛，有时可触到肿大之肠管。另外，患者可伴有腹泻，大便检查有明显的异常成分。

3. 需要与妇产科急腹症鉴别的疾病

(1) 右侧输卵管妊娠：右侧宫外孕破裂后，腹腔内出血刺激右下腹壁腹膜，可出现急性阑尾炎的临床特点。但宫外孕常有停经及早孕史，而且发病前可有阴道出血。患者继腹痛后有会阴和肛门部肿胀感，同时有内出血及出血性休克现象。妇科检查可见阴道内有血液，子宫稍大伴触痛，右侧附件肿大和后穹隆穿刺有血等阳性体征。

(2) 急性附件炎：右侧输卵管急性炎症可引起与急性阑尾炎相似的症状和体征。但输卵管炎多发生于已婚妇女，有白带过多史，发病多在月经来潮之前。虽有右下腹痛，但无典型的转移性，而且腹部压痛部位较低，几乎靠近耻骨处。妇科检查可见阴道有脓性分泌物，子宫两侧触痛明显，右侧附件有触痛性肿物。

(3) 卵巢滤泡破裂：多发生于未婚女青年，常在行经后 2 周发病，因腹腔内出血，引起右下腹痛。本病右下腹局部体征较轻，诊断性腹腔穿刺可抽出血性渗出液。

(4) 卵巢囊肿扭转：右侧卵巢囊肿蒂扭转后，囊肿循环障碍、坏死、血性渗出，引起右腹部的炎症，与阑尾炎临床相似。但本病常有盆腔包块史，且发病突然，为阵发性绞痛，可伴轻度休克症状。妇科检查时能触到囊性包块，并有触痛，腹部 B 超证实右下腹有囊性包块存在。

（七）治疗原则

1.急性单纯性阑尾炎

条件允许时可先行中西医相结合的非手术治疗，但必须仔细观察，如病情有发展应及时中转手术。经非手术治疗后，可能遗留有阑尾腔的狭窄，且再次急性发作的机会很大。

2.化脓性、穿孔性阑尾炎

原则上应立即实施急诊手术，切除病理性阑尾，术后应积极抗感染，预防并发症。

3.发病已数日且合并炎性包块的阑尾炎

暂行非手术治疗，促进炎症的尽快吸收，待 3～6 个月后如仍有症状者，再考虑切除阑尾。保守期间如脓肿有扩大并可能破溃时，应急诊引流。

4.高龄患者，小儿及妊娠期急性阑尾炎

原则上应和成年人阑尾炎一样，急诊手术。

（八）非手术治疗

主要适应于急性单纯性阑尾炎，阑尾脓肿，妊娠早期和后期急性阑尾炎，高龄合并有主要脏器病变的阑尾炎。

1.基础治疗

包括卧床休息，控制饮食．适当补液和对症处理等。

2.抗菌治疗

选用广谱抗生素和抗厌氧菌的药物。

（九）手术治疗

1.手术指征

(1) 脉搏加快，体温升高．白细胞计数较前增高。

(2) 腹痛加剧，压痛、反跳痛及腹肌紧张范围扩大及程度加重。

(3) 反复呕吐不止。

(4) 已经较为局限的肿块，在治疗过程中又逐渐增大。

(5) 有连续多次腹泻，粪便内含有大量黏液，表示已有盆腔脓肿形成，应予引流。

2.术前准备

术前 4～6 小时应禁饮食，确定手术时间后可给予适量的镇痛药，已化脓和穿孔者应给予广谱抗生素。有弥漫性腹膜炎者，需行胃肠减压，静脉输液，注意纠正水和电解质紊乱。心和肺等主要脏器功能障碍者，应与有关科室协同进行适当处理。

3.手术方法

以局部麻醉下经右下腹斜切口完成手术最为适宜，少数患者也可选择硬脊膜外麻醉和全身麻醉经右下腹探查切口完成。主要方式为阑尾切除术（有常规法和逆行法）。粘连严重者也可行浆膜下切除阑尾。少数阑尾脓肿保守无效时可行切开引流，腹腔渗出多时，放置引流物。

4.术中注意事项

(1) 采用右下腹斜切口（麦氏切口），视腹壁厚薄和病变情况决定切口长短。若诊断不太肯定时，取右下腹直肌旁切口为宜。

(2) 寻找阑尾，沿盲肠前壁上结肠带追溯寻找。

(3) 阑尾系膜处理，提起阑尾尖端，逐步贯穿缝合结扎切断系膜，遇有动脉出血时，应吸除积血，看清出血点后重新钳夹，必要时扩大切口，切忌用血管钳盲目钳夹，以免损伤肠壁。

(4) 阑尾坏死或已穿孔，有较多脓性渗出液，在相应部位应放置烟卷引流条，必要时可放置双套管负压引流管，在切口外另戳口引流。

5. 术后处理

继续支持治疗，包括静脉输液、止痛镇静及抗感染等。引流物要及时拔除，切口按时拆线，注意防治各种并发症。

6. 术后并发 SH 的防治

术后并发症与阑尾的病理学类型和手术时间的迟早有密切关系，阑尾炎阑尾未穿孔的阑尾切除术，并发症发生率仅 5%，而阑尾穿孔后的阑尾切除术的术后并发症则增加到 30% 以上，发病后 24 h 和 48 h 以后的手术者，阑尾穿孔率分别为 20% 和 70%，所以发病 24 h 内，应及时切除阑尾，以降低并发症的发生率。

(1) 内出血：术后 24 小时的出血为原发性出血，多因阑尾系膜止血不完善或血管结扎线松脱所致。主要表现为腹腔内出血的症状如腹痛、腹胀、休克和贫血等，应立即输血并再次手术止血。有时出血可能自行停止，但又继发感染形成脓肿，也需手术引流。

(2) 盆腔脓肿：穿孔性阑尾炎术后，腹腔脓汁吸收不完全，可在腹腔的不同部位形成残余脓肿。盆腔脓肿最常见，大多发生在术后 7 ～ 10 天，表现为体温再度升高，大便次数增多伴里急后重，肛门指诊检查可见括约肌松弛，直肠前壁隆起。应及时抗感染，物理治疗，无效时切开引流。

(3) 粘连性肠梗阻：阑尾术后肠粘连的机会较多，与手术损伤、异物刺激和引流物拔出过晚有关。

(4) 粪瘘：可发生在处理不当的阑尾残端，也可因手术粗暴误伤盲肠和回肠而引起。主要表现为伤口感染久治不愈，并有粪便和气体逸出，由于粪瘘形成时感染已局限于回盲部周围，体液和营养丢失较轻。可先行非手术治疗，多数患者粪瘘可自行愈合，如病程超过了 3 个月仍未愈合，应手术治疗。

(5) 手术切口的并发症：包括切口感染，慢性窦道和切口疝，三者有一定的内在联系。切口感染多发生在术后 4 ～ 7 天，也有在 2 周后才出现者。主要表现为切口处跳痛，局部红肿伴压痛，体温再度上升。应立即拆除缝线，引流伤口，清除坏死组织，经敷料更换促使其愈合，或待伤口内肉芽新鲜时 2 期缝合至愈。如伤口内异物 (如线头) 清除不干净，引流不畅，可长期不愈，遗留有一处或几处深而弯曲的肉芽创道，即为慢性窦道。病程可持续数月，有的甚至 1 年以上，伤口时好时坏。如经非手术治疗 3 个月仍不愈合者，可再次手术切除窦道，重新缝合。感染的伤口虽已愈合，但腹膜和肌层已裂开，小肠袢和网膜可由切口处突出于皮下瘢痕组织处，称为切口疝。如有明显症状，影响劳动，应行手术修补。

(十) 好转及治愈标准

1. 治愈

(1) 手术切除阑尾，症状、体征消失，切口愈合，无并发症。

(2) 非手术治疗后，症状、腹部体征消失，体温、白细胞计数恢复正常。

2. 好转

(1) 阑尾未能切除，症状减轻，有待手术治疗。

(2) 非手术治疗后，症状、体征减轻，右下腹有深压痛或触及条索状肿物，有轻度腹胀、腹痛等自觉症状。

3. 未愈

治疗后，症状和体征无减轻甚至加重者。

二、慢性阑尾炎

慢性阑尾炎大多为急性阑尾炎经非手术治愈的病例或有反复发作史，但有部分患者可无急性发作过程，而一开始就是慢性过程。

(一) 病因

1. 原发性慢性阑尾炎

其特点为起病隐匿，症状发展缓慢，病程持续较长，几个月到几年。病初无急性发作史，病程中也无反复急性发作的现象。

2. 继发性慢性阑尾炎

特点是首次急性阑尾炎发病后，经非手术治疗而愈或自行缓解，其后遗留有临床症状，久治不愈，病程中可再次或多次急性发作。

(二) 发病机制

虽然有人认为阑尾慢性炎症的病理有时不易肯定，但多数仍有较明确的改变。阑尾壁增生肥厚，呈纤维化和粗短坚韧，表面灰白色阑尾系膜增厚缩短和变硬黏膜或浆膜下有血管周围淋巴细胞和嗜伊红细胞浸润，有的还可见到异物巨细胞存在。有时阑尾壁纤维化而致管腔狭窄，甚至闭塞成一索条与阑尾老化萎缩相似。狭窄和闭塞起自阑尾尖端向根部蔓延，如仅根部闭塞远端管腔内可充盈黏液，形成黏液囊肿。阑尾慢性炎症后可以自行卷曲或周围为大量纤维粘连所包围，管腔内存有粪石或其他异物。

(三) 分类

临床上将慢性阑尾炎大致分为两种类型。

1. 原发性慢性阑尾炎

其特点为起病隐匿，症状发展缓慢，病程持续较长，几个月到几年。病初无急性发作史，病程中也无反复急性发作的现象。

2. 继发性慢性阑尾炎

特点是首次急性阑尾炎发病后，经非手术治疗而愈或自行缓解，其后遗留有临床症状，久治不愈，病程中可再次或多次急性发作。

(四) 病理学分析

慢性阑尾炎肉眼观察可有各种表现，镜下可见阑尾各层有淋巴细胞浸润。

(1) 阑尾细长呈卷曲\折叠及纠搭状，使阑尾的排空受阻。阑尾及其系膜与周围组织和器官有不同程度之粘连。

(2) 阑尾壁增厚，管径粗细不均匀，部分管腔呈狭窄状，有时相当一段远端管腔完全闭塞而呈条索状。

(3) 阑尾腔内有粪石、异物阻塞，阑尾浆膜血管明显增多而清晰。

(五) 临床表现

1. 腹部疼痛

主要位于右下腹部，其特点是间断性隐痛或胀痛，时重时轻，部位比较固定。多数患者在饱餐，运动和长时间站立后，诱发腹痛发生。病程中可能有急性阑尾炎的发作。

2. 胃肠道反应

患者常觉轻重不等的消化不良、食欲不佳。病程较长者可出现消瘦、体重下降。一般无恶心和呕吐，也无腹胀，但老年患者可伴有便秘。

3. 腹部压痛

压痛是唯一的体征，主要位于右下腹部，一般范围较小，位置恒定，重压时才能出现。无肌紧张和反跳痛，一般无腹部包块，但有时可触到胀气的盲肠。

4. 间接体征

各种特定的压痛点如马氏点、兰氏点及腰大肌征、罗氏征，在慢性阑尾炎的诊断中无意义。

(六) 辅助检查

胃肠钡剂造影和纤维结肠镜检查有一定帮助。回盲部钡剂造影如出现阑尾有压痛、阑尾呈分节状、阑尾腔内的钡剂排空时间延长及阑尾未显影等，均为慢性阑尾炎的特征。纤维结肠镜可直接观察阑尾的开口及其周围的黏膜的变化和活检，尚可对阑尾腔进行造影，对鉴别诊断有一定意义。

X 线钡剂造影检查有如下特征。

1. 阑尾充盈后有明显压痛，当移动阑尾时，压痛点也随之有相应的移位。

2. 阑尾虽未见充盈，但多次检查盲肠内侧有局限性压痛。

3. 阑尾充盈不规则。

4. 阑尾充盈后，隔 48 h 以上仍未见钡剂排空，有的排空延迟到 2～3 周。

5. 阑尾本身有固定或纠结的现象或盲肠和末端回肠有变形的表现，提示阑尾周围有粘连。

(七) 诊断

慢性阑尾炎的确诊有时相当困难，国内统计慢性阑尾炎手术后症状未见减轻者高达35%，其主要原因是诊断上的错误。应该对每一个慢性阑尾炎的诊断高度认真，用"排除法"来逐个除外容易与它相混淆的有关疾病。其中主要有回盲部结核，慢性结肠炎，慢性附件炎，胃肠神经官能症及结肠恶性肿瘤等。

总之，慢性阑尾炎的诊断相当困难，最后确诊慢性阑尾炎的标准如下，除曾有典型的急性发作史、右下腹有经常存在和位置固定的压痛点、有 X 线钡剂造影的佐证外，阑尾切除后临床症状应消失。

(八) 治疗方法

手术治疗是唯一有效的方法，但在决定行阑尾切除术时应特别慎重。

1. 慢性阑尾炎确诊后，原则上应手术治疗，切除病变阑尾，特别是有急性发作史的患者，更应及时手术。对诊断可疑的患者或有严重并存病的高龄患者，应暂行非手术治疗，在门诊追踪观察。

2.手术中如发现阑尾外观基本正常，不能轻易只切除阑尾后即刻关腹，应仔细检查阑尾附近的组织和器官如回盲部，回肠末段 100 cm，小肠系膜及其淋巴结。女性患者还应仔细探查盆腔及附件，以防误诊和漏诊。

3.手术后应对每一个患者进行一段时间的随访，以了解切除阑尾后的实际效果。慢性阑尾炎的最后诊断不是病理学诊断，而是手术后症状的完全解除。术后仍有症状的患者，应做全面的检查，找出真正的病因，不能轻易地按术后肠粘连治疗。

(九) 治愈标准

治愈：手术切除阑尾后，症状及体征消失，切口愈合佳，无并发症。

三、小儿急性阑尾炎

小儿急性阑尾炎临床上并不少见，但发病率低于成年人。据综合医院统计，12 岁以下的小儿急性阑尾炎占急性阑尾炎总数的 4%～5%。与成年人比较，小儿急性阑尾炎发展快，病情重，穿孔率高，并发症多。1 岁内婴儿的急性阑尾炎几乎 100% 发生穿孔，2 岁以内为70%～80%，5 岁时为 50%。小儿急性阑尾炎病死率为 2%～3%，较成年人平均高 10 倍。

(一) 诊断依据

1.病史特点

常伴有上呼吸道感染和肠炎等诱因，而转移性右下腹痛史常不能自述，全身反应和胃肠道症状出现早，且比成人明显，有时以频繁的呕吐为最初的首要症状，个别病儿起病时就伴有39℃～40℃高热，也有以持续性腹泻为主要表现。阑尾壁薄，大网膜短而薄，穿孔后并发弥漫性腹膜炎，出现严重的全身中毒症状。

2.体征

以右下腹固定压痛点或直肠指检发现右前方有触痛是诊断的主要依据。但小儿常哭闹不合作，应重视检查的技巧。

(二) 治疗方法

一旦诊断明确，又无禁忌，应即刻手术治疗。术前应注意纠正水电解质失衡和酸碱紊乱；尽早应用抗生素；及时处理高热，以免引起严重并发症。

四、老年急性阑尾炎

老年人常患有各种主要脏器疾病如冠心病等，急性阑尾炎的病死率较高，而且随年龄的逐渐增高而增高。据统计急性阑尾炎年龄 60～69 岁组病死率为 17%，70 岁以上组为 40%，如在发病 12 h 内立即手术者病死率为 13.3%。

(一) 诊断依据

1.病史特点

起病缓慢，老年患者反应能力低，腹痛多不剧烈，也无明显的疼痛转移史；胃肠道症状轻，恶心呕吐不多见，但便秘为常见症状；全身反应如体温、脉搏以及白细胞计数的变化不显著，有时甚至正常。

2.有并存病

老年患者常并存有心血管疾病，慢性肺疾病，胃肠道疾病及代谢性疾病如糖尿病，这些疾病的症状可能与急性阑尾炎的临床表现相混淆，增加了诊断上的难度。

3. 体征

多在阑尾部位有固定压痛点，但腹肌紧张多不明显。由于腹肌已萎缩，即使阑尾已穿孔，腹膜刺激征也不明显。有时阑尾周围脓肿形成后，右下腹已出现包块，但不伴有急性炎症表现，临床上很似回盲部恶性肿瘤。

（二）治疗方法

应力争早期手术，高龄本身不是手术禁忌证，但对手术耐受性较低，要做好全身检查和术前准备，手术操作要轻柔、迅速。术后预防肺部并发症及下肢深静脉血栓形成。

五、妊娠期急性阑尾炎

妊娠期急性阑尾炎的发病情况：国内产科医院统计妊娠期阑尾炎约占孕妇的 0.1%，一般医院中妊娠期急性阑尾炎占阑尾炎总数的 2%。大多发病于 25～35 岁，约 80% 是在妊娠的中、晚期。由于孕妇生理方面的变化，一旦发生阑尾炎其危险性较一般成人大。据统计妊娠期急性阑尾炎中妊娠妇女病死率为 2%，比一般阑尾炎患者高 10 倍，胎儿的病死率约为 20%。

随子宫的增大，盲肠和阑尾的位置也随之改变，阑尾在向上移位的同时，其尖端还呈反时针方向旋转。有时盲肠和阑尾向外和向后移位，部分为胀大了的子宫所覆盖。

（一）诊断依据

1. 病史特点

与非妊娠期急性阑尾炎相同，有转移性右下腹痛，疼痛部位可随子宫大小而变位。由于盆腔充血，不仅感染机会增多、而且炎症发展较快、阑尾坏死穿孔的机会多。由于大网膜被推向一侧，不易限制炎症的发展，合并弥漫性腹膜炎的机会也增多。

2. 体征

阑尾压痛点可随子宫增大而向外向上变化。阑尾在子宫后方，腰前壁的压痛和腹肌紧张均可不明显。有时腰部可有压痛。

（二）治疗方法

妊娠早期（1～3 个月）：症状轻者可非手术治疗，症状重者应手术。

妊娠中期（4～7 个月）：一旦确诊，应手术治疗，切口比麦氏切口稍高或腹直肌旁纵行切口，术中不要过多刺激子宫，术后给予镇静、止痛及孕酮等保胎治疗。

妊娠晚期（8 个月以上）：可行阑尾切除、然后待其自然分娩。约 50% 孕妇可能早产，胎儿的病死率也较高，手术时应尽量减少对子宫的刺激。

预产期和临产期的急性阑尾炎，诊断和治疗均较复杂，应与产科医师共同研究处理。

六、异位急性阑尾炎

多数人出生时阑尾已下降到右髂窝内，如胚胎发育异常，阑尾可滞留于腹腔的任何部位。当异常位置的阑尾发生急性炎症时，诊断上有一定困难，临床上较多见的异位阑尾为盆腔位，肝下位和左侧位。

（一）低位（盆腔位）急性阑尾炎

由于盲肠下降过多或右半结肠游离而缺乏固定时，阑尾可位于髂嵴线以下，甚至完全进入盆腔内，临床估计盆位急性阑尾炎发生率为 4.8%～7.4%，表现为转移性腹痛，只是腹痛部位及压痛区均较低，肌紧张也较轻。病程中可能出现直肠刺激症状如便次增多，肛门坠胀；或出现膀胱刺激症状如尿频和尿急等。低位阑尾炎的治疗与一般阑尾炎相同，应急诊手术切除阑尾。手术过程中应仔细探明盲肠和阑尾的位置，分离炎性粘连，使阑尾完全游离后予以切除。

(二) 高位 (肝下位) 急性阑尾炎

先天性肠道旋转下降不全时，盲肠和阑尾可停留于肝下；后天性阑尾过长，尖端也可延伸于肝外下。肝下位阑尾炎时，腹痛、压痛和肌紧张均局限于右上腹，临床上常误为急性胆囊炎。必要时行腹部 B 超检查，如证实胆囊大小正常，轮廓清晰，胆囊腔内也无异物回声时，高位阑尾炎应该考虑，一旦确诊，应急诊切除阑尾。

(三) 左侧急性阑尾炎

由于先天性腹腔内脏异位，盲肠可位于左下腹部；后天性游离盲肠，也可移动并粘连固定于左下腹，阑尾也随之固定在左髂窝内。左侧位急性阑尾炎极少见，其病理学类型和发病过程与右侧急性阑尾炎相同，有转移左下腹痛，压痛和肌紧张也局限于左髂窝。考虑到左侧急性阑尾炎的可能时，应仔细进行胸、腹部的体检和 X 线检查，确诊后可经左下腹斜切口切除阑尾。

七、阑尾类癌

类癌又称嗜银细胞瘤。阑尾最常见的肿瘤是类癌。人体约一半的类癌发生在阑尾。阑尾类癌在未产生梗阻前，由于没有症状和体征。临床上常不能得到诊断。阑尾类癌没有类癌综合征。类癌产生梗阻时一般表现为阑尾炎。阑尾类癌瘤体直径约 1 cm 时，基本不扩散，直径达 2 cm 时，可有转移，但极少。

(一) 诊断

1. 病史

以 20 ～ 35 岁多见，男女之比为 1 ∶ 3。

临床表现有 3 种类型：①急性阑尾炎型约占 10%，可能因肿瘤而发病；②慢性右下腹痛；③类癌综合征，可分泌血管活性物质 (5- 羟色胺、组胺、缓激肽等) 引起面部潮红、腹泻、哮喘和发绀等症状。

2. 体征

因肿瘤小，临床常无体征。

(二) 治疗

以阑尾切除为主，术后类癌不复发。阑尾切除后是否再行右半结肠切除术，来治疗阑尾浆膜淋巴管浸润的阑尾类癌，尚存在分歧。

八、阑尾腺癌

阑尾腺癌又称阑尾结肠型腺癌，是阑尾较少见的肿瘤，约占胃肠道恶性肿瘤的 0.2% ～ 0.5%。发病年龄多在 40 岁以上，男性患者较多。病变多数发生在阑尾远端 2/3 处，伴有炎症反应和区域淋巴结转移。大多数的阑尾腺癌表现为急性阑尾炎、慢性阑尾炎、阑尾脓肿，或在行其他手术时切除阑尾发现。故诊断很难。在行 X 线钡餐检查时，偶尔发现回肠末段和盲肠有不规则的占位性病变，病变的位置与阑尾的黏液囊肿相同。

(一) 临床表现

(1) 病史：临床表现多为阑尾梗阻的并发症，如急性阑尾炎约占半数，阑尾脓肿或慢性阑尾炎仅占 25%，少数可无症状。

(2) 查体：右下腹阑尾区有固定性压痛点，少数患者可触及肿块。

(二) 辅助检查

钡剂胃肠造影显示盲肠内侧壁偏右有不规则的充盈缺损，或见回肠末段和盲肠内侧间距离增大。

(三) 治疗

很早期的癌，包括原位癌，切除阑尾已足够。腺癌达浆膜和系膜淋巴结时，宜行右半结肠切除术，切除区域的转移癌。

九、阑尾黏液囊腺瘤

阑尾黏液性囊腺瘤是真性肿瘤，可以使管腔阻塞，致黏液穿透到浆膜层，表现为阑尾周围和腹膜后黏液性肿块。有时可伴有卵巢黏液性囊腺瘤。

(一) 临床表现

1. 症状

本病常无症状，有时可有右下腹疼痛不适及腹胀等症状。

2. 体征

肿瘤较大时可在右下腹触及光滑、稍活动的肿块。

(二) 辅助检查

B 超可见右下腹液性暗区，常有分隔成数个腔。

(三) 治疗方法

手术切除阑尾是唯一的治疗，当伴有卵巢黏液性囊腺瘤时，应一并切除卵巢。术中应防止黏液外溢污染腹腔。

第三节 阑尾炎切除术

阑尾切除术用于急性阑尾炎的治疗。在一般情况下手术操作较容易，但有时也很困难，如异位阑尾。因此，绝不能认为阑尾炎是"小病"，阑尾切除术是"小手术"。必须予以重视，以提高治疗效果，避免或减少术后并发症和后遗症的发生。

急性阑尾炎是外科很常见的一种疾病。阑尾切除术是最为普通、常行的手术之一，但有时很困难，因此，对每一例手术均须认真对待。急性阑尾炎是小儿最常见的急腹症。由于小儿阑尾壁薄，穿孔率高；腹腔对感染的局限能力差，一旦穿孔常造成弥漫性腹膜炎；同时小儿又多因诊断延误而未能早期治疗，所以临床所见小儿阑尾炎病情较重。因此，小儿阑尾炎一旦确诊，应立即手术治疗。

距今大约 500 年前，人类首次记载了近似阑尾炎病程的医学文献。到 1875 年 Groves 在加拿大成功完成了首例阑尾切除术。1886 年病理学家 Fitz 明确提出，盲肠周围炎是由阑尾炎引起。他创造了"阑尾炎"这个术语，并预示阑尾炎的最终治疗是剖腹手术。在这之后的百余年中，阑尾切除术日趋完善，被公认为是治疗阑尾炎最可靠、最有效的方法。

20 世纪 30 年代由于抗生素的应用，也使一部分阑尾炎通过抗生素治疗得以好转。但由于阑尾炎症的残留，仍有复发的现象。故对于复发性阑尾炎最好的治疗方法仍是阑尾切除术。

一、适应证

1. 化脓性或坏疽性阑尾炎。

2. 阑尾炎穿孔伴弥漫性腹膜炎。

3. 复发性阑尾炎。

4. 慢性阑尾炎。

5. 蛔虫性阑尾炎。

6. 老年、小儿、妊娠期阑尾炎。

7. 阑尾脓肿。

8. 多数急性单纯性阑尾炎。

9. 阑尾周围脓肿非手术治疗无效者。

二、术前准备

1. 对病情较重的患者，特别是老年、小儿阑尾炎患者，应补充液体，纠正水和电解质平衡紊乱。

2. 有腹胀的行胃肠减压。

3. 感染较重的患者，术前常规使用抗生素。

4. 对妊娠期阑尾炎适当使用镇静剂和黄体酮等安胎药物。

5. 阑尾炎并发穿孔者，术前不能灌肠。

三、麻醉

以腰麻或硬脊膜外麻醉为佳，也可采用局部浸润麻醉。若行局麻，为获得较好效果，应注意以下三点。

1. 将腹壁肌层内的肋下神经、髂腹下神经、髂腹股沟神经进行阻滞。

2. 切开腹膜前、后应将切口两旁的腹膜浸润。

3. 进入腹腔后，封闭阑尾系膜。如阑尾系膜过短并有高度炎症水肿，不便封闭时，可行回盲部系膜封闭以增强麻醉效果。小儿病虽应用全身麻醉。

四、手术步骤

1. 体位

仰卧位。

2. 切口

需视病情而选择，常用的切口有：

(1) 右下腹斜切口 (Mc Burney)：此切口肌肉交叉，愈合较牢固，不易形成切口疝；且距阑尾较近，便于寻找。切口一般长 5～7 cm。对诊断有把握的患者多采用此切口。

(2) 右下腹经腹直肌切口：此切口便于延长扩大切口和显露阑尾。年龄较大，诊断不肯定，或估计粘连较重不易操作时，常用此切口。但一旦感染后易形成切口疝。

(3) 妊娠期的切口：因阑尾在妊娠期随子宫逐渐增大而向上外侧偏移，故切口也需相应向上外偏移。

3. 寻找阑尾

切开腹膜后，若有渗出物或脓液溢出时，需立即吸除。用拉钩将切口向两侧牵开，寻找阑尾，首先要找到盲肠。盲肠的色泽较小肠的灰白，前面有结肠带，两侧有脂肪垂。寻到盲肠后，用手指垫纱布捏住肠壁，将盲肠提出，顺结肠带可找到阑尾。有时需将其前方的小肠或大网膜推开，方能找到盲肠和阑尾。

若阑尾周围无粘连，可用手指将阑尾尖端拨至切口处。不论炎性改变轻重，均不能用止血钳或组织钳钳夹阑尾本身，以防感染扩散；可用特制阑尾钳钳住，或用止血钳夹住阑尾尖端的系膜提出。此时病员由于系膜的牵引，常感上腹不适、恶心、呕吐，可在阑尾系膜上用 1% 普鲁卡因封闭。

4. 处理系膜

切除阑尾的操作应尽量在腹壁外进行；如有困难而需在腹腔内施行时，则应用纱布垫妥善保护好腹壁各层，以防污染。切除阑尾前，需将阑尾系膜及其中的阑尾动脉结扎并切除。如系膜较薄，炎症不重，解剖关系清晰时，可用止血钳在系膜根部阑尾动脉旁无血管处穿一孔，拉过两根 4 号丝线，在上下相距 0.5 cm 左右处各扎一道后切断系膜。近端再结扎或缝扎一道。也可直接并排夹两把止血钳后切断，然后再做结扎加缝扎。

若阑尾系膜的急性炎症较重，呈明显缩短或水肿者，宜采用分次钳夹、切断法以弯止血钳逐步钳夹切断阑尾系膜直达阑尾的根部，然后用 4 号丝线贯穿缝合结扎系膜。约半数患者的阑尾根部系膜一条来自盲肠后动脉的阑尾副动脉，应注意予以结扎。

5. 保护阑尾及盲肠

用一块小的干纱布包缠阑尾，并用阑尾钳或组织钳夹牢，再用盐水纱布围在阑尾根部的盲肠周围，防止术中污染。

6. 荷包缝合

提起阑尾，围绕阑尾根部在距阑尾根部 0.5 ～ 0.8 cm 处的盲肠壁上（根部粗者距离应较大），作一荷包缝合，暂不收紧。注意每针均应深及肌层，但勿穿入肠腔内。

7. 结扎阑尾根部

用一把直止血钳在距阑尾根部 0.5 cm 处压榨一下（用后弃去此污染的直钳），防止结扎时缝线滑脱。随即用 4 号丝线在压痕处结扎，用止血钳靠阑尾夹住结扎线，贴钳剪去线头。再用直止血钳在结扎线远端 0.4 cm 处夹紧阑尾。

8. 切断阑尾

在刀刃上涂纯石炭酸后，刀刃向上，紧贴阑尾根部夹紧的直止血钳下面，切断阑尾，将刀及阑尾一并弃去。

9. 阑尾残端处理

用 3 把尖端夹有小棉球的直止血钳将棉球分别蘸上纯石炭酸（或 5% 碘酊）、75% 乙醇和生理盐水，依次在阑尾残端黏膜面涂擦，然后弃去保护盲肠的盐水纱布。

10. 包埋阑尾残端

助手用左手持无齿镊提起荷包缝线线头对侧的盲肠壁，右手持夹住线结的止血钳，将阑尾残端推进盲肠腔内，同时术者上提并收紧荷包缝线，使残端埋入荷包口，结扎后剪断线头。

11. 覆盖系膜

加固缝合：用 1-0 号丝线，在荷包缝线外周 0.3 cm 处，再做浆肌层 8 字缝合，并将阑尾系膜残端或脂肪垂结肠固定，使局部表面光滑，防止术后粘连。

12. 关腹

关腹前应以卵圆钳夹一块小纱布团，伸入腹腔，在盲肠周围检查有无渗液、脓液，有无结扎点出血，如有应加以处理，再缝合腹壁各层。

急性阑尾炎穿孔并发局限性或弥漫性腹膜炎，感染及污染较重的，有渗液或脓液时；阑尾残留处理不满意，有可能发生残端裂开时；腹膜后软组织在操作中被污染时；阑尾周围脓肿切开后，均须引流腹腔。最常用的香烟引流，置于右侧髂窝或盆腔内，在切口外侧另戳小切口引出。术后 2～3 日拔除。

切口污染较重的，腹膜外间隙应置香烟引流或胶管引流，腹壁各层只做疏松缝合，以利引流。

五、术中注意事项

1. 切口长度成人以 5～7 cm 为合适。显露必须充分才能妥善切除阑尾，故切口不宜过小。切口过小强行牵拉反致损伤更多的肌肉和深层组织，或因显露不佳，造成手术困难。当然，也不应盲目过大。

2. 寻找阑尾遇有困难时，应注意与有大网膜相连的横结肠和系膜较长、脂肪垂基底较狭小的乙状结肠相区别。然后，沿盲肠端的结肠带向其汇合处寻找，即可找到阑尾。如仍未找到，可用手探摸盲肠后面，阑尾是否埋于腹膜后。当阑尾有急性炎症与周围粘连，不易寻找时，可取出拉钩，用右手示指及中指伸入腹腔，沿右侧壁向盲肠方向寻找。找到后逐渐分离粘连，提出阑尾。有时阑尾过短，或有时穿孔坏疽后在中间折断，均应注意全部取出，不要遗漏。

凡遇到意外困难，如紧密炎性粘连，不要勉强切除阑尾，可改用引流及有效的非手术疗法。因为粘连的存在，就足以防止扩散感染。

3. 当阑尾位于盲肠后，位置固定不易切除时，可切开盲肠外下方的后腹膜，再用纱布包住盲肠向上翻转，露出阑尾后，作逆行阑尾切除术。另若阑尾较长伴管端粘连固定，不宜按常规勉强提出末端，改为逆行切除阑尾。先用变止血钳在靠近阑尾根部处穿其系膜，带过两根 4-0 号丝线，双重结扎阑尾根部。在结扎远端 1 cm 处夹一把弯止血钳，用刀在止血钳与结扎线之间切断。阑尾残端消毒处理后，根据具体情况行荷包缝合包埋或褥式缝合包埋。再用弯止血钳向阑尾尖端方向分段钳夹、切断阑尾系膜最后切除阑尾，一一结扎近端阑尾系膜。

4. 如遇阑尾与大网膜粘连时，应将粘连的大网膜炎性组织一并切除；如与肠管粘连，应仔细分离，切勿盲目硬撕；若与髂动、静脉，输尿管，子宫等重要器官粘连时，更应注意仔细操作，以防血管破裂或脏器穿孔。

5. 阑尾切除线应距根部结扎线 0.5 cm，残端不宜过长或过短。过长可能形成残腔脓肿；过短可因盲肠内张力牵引，使结扎线松脱，漏出粪液，造成腹腔内感染。也有人主张残端不结扎，只作荷包缝合加 8 字缝合，以免残端肢肿，又无结扎松脱的危险。

6. 阑尾残端用石炭酸消毒时，勿涂到浆膜，以免灼伤浆膜，增加术后粘连。

7. 阑尾根部结扎线不宜扎得过松或过紧，过松容易滑脱，过紧则可将阑尾扎断，此两种情况均可引起遗留阑尾动脉支出血。

8.荷包缝合与阑尾根部距离不宜过远或过近；过近不易埋入残端，过远可形成较大无效腔，易发生残端感染或脓肿。

9.阑尾根部穿孔时，常引起盲肠肠壁炎性改变，明显水肿，不易将阑尾残端埋入荷包缝合线内。可在残端两侧盲肠壁上作间断褥式缝合 3～5 针，一一结扎，将残端埋入，必要时再将阑尾系膜覆盖加固。

10.对阑尾蛔虫症，应在阑尾切开前刺激阑尾壁，使蛔虫退出阑尾。如不成功，应在切开阑尾后将蛔虫推入盲肠内，再扎紧结扎线，处理残端。一般忌将蛔虫经阑尾断端取出，如免污染腹腔；更不应将蛔虫与阑尾一并结扎。

11.如阑尾位于盲肠后，腹膜外，而且术前已经明确，即可于分开腹横肌之后，小心保护腹膜囊，勿予切开，而完整地将其向内侧推开，从外侧达到腹膜后间隙阑尾所在部位，并切除阑尾。此法对已穿孔的腹膜外阑尾炎更加重要，可使腹腔免受污染。腹膜外间隙要彻底引流。如切开腹膜后才发现阑尾位于腹膜外并已穿孔，此时仍可把腹膜缝合，然后按所述方法处理。

12.术中如发现阑尾病变与体征不符时，应仔细检查盲肠、回肠、输卵管、卵巢、回肠系膜淋巴结及腹腔液体，必要时扩大切口，以求确诊后正确处理。

六、术后处理

病情较轻者无须特殊处理，术后当日即可坐起，次日可进食，5～6 日后即可拆线。病情较重者，酌情补液，禁食，半坐位，使用抗生素等。

七、常见术后并发症及处理

1.腹膜炎及腹腔脓肿

术后体温不降，腹部压痛，反跳痛不减轻，即应考虑有腹膜炎的存在。除继续胃肠减压，输液，纠正水和电解质平衡失调外，应给大剂量抗生素及中药。

如术后 5～6 日感染症状仍未控制，即可能发生腹腔内脓肿，最常见于盆腔、右髂窝、膈下及肠间，一旦确诊，应即引流。

2.切口感染

术后 3～4 日体温升高，切口胀痛，可能发生切口感染或化脓，检查如腹壁红肿，压痛明显时，即应拆除 1～2 针缝线，扩开切口，去除线结，充分引流。个别体弱患者术后可能发生切口裂开，应重新缝合并加减张缝合。长期不愈的窦道，应手术切除。

3.腹腔内出血

术后 1～2 日内，患者突然出现苍白，脉快，呼吸急促，出冷汗，个别患者大量便血，血红蛋白下降，并有腹胀，应认为有腹腔内出血。试验穿刺证实腹内有出血后，应再次手术，清除积血，寻找出血点，缝扎处理。

4.肠梗阻

多为麻痹性肠梗阻，除作胃肠减压，输液外，还可用中草药治疗，经上述积极处理较久不愈者，可能系机械性肠梗阻，必要时需再次手术。

5.肠瘘

多为在原切口处发生的外瘘，来自盲肠，阑尾残端，常在术后 2 周左右自行愈合，仅少数病例需行肠瘘闭合术。

6. 腹壁瘘管或窦道

较为常见，发生的原因常见者有：

(1) 回盲部病变，如局限性肠炎，结核、肿瘤、阿米巴性肉芽肿等致阑尾残端愈合不良。

(2) 阑尾未完全切除，仍有部分留于腹腔内。

(3) 切口感染，引流不畅，或切口内有线结。慢性瘘管或窦道形成后，需将管道及其周围的瘢痕组织一并切除，清除线结等异物。若管道通腹腔，应事先行瘘管 X 线造影了解管道走径，做好术前准备。

八、阑尾炎手术修养指南

(一) 阑尾炎手术后饮食禁忌

消化道及腹部手术与饮食禁忌关系密切，必须引起重视。

1. 禁忌任何食物的摄入

消化道及腹部较大的手术后，肠道处于低功能状态，须禁食。在手术后 2～3 天后，如肛门排气，则提示肠道功能开始恢复，此时可给予少量的流质饮食。5～6 天后可改为少渣半流质饮食，这段时间内，流质应清淡富于营养，并且要温服，避免将食物粗渣带入流质中摄入。改用少渣半流质饮食时，忌食带鸡肉、火腿以及各种蔬菜的汤类，即使这些食品已经煮得很烂，也须等到手术后 10 天才能酌情给予。

2. 忌油腻食物

即使到了手术后第 10 天，机体能承受软饭时，也不能过早食入油腻食物。

3. 忌发物

手术两周后，尽管恢复得很好，也已经拆线，但是这段时间机体抵抗力还是很弱的，炎症发生的危险依然存在，故必须禁忌发物。

消化道及腹部手术包括食道、胃、肠、肝、胆等手术，但其中有些小手术如阑尾炎手术则在手术后只需要禁食一天，第二天就可给流食，第三天半流食，第五天即可给软饭；肛门直肠手术则须禁食 2～3 天，以后给予清流质、少渣半流质。饮食中限制含粗纤维素的食物，如芹菜、大白菜、香菜、蒜苗、韭菜、香椿、冬笋、毛笋、菠萝等，以减少大便次数和未消化的粗纤维对伤口的摩擦；口腔咽喉部手术，手术后 6 小时内禁食，在 1～2 天内禁食热流质，应以冷流质为主。

(二) 阑尾炎手术后吃什么好

阑尾炎手术后吃什么好，由于麻醉与疾病本身的作用，术后患者的消化功能会出现一定障碍，不能很好地消化食物及吸收营养。因此，术后患者进食时间不宜过早。非消化道手术者，一般在手术后 6 小时开始进食普通饮食。消化道手术者，则要根据手术种类与肛门排气的情况来定。肛门排气后开始喝少量水，如无不适，可吃流食 (米汤、菜汤等)，以后逐渐过渡到半流食 (面条、米粉等)、软食、普食，每餐不宜过饱。也不宜过早饮用牛奶，因牛奶性寒易致胀气。

阑尾炎手术后吃什么好，术后患者应食用营养丰富、易于消化的食物。对于年老体弱者，应适当延长吃流质、半流质食物的时间，以利消化。而对于一般患者，在病情稳定好转后，可给普通饮食。

患者在食用流食期间一般多以甜食为主，如藕粉、橘汁等。但也有患者因不习惯甜食而厌食，甚至出现恶心、呕吐，明显影响健康。此时若能适当选用瘦肉或鲜鱼熬汤，既能保证营养又能增进食欲，患者就会很快康复。

患者的饮食不宜过于精细。阑尾炎手术后吃什么好，患者常以高蛋白质、高热量的饮食为主，忽略了维生素的摄入。而机体的修复是需要各种营养的，尤其是粗纤维食物。对手术后卧床的患者，含粗纤维的食物能起到增进胃肠活动，保持大便通畅的作用。因此，饮食中要配以一定量的蔬菜，尤以绿叶蔬菜为佳。

1. 慢性阑尾炎患者在生活上要注意避免过度疲劳，保证充足睡眠以及精神舒畅，因为这样便可避免机体抵抗力降低以致病变反复。

2. 要注意保持大便通畅，有便秘倾向的患者应从饮食等方面进行调理，可以自我进行腹部按摩，病情不易改变者可试服通便药物，如麻子仁丸、通便灵、果导、番泻叶等，或用开塞露。但这只是暂时措施，不可长期依赖。

3. 慢性阑尾炎患者饮食宜保持清淡，阑尾炎手术后吃什么好，多食富含纤维的食物，以使大便保持通畅。一般来讲，对于温热性质的动物肉如羊、牛、狗肉应该节制，而葱、姜、蒜、辣椒也不宜多吃。对于那些具有清热解毒利湿作用的食物，如绿豆、豆芽、苦瓜等可以择而食之。

(三) 急性阑尾炎术后生活及饮食方面的注意事项

阑尾是位于盲肠末端的一个细管状器官，末端为盲端，多位于右下腹部，但也有变异而位于其他部位者。阑尾炎比较多见，任何年龄、性别都可以发病。急性阑尾炎是腹部的急性病之一。如果治疗不及时或治疗不得力可发生腹膜炎，甚至有生命危险。

1. 病因和发病

引起阑尾炎的主要原因是阑尾发生梗阻 (堵塞)。

引起阑尾梗阻的原因有:

(1) 阑尾腔内异物: 如粪块、小果核、蛔虫等。

(2) 阑尾壁狭窄: 如以前患过急性阑尾炎，用药治愈后，阑尾壁结疤使阑尾壁变小。同时也能减弱阑尾的蠕动功能。

(3) 阑尾壁上的淋巴组织肿大，阑尾肿瘤等也可以导致梗阻。阑尾腔内有许多细菌，发生梗阻后容易引起发炎，使血栓形成堵塞血管，产生坏死、感染而发病。炎症向外发展到阑尾外层或穿入腹腔内就会化脓，引起腹膜炎。如果炎症扩散，有可能引起肝脓肿等更为严重的并发症威胁生命。

2. 患者表观

(1) 腹痛: 急性阑尾炎的典型腹痛是转移性右下腹痛。开始时往往是上腹痛 (“心口”痛)，与胃病相似，或是肚脐周围痛。一段时间后腹痛转移到右下腹部，此后腹痛点就相对固定了。由于各人阑尾位置不尽相同，所以疼痛点也会稍有差异。有人可没有转移病的过程，发病开始即出现右下腹痛。腹痛转移的时间各人不同，快则 2～3 小时，慢则 1 天或更长时间。

(2) 恶心呕吐: 由于阑尾受到炎症刺激而活动增强，常引起胃肠道反应而出现恶心呕吐。多在腹痛数小时后呕吐 1 次，但不会出现频繁呕吐。

(3) 发烧: 腹痛早期不会发烧。在炎症明显时体温升高，炎症加重则体温更高。

（4）检查患者时，早期腹部可无任何异常，在炎症明显时可出现肌紧张及压痛。

1）压痛：多在右下腹（视阑尾所在部位而定）。用手一按即感觉疼痛。按下后突然把手抬起，患者亦有疼痛感，医学上叫着"反跳痛"。阑尾穿孔后全腹腔都有炎症时则全腹都有压痛、反跳痛。但仍以阑尾部最明显。

2）肌紧张：当阑尾炎症发展到表面时，炎症刺激腹壁使肌肉紧张。即与对侧比较此处腹壁摸上去感觉较硬。但如果阑尾已经穿孔全腹都有炎症时则全腹都有肌紧张。仍以阑尾部位最明显。

3. 家庭养护

急性阑尾炎是可以消退的，但消退后约有四分之一的患者会复发。目前手术方法比较安全，绝大多数手术效果是良好的。非手术疗法主要是抗感染（即消炎）。但应当做好随时住院治疗的准备工作，以免延误治疗使病情发展到严重程度造成治疗困难。

（1）家庭用药：用药要早，最好在炎症未发展成腹膜炎时能控制住。可选用以下药物。

1）青霉素，每次 80 万单位，6 小时 1 次肌肉注射。用前必须先做过敏试验。

2）链霉素，每次 0.5 克，12 小时 1 次肌肉注射。应与青霉素同时应用。

3）庆大霉素，每次 8 万单位，8 小时 1 次肌肉注射。

4）先锋四号，每次 0.5 克，每日 4 次口服。

5）螺旋霉素，每次 0.2 克，每日 4～6 次口服。

（2）中药及偏方

1）银花、公英各 50 克，丹皮 25 克，大黄 15 克，赤芍 12 克，川楝子、桃仁、甘草各 9 克，每天 1～2 剂，水煎后分 2、4 次服。

2）鸡血藤 100 克，地丁 50 克，川楝子 25 克，每日 1 剂，水煎两次混合后分 2 次服。

3）针刺足三里、阑尾穴、阿是穴。呕吐者加内关穴。

4）薏米 50 克，冬瓜籽 25 克，丹皮、桃仁、紫花地丁各 15 克加水 300 毫升（6 两），煎到 100 毫升。煎 2 次混合后分两次服，每日 1 剂。

5）红藤、忍冬藤各 100 克，生大黄 15 克，水煎后加黄酒 1 小杯分两次服，每日 1 剂。

（3）营养和饮食：应给予流质饮食，如牛奶、豆浆、米汤、肉汤等。或半流质饮食，如粥、稀软面条等。如果准备住院手术治疗则应禁食禁水。

（4）家庭护理

1）手术前：应密切观察患者的腹痛情况，大便，体温和脉搏。应让患者休息好。有腹膜炎者应取半坐位（即患者坐在床上，背后靠在被子上）。用热毛巾或热水袋敷在腹痛部位，可促进炎症吸收。

2）手术后：因为肠道手术后胃肠活动暂时停止。进入胃肠内的食水不能下行，积于胃内引起腹胀。所以手术后不能吃喝。要等到胃肠活动恢复后才能进食。胃肠活动恢复的标志是能听到腹内肠鸣声（即咕噜、咕噜的叫声）或肛门排气（放屁）。术后肠管不活动，手术创伤处容易粘连。所以要鼓励患者多活动。一方面预防肠粘连，另一方面也可以促进胃肠活动的恢复。腹部手术后患者咳嗽是一件痛苦的事。可以用些止咳、祛痰药物，如复方甘草片 3 片，每日 3 次口服。或用咳必清 50 毫升，每日 3 次口服。患者有痰是必须要咳出来的。为了减轻患者的痛苦，护理人员可以协助患者。即在咳嗽时用双手放在切口两侧向中间用力，可以减轻患者咳嗽时的疼痛。阑尾手术后有可能发生一些并发症。所以陪护人员如果发观患者有不正常的变化，如满腹疼痛；手术后 3 天体温反而升高；腹胀、肛门不排气；切口出血、流脓水等应及时和医生联系，以取得及时处理。如果医生嘱咐患者半坐位，陪护人应配合医生做工作，使患者坚持半坐位。出院后半个月内不宜做剧烈运动或重体力劳动。如挑水、打篮球等。

4. 注意事项

(1) 腹痛在没有明确诊断之前不可随便用止痛药。因为止痛后掩盖了病情，容易延误诊断而造成严重后果。

(2) 患急性阑尾炎后，如果家庭治疗无效应及时送医院。

(3) 根据目前的医疗水平及技术条件，急性阑尾炎手术治疗效果较好，即使保守治疗痊愈后也容易再次发作，所以急性阑尾炎在有条件的情况下，还是以手术治疗为主。

(4) 非手术治疗者，在用药时应彻底。在症状、体征消失后仍应用药一周，以巩固疗效，减少复发。

(5) 住院治疗应听从医生安排。陪护人员应配合医护人员做好患者的工作。

(6) 阑尾炎病情及体征变化较大，有很多患者表现不典型。在没有把握的情况下最好去医院就诊。以免延误诊断、治疗。

5. 预防常识

(1) 增强体质，讲究卫生。

(2) 注意不要受凉和饮食不节。

(3) 及时治疗便秘及肠道寄生虫。

(四) 阑尾术后有哪些并发症

术后并发症与阑尾的病理类型和手术时间的迟早有密切关系，未穿孔阑尾炎切除后，并发症发生率仅 5%，而穿孔后手术者增加到 30% 以上，发病后 24 小时和 48 小时后手术者，阑尾穿孔率分别为 20% 和 70%，所以发病 24 小时内，应即时切除阑尾，以降低并发症的发生率。

(1) 内出血：术后 24 小时的出血为原发性出血，多因阑尾系膜止血不完善或血管结扎线松脱所致。主要表现为腹腔内出血的症状如腹痛、腹胀、休克和贫血等，应立即输血并再次手术止血。有时出血可能自行停止，但又继发感染形成脓肿，也需手术引流。

(2) 盆腔脓肿：穿孔性阑尾炎术后，腹腔脓汁吸收不完全，可在腹腔的不同部位形成残余脓肿。盆腔脓肿最常见，大多发生在术后 7～10 天，表现为体温再度升高，大便次数增多，伴里急后重，肛指可见括约肌松弛，直肠前壁隆起。应及时抗感染、理疗，无效时切开引流。

(3) 粘连性肠梗阻：阑尾术后肠粘连的机会较多，与手术损伤、异物刺激和引流物拔出过晚有关。临床统计，阑尾切除粘连性肠梗阻的发生率约为 2%，为手术后粘连性肠梗阻总数的首位 (占 32%)。一般先行综合的保守治疗，无效时应手术。

(4) 粪瘘：可发生在处理不当的阑尾残端，也可因手术粗暴误伤盲肠和回肠而引起。主要表现为伤口感染久治不愈，并有粪便和气体溢出，由于粪瘘形成时感染已局限于回盲部周围，体液和营养丢失较轻。可先行保守治疗，多数患者粪瘘可自行愈合，如病程超过了 3 个月仍未愈合，应安排手术。

(5) 切口的并发症：包括切口感染，慢性窦道和切口疝，三者有一定的内在联系。切口感染多发生在术后 4～7 天，也有在两周后才出现。主要表现为切口处跳痛，局部红肿伴压痛，体温再度上升。应立即拆除缝线，引流伤口，清除坏死组织，经敷料交换促使其愈合，或待伤口内肉芽新鲜时二期缝合至愈。如伤口内异物 (如线头) 清除不干净，引流不畅，可长期不愈，遗留有一处或几处深而弯曲的肉芽创道，即为慢性窦道。病程可持续数月，有的甚至一年以上，伤口时好时坏。如经保守治疗 3 个月仍不愈合者，可再次手术切除窦道，重新缝合。感染的伤口虽已愈合，但腹膜和肌层已裂开，小肠袢和网膜可由切口处突出于皮下瘢痕组织处，称为切口疝。如有明显症状，影响劳动，应行手术修补。

第四节　腹腔镜阑尾切除术

　　急性和慢性阑尾炎是胃肠外科最常见的疾病，阑尾切除术是实施例数最多的手术，也是外科住院医师培训的重要项目。腹腔镜外科医师的手术训练，也是从腹腔镜阑尾切除术开始的。大量临床实践已证实，腹腔镜阑尾切除术比开腹手术创伤小、痛苦轻、术后切口感染等并发症少、患者恢复快，对开腹手术暴露困难的肥胖患者优势尤其明显。且腹腔镜手术可在微小创伤下全面探查腹盆腔，有效清除脓液，利于患者术后恢复，并可鉴别妇科、泌尿外科等相关系统疾患，发现早期腹股沟疝等隐匿性疾病。随着手术技术的进步，经脐单孔腹腔镜阑尾切除术可达到术后无瘢痕的美容效果。另外，腹腔镜阑尾切除术用于妊娠期阑尾炎也有其独特优势。临床实践已证实，妊娠早、中期 (＜ 20 周) 合并急性阑尾炎，行腹腔镜阑尾切除术对母婴是安全的，甚至有在更晚孕期行腹腔镜手术的报道。它可以避免污染切口在继续妊娠过程中造成的诸多不利因素，如切口裂开、切口感染，甚至引起流产等。腹腔镜的腹腔内视野可以直观回盲部及阑尾局部解剖情况，比开腹手术的腹腔外视野更全面、清晰，特别是对盲肠后位、回肠后位、盆位等阑尾位置较隐蔽的情况，可以避免过多扰动肠道和子宫而引起损伤或刺激子宫收缩。腹腔镜阑尾切除术已经广泛应用于临床，其优势受到患者和外科医师的普遍认可，在很多中高级医院已经成为常规手术。

　　阑尾根部位于盲肠末端 3 条结肠带交汇处、体表投影为麦氏点 (右髂前上棘与脐连线的中外 1/3 交界点)。阑尾尖端游离，可伸向任何方向，国人阑尾常见位置主要有回肠前位 (28%)、盆位 (26%)、盲肠后位 (24%)、回肠后位 (8%)、盲肠下位 (6%)，此外尚有少数高位阑尾、盲肠浆膜下阑尾、腹膜外阑尾和左下腹阑尾等。腹腔镜阑尾切除术对隐蔽位置和高位阑尾很有优势，无须延长切口增加创伤，也避免了切口感染的风险。且腹腔内多角度视野可以清晰观察局部解剖，避免盲目探查的误伤。阑尾动脉源自回结肠动脉终末支，血运受阻极易发生坏疽。阑尾静脉经回结肠静脉、肠系膜上静脉回流至门静脉，因此急性阑尾炎可能导致门静脉炎或肝脓肿。

　　(一) 适应证

1. 急、慢性阑尾炎。

2. 妊娠 20 周以内发作的急性阑尾炎。

（二）禁忌证

1.因严重心肺疾患等不能耐受气管插管全身麻醉者。

2.有腹腔复杂手术史，存在广泛粘连者。

3.合并休克，以及严重水电解质平衡紊乱等的危重患者。

（三）术前准备

1.常规禁饮食，备皮，清洗脐部。急性阑尾炎需给予静脉补液，调节水电解质平衡并使用抗生素。慢性阑尾炎可仅予静脉液体维持。

2.妊娠期急性阑尾炎应与产科协同制订围术期处理和用药方案，予镇静和抑制子宫收缩等保胎治疗。

（四）体位与套管放置

患者取仰卧位，手术开始后酌情调至头低左倾位，以利于暴露回盲部。术者立于患者左侧，扶镜手立于术者右侧，显示器设置在术者对面。

在脐下缘开放法置入 10 mm 套管作为观察孔，建立气腹后置入 30°镜，再于麦氏点及其左侧对称位置分别放置 5 mm 套管作为操作孔。也可将两个操作孔设计在双侧耻骨结节上方，术后阴毛可遮盖瘢痕，使用此法应注意避免损伤膀胱，术中体位为人字位，术者立于患者两腿之间。

（五）麻醉

气管插管全身麻醉。

（六）手术步骤

1.腹盆腔探查

腹腔镜多角度的腹腔内视野具有突出的探查优势。术中应先全面探查腹盆腔，再重点针对右下腹，明确阑尾炎诊断。若术前诊断急性阑尾炎，但术中所见阑尾病变不符，应提高警惕，考虑其他鉴别诊断，腹腔镜探查对此多可提供明确信息。在腹腔镜下观察回盲部形态和寻找阑尾都更加容易。若化脓性阑尾炎局部脓苔多，有大网膜、回肠或盲肠覆盖包裹，需用无损伤肠钳钝性剥离暴露阑尾。浆膜下阑尾部分或全部位于盲肠浆膜下，无明显阑尾系膜，可用剪刀剪开浆膜暴露，不要用带电操作，以免损伤盲肠。盲肠后位和少见的腹膜外阑尾多需游离盲肠与侧腹壁附着部（图 3-1）。对化脓坏疽病变严重的阑尾不要过度牵拉，避免阑尾破裂或断裂，多量脓液和粪石漏出加重腹腔污染。探查同时先尽量吸尽所见脓液。

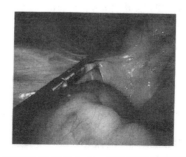

图 3-1 将盲肠牵向左上方，游离其与侧腹壁附着部

2. 结扎离断

阑尾系膜阑尾动脉多为 1 支，少数为 2 支，在回肠末段后进入阑尾系膜，沿其游离缘走行。大多数阑尾系膜近阑尾根部有无血管区，由此处穿过器械较安全且容易 (图 3-2)。

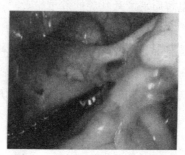

图 3-2 阑尾系膜根部无血管区

根据阑尾长短在合适部位提起阑尾，展开系膜，分离钳钳尖闭合紧贴根部穿过系膜，经此孔带入 10 cm7 号丝线。两手分离钳配合打结结扎阑尾系膜。如阑尾系膜水肿明显，须分次结扎，也可用带电血管钳切开部分系膜后再结扎。距结扎丝线约 5 mm 处剪刀剪断或电凝离断阑尾系膜。除腹腔内打结外，也可用套扎线在腹腔外打结后推入结扎。在解剖清晰暴露良好时，可以用结扎锁、钛夹等方法结扎系膜。临床实践证实，在局部粘连化脓严重，阑尾位置隐蔽，系膜较短、卷曲等情况下，结扎系膜较困难，而用带电器械凝切是简便安全的，操作时应先夹持电凝较大范围的系膜，使阑尾动脉在热损伤下凝固闭合，再于此范围内电切离断。但带电操作必须注意保持与肠壁的距离，并间断短时通电，避免副损伤，此方法仅建议有较成熟腹腔镜手术技术的医师使用。另外，使用超声刀离断阑尾系膜是非常方便安全的。

3. 切除阑尾

两手器械配合，用 10 cm 长 7 号丝线结扎阑尾根部。若阑尾根部粗大或有坏疽穿孔，不适宜单纯结扎，可行 "8" 字缝合闭合阑尾残端。若阑尾化脓严重，粗大饱满，估计内有较多脓液或夹持感觉内有粪石，应在根部结扎线远端再结扎一次，避免切除阑尾时污染腹腔。在距阑尾根部约 5 mm 处切开阑尾，电凝烧灼残端黏膜面，再完全离断阑尾。标本应及时置入标本袋内，以避免污染腹腔。

阑尾残端结扎切实，根部周围无明显病变时无须包埋，必要时可行腹腔镜下荷包缝合、"8"字缝合，或浆肌层间断缝合包埋。荷包缝合：经 10 mm 套管将 2-0 缝针放入腹腔，带线长约 15 cm。充分暴露阑尾残端，由盲肠内侧缘进针进行荷包缝合，进针点距阑尾根部 5 ～ 8 mm，缝至盲肠外后方时须将针反持，完成下方和内侧的缝合。荷包缝合完成后用钳轻轻反推阑尾残端至肠腔内，同时收紧荷包线打结。

4. 取出阑尾

将装有阑尾的标本袋口夹闭，腹腔污染严重时可先冲洗袋壁后再取出，避免污染取标本孔。用右下腹器械夹持标本袋，将脐部观察套管朝向右下腹套管，将标本袋口置入观察套管，器械保持紧贴套管，随套管拔出而将标本袋口带出腹腔。阑尾粗大者可于袋内分次取出。慢性阑尾炎和单纯性阑尾炎标本可不必置入标本袋，而直接由脐部套管孔取出。

5. 冲洗引流

标本取出后重建气腹置入腹腔镜，吸尽残余积液，污染严重时冲洗术野、盆腔并吸尽液体，但不主张大范围腹腔冲洗，以免感染扩散。同时观察阑尾残端及系膜处理是否牢靠。若化脓感染严重，粪石或脓液漏出污染严重时应放置引流管，经麦氏点套管引入，放置于右下腹或盆腔。放尽气体、拔出各套管，切实缝合脐部套管孔（缝合前可用活力酿浸泡消毒），术毕。

一、单孔法腹腔镜阑尾切除术

单孔法腹腔镜阑尾切除术须用带操作通道的腹腔镜 (0° 镜)，只做脐部一个套管孔，放入腹腔镜和一把操作器械，找到阑尾后自脐部套管孔提出腹腔切除，操作简单，美容效果良好。其主要针对回盲部无粘连，阑尾根部游离，放尽气体后可提至脐孔的慢性阑尾炎和单纯性阑尾炎。因器械和腹腔镜使用同一个硬质通道，活动互相制约，且仅能置入单把器械，故视野不稳定、欠清晰，不能进行复杂的分离操作。

现在已有专为单孔腹腔镜手术设计的器械，通过一个多通道的软质构件建立腹壁通道，腹腔镜镜头角度可调，与器械的相互影响降低，且可以置入两把器械，进行更复杂的操作，实现经单孔完全腹腔内阑尾切除，该术式将在临床逐步推广。

(一) 手术步骤

在脐下缘开放法置入 10 mm 套管建立气腹。

将带操作通道的腹腔镜置入腹腔，由操作通道置入肠钳，探查腹腔、盆腔及盲肠 (图 3-3)，据阑尾、盲肠游离度及局部粘连情况评估能否进行单孔操作，如有轻度粘连或系膜卷曲较短 (图 3-4)，可先行简单分离 (钝性分离或电切分离)；如单器械操作困难，可由麦氏点向腹腔穿刺置入较大的带线缝针，穿过阑尾系膜后再穿出腹壁，悬吊阑尾，形成张力，再分离影响阑尾提出的粘连或系膜。带电操作时可使用夹持组织后旋转再电凝的动作，可增加一部分张力 (图 3-5)，游离至阑尾根部可提拉至脐孔处即可 (图 3-6)。

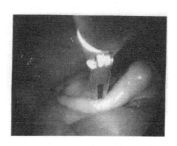

图 3-3 探查腹腔、盆腔及盲肠

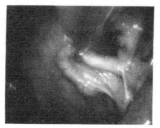

图 3-4 阑尾系膜粘连卷曲

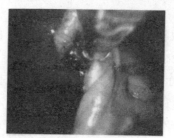

图 3-5 旋转电凝

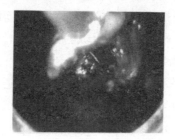

图 3-6 系膜游离后，阑尾可进入套管

夹持阑尾尖部 (图 3-7)，提至套管内，同时消除气腹，拔除套管 (图 3-8)，将阑尾自脐部切口提出。结扎切断阑尾系膜 (图 3-9)，切除阑尾后包埋残端，放回腹腔。也可以不做荷包包埋 (图 3-10)。切实缝合套管孔，术毕。

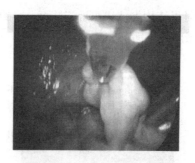

图 3-7 夹持阑尾尖部

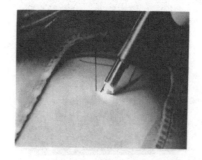

图 3-8 消除气腹，拔除套管

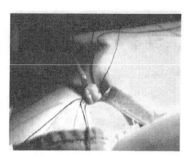

图 3-9　腹腔外阑尾切除

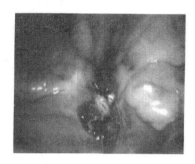

图 3-10　术毕探查腹腔，阑尾残端未包埋

二、双孔法阑尾切除术

(一) 适应证

适用于阑尾游离，周围无明显粘连的慢性阑尾炎。

(二) 手术操作

放置脐部观察套管和麦氏点操作套管 (10 mm)，探查结束后，经麦氏点套管放入器械夹持阑尾尖端提入套管，同时消除气腹，拔除麦氏点套管，顺势将阑尾提出腹腔外，按常规方法切除后将残端回置腹腔 (图 3-11、3-12)。

(三) 要点分析

1. 阑尾系膜处理紧贴阑尾根部系膜无血管区穿过器械不易损伤阑尾动脉。电切阑尾系膜前应先电凝拟切断处周围区域，系膜肥厚水肿时应分次小束凝切。

2. 标本取出将麦氏点与脐部套管纵轴尽量相对呈直线，标本袋可较易进入脐部套管孔。

3. 阑尾长、尖端固定、系膜化脓粘连严重、浆膜下阑尾等可逆行切除 (图 3-13)。

4. 对老人、儿童、孕妇患者应适度降低气腹压力 (在 12 mmHg)。若局部情况复杂，暴露不良，术野不清，腹腔镜手术操作困难，估计耗时过长时应及时中转开腹。

5. 对妊娠阑尾炎患者实施腹腔镜手术时，患者取仰卧位，手术床向左倾斜 30°，使子宫向左移位，有利于暴露，同时有利于下腔静脉回流。置入穿刺套管时应注意角度，尖端朝向上腹部逐渐进入，避免损伤膨大的子宫，另须根据子宫大小向上调整操作套管位置。

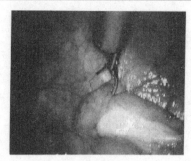

图 3-11 夹持阑尾尖端

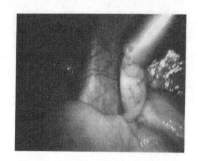

图 3-12 经套管提出阑尾

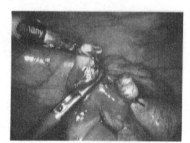

图 3-13 逆行切除阑尾

（四）术后处理

1.建议术后早期下床活动，有利于胃肠道功能恢复，预防肠粘连。

2.由于腹腔镜阑尾切除对腹腔骚扰少、创面小、胃肠道功能恢复快，术后第 1 日即可恢复流质饮食，但对腹腔感染重、老年、肠道功能恢复不良者应酌情推后。

3.对妊娠期阑尾炎患者围术期使用硫酸镁抑制子宫收缩，常规用量为 25% 硫酸镁 30 ml 加入 5% 葡萄糖液 500 ml，1 ～ 2 g/h 静脉滴注，每日可用至 15 g。用药期间应注意监测呼吸、膝反射和尿量，及时排除镁中毒表现。术后应给予大剂量抗生素，如离预产期尚远，应予镇静和抑制子宫收缩等保胎治疗。可口服苯巴比妥 30 mg，每日 3 次，服用 3 ～ 5 日。如已临近预产期或胎儿已发育成熟（≥ 37 周），可任其自然分娩。

（五）并发症及其防治

1.出血

阑尾系膜的结扎线松脱是导致术后出血的主要原因，肥厚的系膜需要分段分次结扎。结扎线的第一个结尽量为外科结，在无张力的状态下再打第二个结。

2.肠漏

术中带电操作过于贴近肠壁，或显露不清时在分离过程中损伤盲肠或末端回肠，若术中未发现则将导致术后肠漏。应在术野清晰、暴露良好的情况下规范、精细操作，随时发现损伤并及时修补。术中未发现损伤但仍存怀疑时可留置腹腔引流管，术后严密观察，一旦发现尽早手术探查。

3.腹腔脓肿

若术中遗漏清除盆腔、膈下等隐蔽部位的脓液，或化脓感染严重的病例未留置引流管，术后可能形成腹腔脓肿，故术毕前应彻底吸除脓液和脓苔，必要时局部冲洗，并放置引流管。若术后发热不退，B超、CT等检查发现脓肿形成，应先予广谱抗生素治疗，非手术治疗无效须行B超引导穿刺引流或开腹手术清除引流。

（贾登国）

第四章 包皮手术

第一节 包皮的解剖与生理

一、包皮的定义

包皮是由皮肤、皮下组织及黏膜上皮移行区混合构成的一个特殊结构，由于其在生理功能和组织解剖学上的特异性，给临床工作带来了一些棘手的问题—不像身体其他解剖部位，阴茎包皮的概念有广义和狭义之分，广义包皮即包裹龟头和整个阴茎的皮肤、皮下组织及其内在的黏膜移行区和冠状沟后壁部的皮肤；狭义包皮即广义包皮的外 1/3，是由外层皮肤、皮下组织和内层的黏膜移行区共同构成的双层滑动性囊袋状结构。

阴茎皮肤色黑而薄软，因其下方的结缔组织疏松而富有延展性。包皮的形成在妊娠 12 周，阴茎的皮肤向龟头部移行，至阴茎颈部形成皮肤皱褶包绕龟头，称为包皮。包皮外侧皮肤又称为包皮外板，内侧皮肤称包皮内板，内外板移行形成的游离缘称包皮口：包皮内板和龟头部共同组成的腔隙称为包皮腔在尿道外口下方、阴茎腹侧中线上有一纵行皮肤皱褶，称为包皮系带：在勃起时，龟头部有牵拉作用，以防止龟头反翘。

人类男性出生时至青春发育前期，绝大多数都是生理性包茎或包皮过长。包茎 (phimosis) 是指阴茎的包皮狭窄或包皮与龟头粘连，使包皮不能上翻显露龟头。包皮过长 (redundant prepuce) 是指阴茎的包皮覆盖于全部龟头和尿道口，但包皮能上翻而显露龟头及尿道口。

二、包皮的发生

泄殖腔膜是一块增厚了的内胚膜，它是胚胎早期会阴部发育过程的诱导组织，紧贴于外胚层上。人胚第 4 周时，泄殖腔膜颅侧左右间充质增生，在正中合成一小隆起，称生殖结节，泄殖腔膜两侧间充质增生，在其左右各形成两条隆起，内侧隆起为左右泄殖腔褶，外侧隆起为左右阴唇囊隆起，又称生殖膨大 (reproductive expand)。

胚胎第 4～6 周，在垂体分泌的黄体生成素出现高峰的影响下，睾丸间质细胞分泌的睾酮在外生殖器和尿生殖窦中的 5α- 还原酶的作用下，转化为 5- 双氢睾酮，它与细胞液中的受体结合，转入细胞核，促进生殖膨大、生殖褶和生殖结节往男性方向分化：随后，睾酮在绒毛膜促性腺激素的影响下，促进阴茎的增大，在阴茎明显延长后，向男性化发展的第一步便是尿道阴茎段及出现包皮的发育。

胚胎第 8 周时，增长迅速的成对中胚层团块组织加入生殖结节的内外胚层之间，促使生殖结节生长超过尿生殖膜腹侧。第 9 周时，阴茎发育只是一个简单的管状结构，仅可见到一个环状的凹陷，它是龟头与阴茎体分界的标志：凹陷逐渐加深形成冠状沟，尿生殖膜在阴茎逐渐增大的过程中形成它的基底部，尿生殖窦阴茎部位于尿生殖膜下。

尿道褶与诱导包皮生长的龟头板相连延续，当尿道褶在龟头基底部加入时，龟头板与包皮褶融合形成包皮系带。第 8 周时，阴茎的两侧出现了浅的包皮褶，它们在冠状沟近端背侧相汇合形成一个扁平的嵴（由于腹侧受不完全发育的龟头尿道阻挡，这个嵴不将龟头包绕完整的一圈）3 在嵴形成的同时，上皮增生进入包皮褶的基底部，即形成所谓的龟头板，它是个增生活跃的组织层，近端边缘因细胞增生而增厚。在 1 周内，龟头板增生将包皮褶往前卷起，盖过龟头基部而形成位于冠状沟和新生包皮之间的包皮沟，在包皮沟的近端，龟头板（glanular lamella）的上皮细胞在包皮褶于龟头之间形成一个突，包皮褶上皮与龟头板之间的间质细胞变得活跃而与龟头板上皮相连接，包皮褶间的间质细胞与龟头板的外胚层迅速增生，促使包皮褶往远处移动，一直持续到覆盖住除龟头腹侧外的所有龟头表面为止：龟头腹侧表面不能覆盖是因为有较迟闭合的尿道沟阻挡的缘故。

第 12 周时，远端尿道已形成，扁平的包皮褶不仅盖住了整个龟头，并因间质的持续增生也盖住了尿道口，此时已能从器官水平上辨认性别。位于包皮与龟头间的单层上皮出现上皮珠，上皮珠退化后，单层上皮分化为双层上皮，并从远端开始分层形成包皮龟头间隙，此过程持续到出生时。从第 15 周开始阴茎体皮肤覆盖在龟头上，则形成包皮，只有尖端留下一个开口。包皮皮肤内外层移行部的游离缘围成一口状，称包皮口（ostium praeputiale）。由包皮口向内，包皮内层与龟头间的狭窄裂隙，称包皮腔（preputial cavity）。包皮腹侧面中央与阴茎分离不完全，形成一个皱襞，称包皮系带（frenulum preputii）。

新生儿出生时绝大多数包皮与龟头是融合的，此时的包皮只有一个狭窄的开口，且包绕整个龟头，是不能伸缩的。随着年龄的增长，包皮与龟头之间区域的一些细胞变平，然后聚集成由多层细胞组成的球形，位于中央的细胞由于缺乏营养而死亡，形成一个充满死亡细胞的空间，若干个这样的空间最终融合形成了包皮与龟头之间的空间，因此，包皮与龟头分离开来。

三、包皮的层次结构

1.阴茎皮肤

包绕整个阴茎，呈棕褐色，薄而柔软，是皮肤中最薄的，厚度不到 1 mm，缺乏皮下脂肪，色素沉着丰富，有明显的伸缩性，向后与阴囊皮肤相延续。

2.阴茎浅筋膜

为阴茎的皮下组织，疏松无脂肪，内有阴茎背浅血管和淋巴管 3 向四周分别移行于阴囊肉膜、会阴浅筋膜（Colles 筋膜）及腹前外侧壁的浅筋膜深层（Scarpa 筋膜）。

3.阴茎深筋膜

即 Buck 筋膜，近端至阴茎根部向上续于腹白线，在阴茎根部形成阴茎悬韧带，将阴茎悬吊于耻骨联合前面和白线；远端至龟头底部并与阴茎海绵体紧密相连

4.白膜（albuginea）

白膜是由弹性纤维组织和胶原纤维组织组成的致密的筋膜结构，赋予阴茎良好的灵活性、硬度和组织张力。白膜包裹 3 条海绵体，左右阴茎海绵体之间形成中隔；阴茎海绵体白膜为双层结构，导静脉穿行其间，外层在勃起时对导静脉具有压迫作用。

5.阴茎海绵体、尿道海绵体和龟头

阴茎海绵体是位于白膜厚鞘内两端细的圆柱体，左右各一。两者紧密结合，向前延伸，尖端变细，嵌入龟头内面的凹陷内：近侧端即阴茎脚，是起自两侧耻骨坐骨支内下面的两个独立结构，在耻骨弓下融合，左右海绵体被海绵体中隔分开：背面和腹侧面正中线上可见一条沟。

背面的较浅，有阴茎背深静脉走行；腹侧沟较深包绕尿道海绵体，海绵体中隔不完整，上面有许多间隙，此构造使左右海绵体间血液能够互相流通。尿道海绵体在尿道沟中，与阴茎海绵体牢固愈合。近端膨大成为尿道球。尿道球长约 55 mm，固定于尿生殖膈的下面，远端膨大为龟头。

四、包皮的血管、淋巴、神经分布

（一）包皮的血管分布

包皮由 4 条动脉供血，左右会阴动脉的外支各发出 2 个阴茎浅动脉分支，其中 2 支走行于阴茎背侧的浅筋膜，2 支走行于阴茎腹侧的浅筋膜，其分支集中在阴茎近中 1/3 段，分支呈扇形至阴茎皮肤，外板反折入内板，故内外板浅动脉是连续的：系带动脉来源于阴茎背动脉 3 阴茎背动脉发出许多分支从两侧包绕阴茎干，在腹侧进入龟头和包皮系带 3 静脉的回流不像动脉那样有规可循，众多的小静脉没有特定的引流静脉，有些汇入阴茎浅静脉，有些汇入隐静脉：阴茎浅动脉伴行和非伴行浅静脉。后者自包皮静脉网，以 1～3 支经内板到外板。因此，包皮内外板浅静脉也是连续的。

（二）包皮的淋巴分布

包皮的淋巴汇入阴茎淋巴管：阴茎的淋巴管分为浅、深两组。阴茎浅淋巴管收集包皮、阴茎皮肤、阴茎皮下组织及阴茎筋膜的淋巴液，淋巴管一般有 4～8 条，多为 5 条。它们与阴茎背浅静脉伴行，至阴茎根部向上经耻骨联合和皮下环前方，呈弓状弯曲，继而向下注入左右腹股沟浅淋巴结。在阴茎两侧的淋巴管向外与阴部外浅静脉伴行，也注入腹股沟浅淋巴结，并进而与腹股沟深淋巴结相交通：阴茎深组淋巴管收集龟头和阴茎海绵体的淋巴液，淋巴管经阴茎筋膜的深面，与阴茎背深静脉伴行，注入腹股沟深淋巴结，再经股管至髂外淋巴结。此外，偶有阴茎淋巴管直接注入髂内淋巴结者。尿道和尿道海绵体的淋巴引流至腹股沟深淋巴结和髂外淋巴结。

（三）包皮的神经分布

包皮的神经分布极其丰富，在包皮边缘带最多，包括：来自阴茎背神经及会阴神经分支（包括阴囊后神经）的躯体感觉神经纤维，阴部神经于坐骨棘和骶棘韧带外后方通过，分成会阴神经和直肠下神经发自髁丛的自主神经纤维；发自 S_2～S_4 神经节的副交感内脏神经的传入及传出纤维；来自 T_{11}～L_2 神经节的交感神经节前神经元的传入纤维及内脏神经的传入纤维感觉受体分为机械性刺激感受器和游离神经末梢包皮中含有大量的机械性刺激感觉受体，其中大部分为触觉小体，在包皮皮肤与黏膜交界处分布最为丰富，拥有良好的精细触觉，龟头主要被游离神经末梢所分布，在冠状沟最多，拥有原始的感觉如痛、温觉及粗糙的触觉。

五、包皮的生理作用

（一）覆盖及保护功能

在婴幼儿，包皮与龟头是融合的，这有助于防止病原微生物的入侵。正常状态下，包皮与龟头能很好地贴在一起，对龟头起到覆盖保护作用在性交过程中，包皮可以保护冠状沟免受过强的刺激，以避免过早射精包皮还能维持最理想的温度、pH 环境及清洁度

（二）免疫功能

包皮的黏膜免疫系统能通过产生抗原来防止泌尿道感染。包皮中含有朗格汉斯细胞，该细胞能分泌细胞因子有研究发现不含朗格汉斯细胞的鳞状上皮细胞亦能分泌细胞因子及白介

素 -1，这两种物质可刺激机体 T 淋巴细胞的免疫反应包皮与龟头之间的潮湿环境中含有溶菌酶，可以毁坏有害微生物，从而达到预防泌尿道感染的作用

（三）促进性功能

包皮是正常性功能所必需的原始唤起情欲的组织包皮边缘富含机械受体感受器，龟头则富含游离神经末梢，两者复杂的交互作用是正常性行为所必需的 I 包皮黏膜与皮肤的交界处神经分布最丰富，在性交中，该区域被拉直，其中的性快感感受器受到刺激，有利于阴茎勃起及射精反射包皮在性交中堆叠在一起，有防止阴道分泌物丢失的作用，从而使性生活和谐地进行。包皮的内板有分泌作用，分泌物像润滑剂一样，可以增加性生活中的快感。没有了包皮的这种润滑功能，性生活中阴茎的摩擦力过大，会使得夫妇双方感觉都不舒服，影响性生活的质量

第二节 包皮过长和包茎

包皮覆盖于全部龟头与尿道外口，如果包皮能向上翻转而露出龟头则称为包皮过长（redundant prepuce）；如果包皮外口狭小，包皮不能翻转露出全部龟头则称为包茎（phimosis）。包茎分为先天性（生理性）和后天性（病理性）两种，由于包皮和龟头之间存在天然的粘连，故大多数新生儿存在生理性包茎（physiological phimosis）。包皮、龟头表面脱落的细胞、分泌的黏液以及细菌、尿液等共同形成包皮下白膜样物质，称为包皮垢（smegma praeputii）；3～4 岁时，随着阴茎的生长和包皮下包皮垢的堆积，以及间歇性阴茎勃起，可促使包皮和龟头逐渐分离，包皮向上退缩 3 到 3 岁时，90% 的包茎患儿可以自愈。

包皮过长者，阴茎在疲软状态下，龟头被包皮完全包裹，勃起时仍不能露出龟头，但能手法翻开包皮，露出龟头；若包皮口狭窄，无法用手法翻开包皮显露龟头者，可诊断为包茎。包皮过长需要与隐匿性阴茎相鉴别。

龟头包皮炎及包皮龟头损伤均可以导致后天性包茎（acquired phimosis），常有包皮口瘢痕挛缩，导致尿道口狭窄，此类包茎一般不会自愈包茎患者有大量包皮垢堆积于包皮下冠状沟处，甚至部分患者可以看见或扪及包皮下肿块样包皮垢：包皮垢可以引起包皮龟头炎、包皮结石（preputial calculus）等，并且可能增加阴茎癌的发病率，包皮过紧或包茎患者包皮上翻至龟头后方，如果未及时复位，包皮缩窄环阻碍静脉、淋巴管回流，引起阴茎水肿，包皮水肿也使得缩窄环越来越紧，最终导致嵌顿性包茎（incarcerated phimosis）。水肿的包皮上翻于阴茎后方，并可见狭窄环，龟头呈暗紫色。嵌顿时间过长，包皮、龟头将出现缺血性坏死。

由于生理性包茎的存在，婴幼儿期的包茎如无症状，可以采取观察等待治疗的方法。对于有症状的患儿，可以考虑试行上翻包皮，显露龟头，清除包皮垢。对于部分有粘连的患儿，不提倡强行翻转包皮，因为有重新粘连以及继发性包茎可能 [儿童包皮环切术后，因为没有反复勃起机制，包皮环切术后，加之切口尿液的刺激，手术瘢痕挛缩，易形成后天性包茎。

较早行包皮环切术，可能对预防阴茎癌和降低 HIV 感染有一定作用。但是，对于包皮环切术的时机目前仍有争议一般认为，学龄前儿童有包茎、包皮口有纤维狭窄环、反复发作包皮

龟头炎者应行包皮环切术。嵌顿性包茎复位后水肿消退者，可择期行包皮环切术。反复发作包皮龟头炎需待炎症消退后再手术治疗。对于包皮过长，龟头过于敏感，导致早泄的年轻患者，也可以行包皮环切术。

嵌顿性包茎是泌尿外科急症之一，应及时行手法复位：手法复位失败或嵌顿时间长者，应及时行包皮背侧切开术。若包皮已经出现破溃或条件允许，可急诊行包皮环切术。除了经典的包皮环切术，近些年部分医院逐渐开展包皮环扎器行环切术，与传统术式相比，该方法具有手术时间短、出血少、瘢痕小、无术后出血、无须术后拆线等优点；笔者所在的医院应用狼和牌一次性包皮环切器行包皮环切术，取得了上述的临床效果。

一、流行病学

包皮过长和包茎在不同国家和民族差异非常大。以色列等国家在男性小时候就行包皮环切术，所以几乎很少看到包皮过长和包茎的患者。西方发达国家由于健康意识强，对包皮过长和包茎的认识程度高，所以患病率也非常低。在亚、非、拉美等欠发达地区，包皮过长和包茎患病率很高。在中国，其患病率也很高，各家报道的也不一致，差异较大，并且确切发病率在各个年龄段也不一样。

有人统计 39 所小学学前班和小学阶段的包茎患病率，结果发现学前班的患病率为 23.08%，而小学阶段为 17.21%。宗勇男等分析了 15798 例男性婚前医学检查，发现包皮过长有 11.23%(1 774/15 798)，包茎 0.35%(56/15 798)。梁朝朝等分析了合肥地区男性青少年包皮过长和包茎的患病率，结果发现：7～10 岁组包茎过长和包茎患病率分别为 65.51%(511/780) 和 30.51%(238/780)；1～14 岁组包皮过长和包茎的患病率分别为 76.82%(1 064/1 385) 和 10.05%(153/1 385)；15～18 岁组包茎过长和包茎患病率分别为 75.42%(494/655) 和 4.12%(27/655)；19～22 岁组包茎过长和包茎患病率分别为 61.10%(1 437/2 352) 和 4.42%(104/2 352)。显示包皮完全可上翻的比例随年龄增长而逐渐增加因此包皮过长在小儿多为生理性，应避免对其过度诊断和治疗。

据此，他们认为不同年龄段的男性青少年包皮过长并无显著性差异，而随年龄的增长，男性青少年包茎患病率逐渐下降，但 15 岁以后，包茎的患病率趋于稳定，15 岁以前和 15 岁以后包茎患病率差异有非常显著的意义总之，包皮过长和包茎是男性外生殖器两种常见的疾病，其患病率随年龄变化而变化。

二、病因及病理

阴茎体的皮肤在龟头处形成皮肤反折，覆盖在龟头上，即为包皮。多数男性在青春期前均存在包皮过长，称为生理性包皮过长 (physiological redundan tprepuce)：如青春期以后龟头仍未外露，称为病理性包皮过长 (pathological redundant prepuce)。包茎是指包皮完全覆盖龟头而且不能上翻至阴茎冠状沟。包皮过长和包茎由于包皮内有包皮垢积聚，常可形成包皮结石，并发包皮炎，引起包皮口红肿疼痛、尿道口分泌物增多、局部痒痛等症状有的包茎患者包皮口严重狭窄如针孔状，可引起尿流变细、尿流偏斜，有时尿液进入包皮腔使包皮隆起。笔者在临床中发现，有介于两者之间，包皮口狭窄，可以通过冠状沟的狭窄，还有一种包皮过长合并包茎的患者，有待进一步定义。

三、临床分型

（一）色皮过长分型

根据包皮包裹龟头的状况，将包皮过长分为以下 3 种类型。

1. 包茎型

用力向上翻包皮，龟头无法外露。

2. 狭窄型

包皮上翻的情形下，仍遮盖部分龟头，难以暴露至冠状沟，或暴露龟头后外口嵌在冠状沟处致包皮嵌顿。

3. 全露型

阴茎包皮过长，在疲软状态下，龟头被包皮完全包裹，勃起时仍不能露出龟头，但很容易上翻暴露出龟头冠状沟。

（二）包茎分型

包茎多为先天性，包茎可分为：

1. 生理性包茎

新生儿包皮内板和龟头表面有轻度粘连，阻碍包皮翻转至冠状沟，这种包茎称为生理性包茎（physiologicalphimosis）。生后 2～3 年内，随着上皮粘连被吸收而自然消失。

2. 真性包茎

指 3 岁以后包皮仍不能翻转至冠状沟者。

3. 继发性包茎

包皮过长者由于创伤、反复感染引起包皮口瘢痕形成，造成包皮口狭窄，包皮不能上翻。此外，性器官发育不佳也可引起包茎，其中阴茎短小最易发生。

四、临床表现

包皮黏膜移行区始于包皮尿道口内缘，止于冠状沟后壁部，是直接与龟头表面接触的部分，能随着阴茎勃起或萎缩滑动，并与之形成一个与外界沟通的易变性小腔室，这正是包皮内生环境所在。无论包皮长或短，这个内生小环境均存在。从组织学方面来看，包皮外层与其他部位的皮肤无异，但其内板皮肤黏膜移行区较特殊，介于皮肤和黏膜上皮之间，具有不典型的表皮角化上皮层，缺乏透明层和颗粒层，亦无棘细胞间的桥粒结构，色素颗粒较少，棘细胞层少；真皮层有丰富的神经末梢感受器和分泌腺体分布，对外界刺激的感受阈值较高，其能分泌一定量的黏性润滑物，后者是表皮包皮垢的主要成分，能被厌氧寄生菌（耻垢杆菌）分解成有致癌性的亚硝基类化合物，引起宫颈上皮不典型增生（或）间变，在人体宿主各种全身及局部病理状态下，往往会影响包皮内生环境的微生态状况，使得全身的病理生理性变化反映在这个小生态环境中。此时的包皮内病理改变往往也是一些疾病的并发症。

由于包皮和龟头之间存在天然的粘连，故大多数新生儿存在生理性包茎。龟头表面脱落的细胞、分泌的黏液以及细菌、尿液等共同形成包皮下白膜样物质，称为包皮垢（smegma）。3～4 岁时，随着阴茎的生长和包皮下包皮垢的堆积以及间歇性阴茎勃起，可以促使包皮和龟头逐渐分离，包皮向上退缩。到 3 岁时，90% 的包茎患儿可以自愈。龟头包皮炎及包皮龟头损伤均可以导致后天性包茎，常有包皮口瘢痕挛缩，导致包皮口狭窄，此类包茎一般不会自愈。

五、并发症

(一) 包皮龟头炎

包皮过长或包茎常并发包皮龟头炎，包皮龟头炎是龟头与包皮间的弥漫性炎症，常常由未行包皮环切术的包皮下的酵母菌或细菌引起。炎症可产生疼痛、红肿、发痒，经常复发，还可导致尿道口狭窄，甚至引起癌变。包皮龟头炎又分为包皮炎 (acrobystitis) 和龟头炎 (balanitis)，由于常常同时出现，故称为包皮龟头炎。感染性包皮龟头炎常由于白假丝酵母、滴虫、衣原体、支原体、淋病双球菌或其他细菌所感染引起。非感染性的包皮龟头炎是由于包皮过长、清洁不够、包皮和龟头之间的不洁物即包茎刺激引起，多见于个人卫生观念差者或青少年。

1. 临床表现

包皮龟头炎表现为包皮红肿、灼痛，可有脓性分泌物自包皮口流出。如将包皮翻转，可见包皮内板和龟头充血、肿胀，重者可有浅表溃疡或糜烂，表面有脓液。

2. 诊断

(1) 急性浅表性包皮龟头炎：绝大多数急性浅表性包皮龟头炎患者为性生活活跃的青壮年，有不洁性行为，均伴有包皮过长，加之个人卫生习惯差，使人体中正常或暂住菌得以异常繁殖而致病。初起时局部潮红，阴茎的皮肤发红、肿胀，自觉龟头有灼热和瘙痒的感觉，翻开包皮，可见包皮内板及龟头充血糜烂，有渗血，甚至出血。继发感染后，可见小溃疡，有恶臭的乳白色脓性分泌物。如与内裤摩擦即感疼痛。患者常常活动不便，可伴有腹股沟淋巴结肿大和疼痛。通过对病灶细菌培养发现，急性浅表性包皮龟头炎的细菌感染多为暂住菌，与性伴侣细菌性阴道炎感染菌株一致，主要为金黄色葡萄球菌，少数为表皮葡萄球菌、类白喉杆菌和肠球菌等。革兰阴性菌生长者占 17.9%，主要为大肠埃希菌和聚团肠杆菌，个别为枸橼酸杆菌、腐败假单胞菌、嗜麦芽假单胞菌、鼻克雷伯菌、变形杆菌、阴沟肠杆菌、产酸克雷伯菌和加特纳菌等。

(2) 环状糜烂性包皮龟头炎：龟头及包皮炎性损害呈现环状，或有乳酪状包皮垢，日久易破溃或浅溃疡，若失去环状特征则不易与浅表性龟头炎相区别。龟头和包皮上见红斑，逐渐扩大呈环状，可形成浅表性溃疡面。

(3) 白假丝酵母性包皮龟头炎：表现为包皮和龟头红斑，表面光滑，并有小疱疹，红斑边缘较清楚，急性发作时有糜烂、渗液。该病除可通过性接触传染外，也可能是内源性感染，继发于糖尿病及长期、大量使用广谱抗生素，造成机体菌群失调者。龟头包皮处散在针尖大小红色丘疱疹及冠状沟处有白色的酪样斑片，实验室检查有大量假菌丝或大量芽生孢子，通过对该病病原菌的调查发现，白假丝酵母菌感染所占的比例为 58.6%，非白假丝酵母感染所占比例为 41.4%。这种分布特点同女性念珠菌性阴道炎的菌群分布相接近，即白假丝酵母作为主要条件致病菌所占比例已下降，非白假丝酵母所占的比例呈上升趋势，表明该病与性接触关系密切。

(4) 滴虫性包皮龟头炎：龟头部可见丘疹和红斑，逐渐扩大，边缘清楚，红斑可见针头大小的小水疱，最后形成糜烂面该病常并发继发性包茎、尿道外口狭窄及前尿道狭窄。

3. 治疗

治疗基本原则是消炎杀菌，内外兼治。

(1) 抗感染治疗：对于急性浅表性包皮龟头炎和环状糜烂性包皮龟头炎的治疗应首选针对革兰阳性球菌的抗生素，选用庆大霉素、卡那霉素等相对敏感的药物。滴虫性包皮龟头炎的治疗首选甲硝唑，口服 0.2 g，每天 3 次，连用 10 天。对于白假丝酵母引起的包皮龟头炎的治疗常用曲古霉素或伊曲康唑每天 100 mg，每天 2 次，连用 7 天。

(2) 局部治疗

1) 滴虫性龟头炎：可用 0.5% ～ 1% 的乳酸溶液、0.5 的醋酸溶液或 1 ：5000 高锰酸钾溶液，冲洗龟头和包皮内侧，并敷以消炎软膏。

2) 念珠菌性包皮龟头炎：可用碳酸氢钠溶液清洗患部或用咪唑类软膏和咪康唑软膏、克霉唑软膏等

3) 细菌感染引起的包皮龟头炎：可用 3% 的硼酸水或 0.1% 依沙吖啶溶液清洗患处，每天 2 次。每次 20 分钟。

4. 预防

预防包皮龟头炎是完全可以预防的，预防措施包括：

(1) 避免不洁性交。

(2) 注意局部卫生，每天清洗龟头和包皮，保持包皮腔内清洁和干燥，如包皮过长或包茎要及时治疗，必要时作包皮环切术。

(3) 对于急性包皮龟头炎要避免使用皮质类固醇激素药膏，以免加重感染。

(4) 包皮水肿严重者，勿强行上翻包皮，以免发生嵌顿。

(5) 夫妇性器官疾病要暂停性生活，及时治疗。如有滴虫性或白假丝酵母感染，夫妇要同时治疗。

(二) 包皮嵌顿

1. 病因

嵌顿包茎是包茎的急性并发症。患者将包皮用力向上翻转至冠状沟没有立即使之复原，使狭小的包皮口紧勒在冠状沟处，形成一环束，阻塞了包皮血液循环。

(1) 大多是医源性的，诸如例行的阴茎检查，导尿、膀胱镜检查时，术者将包皮翻开进行消毒等准备，待检查或操作完成后，术者没将已上翻的包皮予以复位而造成。

(2) 成年人包茎在性交或手淫过程中，包皮被强力翻转而未能及时复原。

(3) 家长为包茎小儿清洗外阴时，有意或无意地将包皮强行翻转而未能及时复原或不知如何复原。

(4) 小儿本人好奇，将包皮强行翻转，但不知如何复原而未能及时复原；而一旦发生了嵌顿，又不敢告知家长，使得嵌顿的病理继续发展。

(5) 经常反复发生过包皮龟头炎者，包皮弹性较差。一旦被勉强上翻，就比较难以复位而发生嵌顿：

2. 嵌顿

包茎的病理一旦包茎嵌顿，其包皮口的紧缩环就在龟头冠状沟的上方压迫龟头，阴茎的血液、淋巴液的回流受到障碍，龟头逐渐水肿；水肿的龟头又反压翻折部分的包皮环口。互为影响，愈演愈烈。由于种种原因，包茎嵌顿后很少及时就诊。来诊者一般病程都在 24 小时以上。此时，包皮水肿严重，龟头也有水肿，并呈苍白颜色病程更长者，水肿组织的表皮因摩擦破损，引起继发性感染或局灶性坏死，严重者可引起阴茎坏疽：

3. 临床表现

由于嵌顿形成后，龟头及包皮血液、淋巴回流受阻，发生瘀血、肿大、疼痛、如不及时处理，嵌顿包皮的狭窄环越来越紧，形成恶性循环，症状更为严重。体检发现水肿的包皮翻在龟头的冠状沟上，在水肿的包皮上缘可见狭窄环。狭窄的远端可发生糜烂、溃疡，日久可发生坏死、脱落。

4. 治疗

一旦发生包皮嵌顿应及时处理：

(1) 手法复位：用 0.1% 苯扎溴铵液局部消毒后，在包皮及龟头处涂上液状石蜡，先用手紧握龟头及包皮 3～5 分钟，使包皮水肿减轻。然后用双手示指与中指将包皮固定，同时用双手拇指将龟头推向阴茎根部，包皮水肿严重，上法难以复位，可用无菌纱布固定好龟头，用 7 号无菌针头沿包皮水肿处穿刺 5～10 针，然后用 1 块无菌纱布紧握水肿的包皮，挤出包皮内的液体，待 3～5 分钟后包皮水肿可明显减轻，再按上法复位包皮。复位后早晚各 1 次用 1：5000 高锰酸钾溶液浸洗以防感染。

(2) 手术复位：手法复位失败，应做包皮背侧切开术。包皮背侧切开术：局部先用千分之一苯扎溴铵液消毒，在局部麻醉下，于嵌顿包茎的狭窄环处，做背侧纵行切开，长约 20 mm，将狭窄环彻底切开后，解除嵌顿，再做横行间断缝合：如有包皮炎症或坏死者，纵行切开后不做缝合，创面包敷止血，待炎症彻底消退后再做包皮环切术：包皮背侧切开术的关键在于彻底切断狭窄环，否则不会奏效。亦可先将有槽探子插入狭窄环内，然后把环切断。这样做可以避免损伤阴茎海绵体。

(三) 尿道感染

包茎、包皮过长的患者，包皮腔内潮湿，有利于病原菌生长存留。通过分泌物细菌培养主要为大肠埃希菌，与细菌性前列腺炎致病菌相同，此病患者极易患龟头炎、尿道炎，部分患者可合并尿道外口狭窄，排尿时尿道压力增高，尿道内病原菌随尿液逆流感染前列腺是细菌性前列腺炎的原因之一。包皮环切术后治疗前列腺炎明显优于未行包皮环切术病例，进一步证实包皮过长和包茎是慢性细菌性前列腺炎反复发作的诱因

(四) 阴茎包皮水肿

阴茎包皮水肿属于血管性水肿，多见于儿童或青少年，常常用于玩弄阴茎或手淫刺激所致。

1. 临床表现

突然发生包皮水肿，严重者多有透明感，发生在阴茎顶端或前 1/3 处包皮。自感瘙痒和轻微疼痛，有时可以出现排尿不畅：病程几小时至数天不等，无须治疗可以自行吸收，但可以再发。

2. 诊断

阴茎包皮水肿，皮肤变薄，包皮内水肿积液有透明感，无可凹性水肿，不破溃，在短时间消退。

3. 治疗

采用冷敷或冷水浸泡阴茎，能促进渗液吸收，内服抗组胺药物或泼尼松 20 mg/d。如果发作时间短，吸收消肿快，无须口服药物。

4. 预防

禁止儿童玩弄阴茎；避免强刺激性的手淫；经常用冷水冲洗龟头、冠状沟及包皮，去除包皮垢，可以减少复发；多次复发者建议做包皮环切术。

（五）对女性的影响

过长的包皮可藏污纳垢，分泌物及病原体不能及时清理，对女性的阴道及宫颈形成异物和病原刺激，故男性的个人卫生状况良好及性生活前彻底清洗对女性生殖器官具有保护作用。

（六）遗尿

包茎、包皮过长的患者容易出现遗尿。

（七）其他并发症

1. 包皮垢结石

包茎者有大量包皮垢堆积于包皮下冠状沟处，甚至部分患者可以看见或扪及包皮下肿块样包皮垢。由于发炎之后，黏膜上皮细胞脱落，作为中心核，外围因垢而形成包皮结石。父母发现孩子包皮腔有小硬块，大多感到十分焦虑。其实，只要稍经扩大包皮口处理，即可取出结石，包皮垢可以引起包皮龟头炎、包皮结石等，并且可能增加阴茎癌的发生率。

2. 性生活的影响

包茎的包皮不易活动，可致性交时感觉疼痛或困难，以致性欲减退。包皮过长的患者，每天活动时，如骑车、骑马、行走或睡眠中，易因摩擦而时常遗精。包皮受尿垢的刺激而发生轻度炎症，有灼烧及痒感，由于反射作用易引起手淫的意念。包茎时因无龟头的直接接触，敏感性降低，易患不射精症。由于快感减弱，有时会出现阳痿，影响性生活质量。

3. 阻碍发育

有了包茎，阴茎与龟头发育常受到限制，由于发育受约束，从而看似小阴茎 (micropenis)。

4. 感染

尿中的沉积物与尿垢积于包皮内，成为细菌培养剂，或因刺激而致感染发炎，导致包皮粘连，严重时还会造成不育。

5. 尿路梗阻

由于包皮口过小，先在包皮腔鼓胀，然后排空。膀胱壁较弱处，因压力高而使之突出，形成膀胱憩室；此种膀胱憩室，壁甚薄，易受外伤而破裂，情况严重而时间较长的患者，会引起输尿管扩张及肾盂积水。因排尿困难，腹压增加，可能有直肠脱垂或形成疝等，有时出现"憩室性双重排尿"。

6. 包皮系带损伤

本病原因多为阴茎勃起时对性生活缺乏相关知识，用力不当造成。系带损伤按程度不同分为完全断裂和部分断裂。包皮系带断裂伤发生于剧烈性冲动时阴茎强有力持续勃起过程中，多在性交前或性交过程中发生，仅少数由异常性刺激或手淫引起，随着社会认识的开放，后者有增加趋势。包皮系带与阴茎勃起的角度有一定关系，在性生活等情况下偶可发生损伤。包皮过长且包皮系带离尿道口端距离过短是发生包皮系带撕裂的高危因素。

包皮系带损伤为阴茎损伤中较轻的类型，由于阴茎血液循环丰富，愈合能力较强，局部清创和缝合可取得满意效果。超过 8 小时者仅做清创修整包扎，并预防感染，争取Ⅰ期愈合不留瘢痕，以免感染后瘢痕挛缩造成再度撕裂或断裂。对于轻微的部分断裂伤，不予缝合，依靠自行愈合。于伤后 8 小时内就诊的损伤较重患者，行清创缝合治疗。对于包皮系带过短的患者，在性兴奋勃起状态下，如见阴茎腹侧弯曲则提示包皮系带过短，预防性地行包皮系带根部横切纵缝成形术是非常必要的。再术后需防止阴茎勃起 1 周以上，以防伤口再次裂开和出血。同时，禁止性生活 1 个月以上，使伤口得到完全愈合，少部分患者会因此而出现心理性勃起功能障碍，一般经对症治疗待伤口愈合后，勃起功能均能恢复。

第三节 包皮环切术

包皮环切术 (circumcision) 是治疗包茎或包皮过长的主要手术方法，具有悠久的历史。早在 12 世纪，西班牙一名有影响力的犹太教教士、哲学家与医师摩西·麦蒙奈德斯为约束个人性欲而提出包皮环切术，在 1800 年后它作为防治手淫的方法引入英语国家，在 20 世纪初，它作为改善卫生措施在美国开始普及。

包皮环切术的手术适应证没有统一标准，一般认为，以下情况适合行包皮环切术。

(1) 包皮过长引起的反复尿路感染。

(2) 后天性包茎。

(3) 包皮过长伴有易于发生尿路感染的先天解剖异常如肾积水、膀胱输尿管反流。

(4) 巨大包皮过长。

(5) 反复发作的包皮龟头炎。

(6) 包皮过长伴有其他感染性疾病如尖锐湿疣等。

(7) 干燥闭塞性龟头炎：病因不明，可能是发生在龟头的硬化性萎缩性苔藓，可导致包皮严重硬化，并可侵入尿道，甚至沿尿道生长，被认为是一种癌前病变，多见于 6 ~ 17 岁青少年。

一、包皮环切手术的发展史

包皮环切术对男性来说，是一个小而简单的手术，但对于个人来说则是一个重要器官的手术，应该谨慎、力求精细、完美无误。有人把包皮环切术说成是小手术，过于轻视。但是，在医学上"只有小器官，没有小手术"。

(一) 概述

阴茎皮肤色深而薄软，因其下方的结缔组织疏松而富有延展性。包皮的形成在妊娠的 12 周，阴茎皮肤向阴茎头部移行，至阴茎颈部形成皮肤皱褶包绕阴茎头，称为包皮 (foreskin)。包皮外侧皮肤又称包皮外板 (externallamina of prepuce)，内侧皮肤称包皮内板 (innerlamina of prepuce)，内外板移行形成的游离缘称包皮口 (ostiumpraeputiale)。包皮内板和阴茎头部共同组成的腔隙称为包皮腔 (cavum of prepuce)。在尿道外口下方、阴茎腹侧中线上有一纵行皮肤皱褶，称为包皮系带 (frenulum of prepuce)。在阴茎勃起时，包皮系带对阴茎头部有牵拉作用，以防阴茎头反翘。

人类男性出生时至青春发育前期，绝大多数（除外尿道下裂、尿道上裂等）都是生理性包茎或包皮过长。包茎 (phimosis) 是指阴茎的包皮口狭窄或包皮与阴茎头粘连，使包皮不能上翻显露阴茎头。包皮过长 (redundant prepuce) 是指阴茎的包皮覆盖于全部阴茎头和尿道口，但包皮能上翻而显露阴茎头及尿道口。

包皮手术对男性来说，是一个小而简单的手术，但对个人来说则是一个重要的器官的手术，应该谨慎、力求精细、完美无误。

(二) 包皮环切手术的意义

医学上认为，包皮环切是一种有益于性的生理卫生和疾病预防的常规手术。包皮环切后可给受者带来终身的医疗受益。包皮环切后对男性自身和婚后配偶均有益处。

1. 包皮环切对男婴幼儿的意义

(1) 可以解除包茎的危害。由于包皮长期包着阴茎头，包皮内湿度、温度增高，细菌容易生长繁殖而发生炎症，久而久之，可形成包皮和龟头粘连 (粘连性包茎)，导致包皮垢的形成。

(2) 降低阴茎皮肤感染的发生率达 3 倍，如阴茎头包皮炎。

(3) 降低尿道感染的发生率达 10 倍。如包皮垢的刺激，加上尿液的经常浸渍，往往引起反复性的细菌包皮阴茎头炎，导致阴茎头肿痛化脓，重者引起溃烂、尿道口狭窄，甚至发生排尿困难。

2. 包皮环切对成年男性的意义

(1) 术后可以降低阴茎癌的发生率达 20 倍以上。有关资料显示，在阿拉伯半岛和伊斯兰国家，几乎没有患阴茎癌的记录。

(2) 可以降低患前列腺癌的风险达 2 倍。

(3) 术后经阴茎 – 阴道性交感染艾滋病病毒的概率减少了 60%。

(4) 对预防其他性传播疾病也有实质性的保护 (如人类乳头状病毒、梅毒、软下疳)。

(5) 包皮环切后，成年男性的性功能与未环切者一样好或更好。

3. 包皮环切对配偶或性伴侣的意义

(1) 可以降低阴道感染的发生概率，特别是感染厌氧菌、革兰阴性杆菌、链球菌和支原体的概率下降，明显减少细菌性阴道综合征的发生。一些研究报道，未切除的包皮与厌氧菌以及革兰阴性杆菌、链球菌和支原体的存在有关。这些细菌均可能传播给妇女，引起细菌性阴道综合征。

(2) 患由人类乳头状病毒 (HPV) 所致的宫颈癌及感染衣原体的危险减少 5 倍，而阿拉伯人与犹太人的女子宫颈癌发生率很低。

(3) 大多数妇女更喜欢环切后的阴茎局部的卫生状况及外观，更乐意与之进行性活动。

(三) 包皮环切手术的发展及创新

尽管包皮环切手术是一个小的、简单的手术，但手术做得好坏影响受者的一生。在包皮环切手术的近 5000 年历史中，手术的工具和技术方法不断地改进和创新，使这项最早开展的、最普及的手术越来越安全，痛苦越来越小，效果越来越满意。

埃及的外科手术很出名，医生们使用的外科器械首先是刀：最初是芦刀，后来才发明了铜制刀和铁制刀。在手术中，医生用刀切开腹部，切开引流脓液或摘除肿瘤，特别是将刀运用在割除包皮的手术中。包皮环切手术的发展经历麻醉方法、缝合材料、手术术式、切口包扎方法的改进，特别是环切器的发明、运用和不断创新，使包皮环切手术操作更简单、创伤小且安全、效果好，符合外科手术的微创化和器械化的发展方向。

包皮环切手术的麻醉经历了无麻醉（强迫逮住），术前用冰凉的井水对阴茎局部降温达到麻木，到发明麻醉药而行阴茎局部注射（阴茎背神经阻滞麻醉、局部周围浸润麻醉）、骶管麻醉、包皮静脉麻醉、局部软膏表面麻醉、无针喷射麻醉等，大大地减少了受者的术中痛苦。

在早期割除包皮后，切口是不缝合的，用香灰或药捻子撒在切口上面止血就行了。在1862 年，一位美国籍埃及研究专家发现世界上最古老的关于外科手术的文字资料——源自公元前 1550 年的"埃伯斯"纸莎草手稿。该手稿对 48 例因宗教仪式而进行的割礼止血方法进行了记载切下包皮后的止血可以用蜂蜜、墨鱼骨头、小无花果以及一种至今不为人知的称为 dzja 树的果实的混合物涂抹患处。后来逐步发展为浸泡过的头发或马尾线缝合切口，到现代用丝线、羊肠线、可吸收线等。在缝合方法上，经历了褥式缝合法、连续褥式缝合法、单结间断缝合法、皮下缝合、生物黏合胶等方法的改进。

包皮环切手术的工具经历了原始石刀、锋利的指甲、包皮环切的夹子及金属刀（铜制、铁制）、专用剪刀、电刀、激光"刀"及环切器（夹）等；手术的方式经历背侧剪开包皮切除法、血管钳切除法、袖套切除法、阴茎根包皮环切法、包皮环套（扎）法等；包皮环切辰的切口包扎经历了局部用纱布包扎、阿拉伯式头巾包扎、凡士林纱条包扎等。

世界各国许多学者对如何做好包皮环切术进行了深入细致的研究，在手术时间上、器械上、缝合方法及缝合材料上、术式上以及术后处理等方面进行改良，以取得环切手术的满意效果。环切器的发明是包皮环切手术的重大创新，早期使用的环切器（夹）为金属、重复使用的，具有它的优点，也存在弊端；在临床运用环切器（夹）的基础上，研究出各种各样的、具有各自特点的一次性包皮环切器（夹）。早期多为金属材料'的重复使用的环切夹（如 Gomco 钳、Mogen 钳等），随着科技的发展和不断的创新，研制出医用塑料制成的一次性包皮环切器（如 Tara 包皮环切器、Smartklamp 包皮环切器、韩国 GoodMale 包皮环切器、Kirveklamp 包皮环切器、Plastibell 包皮环切器、中国商环等）。

包皮环切器代替了包皮开放手术中的剪去包皮、血管结扎止血、修整、缝合及包扎全过程，创新的理念是脱离了包皮环切中的针和线，具有里程碑的意义。

（四）包皮环切手术的风险

尽管包皮环切术是最简单的小手术，若操作不当会有一定的风险。包皮环切术后并发症的发病率为 0.2% ～ 0.6%，最常见的为出血及局部感染。

1. 术后切口可能发生轻度出血，发生率大约为 1/500。大多数切口出血通过局部加压止血，偶尔需要缝合或再手术 (1/1 000)。

2. 因切口局部感染而需要用抗生素者大约为 1/4 000。虽然局部可出现感染，其局部感染很可能是正常愈合过程中的一部分。

3. 包皮环切手术所致的需要住院的严重并发症少见，约为 1/5 000。

4. 性和性心理障碍，极少人担忧包皮环切手术后会影响阴茎勃起。

5. 包皮环切手术后的疼痛，极少人在手术后发生剧痛或疼痛性休克。

6. 极少见的阴茎背神经阻滞麻醉导致阴茎头缺血病理改变，严重者导致阴茎头坏死而切除。

7. 包皮环切术后的系带问题，如系带过短、系带水肿等。

8. 阴茎皮下硬结或瘢痕凹凸。

9. 痛：性勃起问题。

10. 包皮切除过多或过少问题等。

11. 包皮切口裂开或延期愈合。

12. 阴茎包皮淋巴水肿的发生。

13. 尿道口炎及外口狭窄。

14. 尿道皮肤瘘的发生。

(五) 包皮环切的现状

包皮环切对人类的健康有益，已经被古代和现代医学所证明。但是，婴幼儿包茎和包皮过长是否需要"非治疗性常规包皮环切"，尚存在不同观点。因为包皮对婴幼儿阴茎头有何保护作用尚不清楚，手术切除包皮的最佳年龄段不能精准划定。包皮环切手术还有一些并发症而令人畏惧。世界上还有反对包皮环切的团体 ["生殖器健全运动"]、反对割包皮网站 (英文)，其观念"去除身体正常的一部分以预防不太可能的疾病或感染，这就像拔去健康牙齿来预防龋齿一样"。反对包皮环切的团体认为婴幼儿接受包皮环切是侵犯人权的行为，甚至构成一种性侵害，因此主张不应鼓励，甚至应该禁止婴幼儿接受包皮环切术。

目前，WHO 和 UNAIDS 出版了大量有关男性包皮环切与预防 HIV 感染的手册和包皮环·切手术的规范，倡导包皮环切术的一方主张这是一项公共卫生工程，能预防包皮感染，也可能有助于减缓艾滋病的散播。因为通过非洲 HIV 流行病学调查和男性包皮环切的调查，从 HIV 流行病学、病理机制等方面的研究得出结论，男性包皮环切 (尽量多切除包皮内板) 能降低通过阴茎 – 阴道感染 HIV 概率时 60%，同时强调包皮环切手术的安全性和易接受性，指出男性包皮环切术潜在的并发症，如疼痛、出血、血肿、水肿、切口感染、与麻醉有关的事件、延迟伤口愈合、过多包皮切除、包皮切除过少、排尿问题、外观问题、勃起功能障碍、阴茎头损伤等。

在中国内地，男性包皮环切有利于生殖健康和预防 HIV 感染已经引起卫生部、国家 CDC 及中华医学会男科学分会的重视。由商建忠研究员发明的中国商环，具有结构简单、操作便捷、安全可靠、微创痛苦小、手术并发症少、术后切口外观满意、无须使用抗生素等优点而受到国内外专家的青睐。在美国康纳尔大学 Weill 医学院纽约 Presbyterian 医院泌尿外科、美国家庭健康国际基金会、美国梅琳达盖茨基金会等的支持下，组织国内几家医院的专家制定了《中国商环包皮环切标准化实施方案》，并在几家医院推广，取得了令人振奋的结果。WHO 和 UNAIDS 在关注中国商环，派专家和官员来中国观摩和学习。

在犹太教及伊斯兰教实行包皮环切，我们应尊重其教规。在治疗性和非治疗性包皮环切手术方面，应严格掌握手术适应证。医生应用自己所掌握的最熟练的技术；用最安全、效果好的器械；牢记微创的原则；减少或降低包皮环切的并发症，使包皮环切手术易被接受，并能达到治疗和预防疾病、美容阴茎、有助于受者终身受益的健康目的。

二、包皮环切术的意义

(一) 概述

医学上认为，包皮环切是一种有益于性的生理卫生和疾病的常规手术。包皮环切后可给患者自身和配偶带来终生的益处。

1. 包皮环切对男婴幼儿的意义

(1) 可以解除包茎的危害。由于包皮长期包裹着龟头，包皮内湿度、温度增高，细菌容易生长繁殖而发生炎症，久而久之，可形成包皮和龟头粘连 (粘连性包茎)，导致包皮垢的形成。

(2) 降低阴茎皮肤感染的发生率达 3 倍，如龟头包皮炎。

(3) 降低尿道感染的发生率达 10 倍，如包皮垢的刺激，加上尿液的经常浸渍，往往引起反复性细菌包皮龟头炎，导致龟头肿痛化脓，重者引起溃烂、尿道口狭窄，甚至发生排尿困难。

2. 包皮环切对成年男性的意义

(1) 术后可以降低阴茎癌的发生率达 20 倍以上。有关资料显示，在阿拉伯半岛和伊斯兰国家，几乎没有患阴茎癌的记录。

(2) 可以降低患前列腺癌的风险达 2 倍。

(3) 术后经阴茎 – 阴道性交感染艾滋病病毒的概率减少 60%。

(4) 对预防人类乳头状病毒、梅毒、软下疳等性传播疾病也有实质性的保护。

(5) 包皮环切后，成年男性的性功能与未环切的患者一样好或更好。

3. 包皮环切对配偶或性伴侣的意义

(1) 可以降低阴道感染的发生率，特别是感染厌氧菌、革兰阴性杆菌、链球菌和支原体的概率下降，明显减少细菌性阴道综合征的发生。一些研究报道，未切除的包皮与厌氧菌以及革兰阴性杆菌、链球菌和支原体的存在有关。这些细菌均可能传播给妇女，引起细菌性阴道综合征。

(2) 患由人乳头状病毒 (HPV) 所致的宫颈癌的危险减少 5 倍，而阿拉伯人与犹太人的女子宫颈癌发生率很低

(3) 大多数妇女更喜欢环切后的阴茎局部卫生状况及外观，更乐意与之进行性活动。

(二) 新生儿包皮环切能有效减少尿路感染

新生儿对尿路感染的病原体的抵抗力较弱，因此尿路感染是常见的儿科疾病：尿路感染患者的尿内含有大量细菌和白细胞。病原体包括尿路致病的大肠埃希菌 (73%)、肠球菌 (9%)、变形杆菌 (8%)、假单胞菌 (4%) 和克雷伯菌 (2%) 等。这些病原体往往沿着尿道上行，可以到达肾脏，从而引起膀胱炎、肾盂肾炎。尿路感染的主要临床症状是发热，体温可达 40 ℃以上。在鉴别诊断方面，婴儿尿路感染要注意与急性中耳炎、急性胃肠炎和上呼吸道感染的发热相区别。据美国的统计数据，尿路感染的概率最高，且症状最严重。综合已有的大量报道结果，认为新生儿包皮环切能够预防尿路感染。

(三) 包皮环切与阴茎癌

包皮内板内表面及龟头表面是一层黏膜组织，此层组织保持湿润以适应阴茎的性交功能。包皮垢的生理功能即在于保持包皮腔的湿润。有研究表明，包皮垢由包皮内板黏膜的细小突起产生。内板黏膜的细胞不断向表面生长，生长到一定程度即发生脂肪变性，变性的组织脱落形成包皮垢包皮过长或包茎时，包皮垢易于在包皮腔内积聚，可对龟头产生慢性刺激，而导致阴茎癌的发生：目前认为，包皮过长和包茎是阴茎癌的重要致病原因。

其证据主要有以下几方面：

(1) 阴茎癌患者绝大多数有包茎或包皮过长病史；

(2) 早期行包皮环切术，阴茎癌的发生率显著降低。一些国家和地区，由于宗教原因，新

生儿出生后即行包皮环切术,在这些国家和地区阴茎癌少见。例如以色列国家,男婴出生后10天即行包皮环切术,阴茎癌的发生率仅为0.1/10万,而亚洲一些国家可达(0.34～1.09)/10万;

(3) 包皮垢在动物试验中发现有致癌作用。

(四) 包皮环切与生殖健康

性传播疾病(sexually transmitted diseases, STD)是当今影响人类生殖健康的最重要因素之一,其中包括细菌性感染(如淋病、衣原体、梅毒和软下疳)、病毒性感染(如艾滋病、生殖性疱疹、人乳头状病毒引起的尖锐湿疣和生殖道肿瘤、乙型病毒性肝炎和巨细胞病毒感染等)以及阴道毛滴虫感染和白色假丝酵母感染等,据WHO的最新数据,全球每年感染上STD的人数达到3.4亿人以上。近几年来,我国的STD发病率呈现逐年上升的趋势由于男性包皮的特殊解剖学和分子生物学特点,包皮过长和包茎未行包皮环切时,包皮下温暖潮湿的环境,有利于多种微生物(包括细菌和病毒等)的存活与大量繁殖,造成包皮垢的滞留。包皮环切后,易于保持生殖器卫生,减少患者的尿道感染,大大减少了多种性传播病原体通过男性生殖系统感染,因此能够显著降低这些病原体对男女生殖系统的感染,减少女性宫颈癌的发生率在婴幼儿期和未成年期进行包皮环切能有效预防龟头炎、包皮炎和包茎嵌顿的发生,从而减少阴茎癌的发生。

(五) 男性包皮环切与艾滋病预防

男性包皮环切之所以有预防艾滋病病毒传播的作用,是由于以下原因。

1. 表皮角质层是一道阻挡各种微生物侵犯的重要物理屏障,包皮环切时,切除了表皮角质层较薄的内包皮的绝大部分,从而大大减少了人类免疫缺陷病毒(HIV)直接与靶细胞接触的机会。

2. 与阴茎其他部分相比较,包皮内板含有密度相当高的朗格汉斯细胞、巨噬细胞和淋巴细胞等HIV靶细胞,包皮环切时切除了包皮内板的大部分,也就大大减少了HIV可以进入靶细胞的绝对数量,从而减少了HIV感染的机会。

3. 当生殖道皮肤或黏膜破损时,HIV就会有机会直接与体液内的靶细胞接触;阴茎内包皮部分的角质层比较薄,在性生活时容易被擦伤和破损,包皮环切后,减少了这种损伤的机会。

4. 阴茎内包皮与龟头之间形成了一个含有黏膜分泌物、易于细菌和病毒存留的温暖潮湿的开放的包皮腔,因而容易被其他会引起生殖道溃疡和损伤的性传播病原体感染;这种病原体的共感染会显著增加HIV通过性传播感染的机会;包皮环切后,这种开放的腔就不复存在了。

特别需要指出的是:第一,由于男性包皮环切并不能完全阻断HIV自女性传播给男性,所以在大力推广男性包皮环切的同时,现有的预防措施(如行为干预、自愿咨询与检测、男女安全套等)仍然要继续推广,新技术的研究必须进一步加强。第二,男性包皮环切能否减少男性同性恋之间的HIV传播以及男性传播给女性,还需要进行大规模随机对照临床试验来阐明。

(六) 包皮环切能有效减少人乳头瘤病毒的性传播

人乳头瘤病毒(HPV)感染非常常见当以DNA检测技术测定细胞内HPV的感染时,发现HPV在女性普通人群中感染率很高;在男性,HPV的感染率也很高,当对18～23岁男性生殖器不同部位进行多点(如阴茎、龟头和阴囊等)取材时,感染率可达25.8%HPV的感染率与人群的年龄、HIV的流行情况和性行为的特性等有密切关系,90%的HPV感染是短暂的,往往在1～2年内会被机体清除,只有5%左右会发展为生殖道湿疣,5%左右发展为宫颈肿瘤HPV引起的宫颈癌是女性最常见的恶性肿瘤,全球约每年新增50万例,其中约半数死亡,约

80% 发生在发展中国家。HPV 还是阴茎癌、肛门癌、外阴癌、阴道癌的病因。包皮环切能有效减少 2 型人单纯疱疹病毒的性传播：

（七）包皮环切对其他可治愈的性传播疾病的预防作用

所谓可治愈的性传播疾病是指衣原体、淋病、梅毒、软下疳和阴道毛滴虫病，这 5 种疾病都可以用抗微生物药物治愈，所以又称之为可治愈的性传播疾病。它们多数可以引起各种并发症，如成年人的盆腔炎、宫外孕、不育、自发性流产，儿童的先天性梅毒、肺炎、发育不良、出生体重低、失明和死胎。一般来说，可治愈的性传播疾病在城市居民中流行率高，特别是未婚的成年人（年龄多在 15～35 岁间），女性比男性多（软下疳例外）。未治疗的患者会成 10 倍地增加 HIV 性传播的机会。包皮环切对这 5 种性传播疾病具有有效的预防作用。

（八）男性包皮环切可提高女性的生殖健康水平

包皮环切术不仅能降低男性 HPV 感染率，还能降低配偶的 HPV 感染率，从而显著减少配偶的宫颈癌发生率。男性包皮环切后女性的生殖道症状和阴道感染能明显减少。与未行包皮环切者相比较，包皮环切者妻子通过性传播沙眼衣原体的阳性率明显减少，男性包皮环切可有效提高女性的生殖健康水平。

（九）包皮环切对男性性功能的影响

包皮过长是男性外生殖器常见的一种畸形，它不仅可以妨碍排尿，而且易导致包皮垢沉积、反复发作包皮龟头炎及上行尿路感染，并可诱发阴茎癌，对未成年人会影响阴茎的发育，对成人会影响正常的性生活。包皮环切术是目前治疗包皮过长最常见的外科手术，也是预防和治疗反复发作的包皮龟头炎、包茎的常见手术，并对尿道炎、前列腺炎有一定的防治效果。其方法简单、作用直接、效果好，广泛应用于临床。但由于包皮环切术是对男性生殖器进行手术，常会给人们带来会影响性功能的心理负担。

许多学者认为，包茎或包皮过长患者因包皮腔内长期潮湿，有利于细菌生长，并发前列腺炎概率大大增加。包皮在正常情况下覆盖在龟头上，起到保护作用。包皮中含有丰富的血供和神经分布，尤以包皮边缘带为甚。包皮中含有大量的机械性刺激感觉受体，其中大多为触觉小体，在包皮皮肤与黏膜交界处分布最为丰富，拥有良好的精细触觉，是一种专门化、特有的唤起性欲的组织，是性生活的主要感受部位和性高潮启动点。由于环切的切除部位是位于近冠状沟处和 Buck 筋膜之上很难伤及海绵体动脉和阴茎背神经干，而两者对阴茎的勃起功能起着重要的作用，因此，环切后的阴茎敏感性变化可能与切除包皮处的神经末梢有关。

男性包皮环切不会直接影响男性性功能，但会影响射精时间，使时间延长－根据这个原理，临床上可以有针对性地对一些临床中早泄者进行包皮环切术，以期达到治疗的目的。另外，包皮环切术可以帮助改变手淫的习惯。由于手术改变了阴茎局部结构，给手淫者造成了不便。消除其依赖心理，纠正其行为，从而对改变手淫习惯起到重要作用。因此，男性包皮环切术后不会直接影响男性性功能，但会延长男性射精的时间。根据这个观点，可以对一些临床中早泄患者进行包皮环切术，能达到一定的治疗作用。

三、手术风险

尽管包皮环切术是一种简单的小手术，若操作不当会有一定风险。包皮环切术最常见的为出血及局部感染，术后并发症的发病率为 0.2%～0.6%。

1. 术后切口可能发生轻度出血，发生率大约为 1/500。大多数切口出血通过局部加压止血，偶尔需要缝合或再手术 (1/1 000)。

2. 因切口局部感染而需要用抗生素者大约为 1/4 000。虽然局部可出现感染，其局部感染很可能是正常愈合过程中的一部分。

3. 包皮环切手术所致的需要住院的严重并发症少见，约 1/5 000。

4. 极少人担忧包皮环切手术后会影响阴茎勃起的性心理障碍。

5. 包皮环切手术后的疼痛，极少人在手术后发生剧痛或疼痛性休克。

6. 极少见的阴茎背神经阻滞麻醉导致龟头坏死而切除。

7. 包皮环切术后系带过短、系带水肿等。

8. 阴茎皮下硬结或瘢痕凹凸。

9. 痛性勃起问题。

10. 包皮切除过多或过少。

11. 包皮切口裂开或延期愈合

12. 阴茎包皮淋巴水肿的发生。

13. 尿道口炎及外口狭窄。

14. 尿道皮肤瘘的发生。

四、手术适应证及禁忌证

(一) 适应证

1. 包皮过长

对于婴幼儿反复发生包皮龟头炎，感染已经控制者，应施行包皮环切术。

2. 包茎

新生儿的包皮不能上翻，将至 1 岁时阴茎逐渐发育，包皮内板与龟头之间的轻度粘连多可自行松解。至青春期，龟头逐渐露出，包皮自行上翻，显露出冠状沟。若包皮口发育迟缓或不发育，少数病例原来包皮可以上翻，后因包皮或龟头反复发炎，致使包皮肥厚，包皮口缩窄，或发生包皮龟头粘连，以致包皮不能上翻，称之继发性包茎 (secondaryphimosis)。包茎影响正常排尿，易引起包皮龟头炎，反复发作可导致尿道外口狭窄，甚至泌尿系上行感染，也是发生阴茎癌的主要因素，因此必须手术。

3. 包皮良性肿瘤。

4. 反复发作龟头包皮炎，导致龟头与包皮内板形成不同程度的粘连。

5. 包皮慢性炎症增厚、阴茎勃起致包皮龟裂，影响性交并有包皮嵌顿倾向

6. 包皮嵌顿复位后炎性水肿已消退者。

7. 合并有包皮新生物等病变可以同时切除者。

(二) 禁忌证

1. 阴茎皮肤急性感染者

应当先对其进行抗感染治疗，炎症完全消退后再行手术治疗。

2. 血友病 (hemophilia)

血友病是血液凝固机制缺陷性疾病，如拟行包皮切除术，术前应详细询问患者有无出血性

疾病史，并检测出、凝血功能。

3. 先天性尿道下裂

患者因手术修复尿道时，常需包皮作为替代材料。如果将尿道下裂患者的包皮贸然切除，可给以后的尿道修补术带来麻烦。

4. 先天性阴茎下弯 (congenital chordeeofpenis)

或称先天性短尿道 (congenitalshorturethral)，对其修复时常需用包皮做阴茎腹侧创面的覆盖或尿道的替代材料，因此，不应贸然切除包皮。

5. 隐匿阴茎 (concealedpenis)

对于隐匿性阴茎，不应该行包皮切除术，即使当时也可表现为包茎，但实际上存在阴茎皮肤缺乏。如果进行包皮切除术，因其包皮甚至整个阴茎皮肤都不附着在阴茎体上，往往会过多地将包皮甚至整个阴茎皮肤予以切除，从而导致阴茎体皮肤缺失。

6. 蹼状阴茎 (webbedpenis)

其特点是阴茎腹侧的皮肤从包皮口起与阴囊皮肤连接在一起，包皮、阴茎皮肤与阴囊皮肤之间没有明确的界限。如行包皮切除术必将加重阴茎阴囊融合，严重影响阴茎的外观形态，如果需要手术治疗，也应行阴茎阴囊皮肤成形术。

7. 婴儿包茎、儿童包茎或包皮过长

因为 3 岁以下小儿的包茎多随年龄的增长而自行消失；绝大部分儿童只要反复将包皮向上退缩，扩大包皮口，如能露出龟头，可不必手术切除。包皮过长婴儿如无并发症，可不必急于施行包皮环切术。

五、手术指征、手术原则和术前准备

包皮过长、包茎是男性生殖器的一种常见病症，对于此病症最好的治疗方法就是进行包皮环切术，应根据病症的症状选择相应的治疗方法，但不管选择何种手术方式，都要遵循一定的原则。

(一) 适应证

1. 包茎或包皮过长，反复发生包皮、阴茎头炎，且急性感染已控制。

2. 包皮过长，包皮外口狭小，虽能翻转，但易造成嵌顿。

3. 有嵌顿包茎史，经整复术后炎症水肿已消退，感染已控制。

4. 因包皮阴茎头炎导致的继发性包茎。

5. 包皮良性肿瘤及其他皮肤性病如尖锐湿疣等。

(二) 禁忌证

1. 隐匿阴茎。

2. 急性包皮炎、阴茎头感染。

3. 凝血功能异常。

(二) 术前准备

1. 术前进行血常规检查，以排除部分手术禁忌证 (如血液系统疾病)。

2. 清洗外阴部及包皮囊。包皮过长者应翻转包皮清洗，尽可能洗去包皮垢。包皮无法翻转者，可将 1：5000 高锰酸钾溶液或呋喃西林用钝针头或小塑料管插入包皮囊进行冲洗。

3. 术前 1 天或当天剃除阴毛。

4. 需要采用基础麻醉者，术前禁食 6 小时。

六、包皮手术的麻醉方法

包皮手术的麻醉，推荐用局部浸润麻醉（局麻），因局麻风险低、费用低、术前不需禁食禁饮、不需住院。局麻药物最常用的是 1% 浓度的利多卡因（lidocaine）。利多卡因最大安全剂量是每千克体重 3 mg。手术医生在用注射器抽取局麻药时，需再次查看药瓶上的药物名称、浓度及有效期，还需查看药液是否清亮、有无沉淀。包皮环切术的局麻药内禁忌加入肾上腺素，因肾上腺素可使血管收缩，可能导致包皮缺血坏死。

下面是包皮环切术常用的几种局麻方法。

（一）阴茎根部神经阻滞

阴茎的感觉神经主要来自第 2、3、4 骶神经，经阴部神经的阴茎背神经为一对位于阴茎背侧并行的神经，自耻骨联合下、阴茎根部 U 点及 I 点处发出，位于阴茎深筋膜与阴茎白膜之间。阴茎背深静脉位于阴茎背侧正中，两侧为阴茎背动脉，毗邻阴茎背动脉外侧即为阴茎背神经，分支向龟头方向呈扇形朝两侧分开。阴茎背神经分布于阴茎头、阴茎海绵体、阴茎外侧及背侧的皮肤；此外，尚有会阴神经、髂腹股沟神经及生殖股神经的小分支分布在阴茎腹侧的皮肤及包皮系带。

常规消毒、铺巾后，成人使用 10 ml 注射器，小儿用 5 ml 注射器细针头，于阴茎根部 11 点处与阴茎呈约 45°角向耻骨联合下方进针，针头进入皮下后先推少许麻醉剂，再向深部进到阴茎深筋膜与阴茎白膜之间的层面。在注入麻醉剂之前，先回抽注射器，如有回血，则为刺入了血管内，不能推药，须退一小点针，往侧面一点再进针，再回抽，没有回血后推药。退出注射器后，按同样方法，于阴茎根部 1 点处进针，注射完麻醉剂后，用一块小纱布轻压按摩注射部位 10 ～ 20 秒，促使麻醉剂向神经及周围组织浸润，以达到良好的麻醉效果。

注射后 3 ～ 5 分钟，用镊子或血管钳轻夹包皮背侧缘及系带缘，即包皮口 12 点处及 6 点处，患者感觉不痛或有轻度疼痛但可耐受，就可开始手术了。如患者仍感疼痛，需再等待 2 ～ 3 分钟再测试，必要时再追加几毫升麻醉剂。如系带缘感疼痛，可在阴茎腹侧皮下注射 1% 利多卡因 1 ～ 3 ml，阻断会阴神经、髂腹股沟神经及生殖股神经的分支。

因包皮的移动性大，熟练掌握了此方法后，亦可用"一针法"行阴茎根部神经阻滞：从阴茎根部 12 点处进针，进到皮下先推少许麻醉剂，然后针尖向 11 点的位置进针，无回血后推注利多卡因，推完后退注射器，针尖退至皮下但不退出皮肤，再转向 1 点方向进针，一次穿刺即可完成，患者只感到打了一针，可减少痛苦。

（二）阴茎根部环形阻滞麻醉

阴茎根部环形阻滞麻醉，亦是临床常使用的包皮环切术的局麻方法，操作简单，实用性强。

10 ml 注射器，于阴茎根部背侧进针，进入皮下后先注入少许（约 0.1 ml）麻醉剂，针尖向 11 点位置刺进，回抽注射器，无回血即推入 2 ～ 3 ml 麻醉剂阻滞阴茎背神经。随后针尖在皮下阴茎浅筋膜与深筋膜层面向外侧移动，至 9 点部注入 0.5 ～ 1 ml 麻醉剂，如患者皮肤移动度较大时，可再向前至 8 点、7 点甚至 6 点处，每进针后推药前，均须回抽注射器，无回血再推麻醉剂；退针使针尖到 12 点皮下但不出皮肤，转向 1 点处，依上法分别向 3 点、4 点及 5 点处注入麻醉剂，阴茎根部皮下环形一圈均注有麻醉剂后，用一块小纱布轻压按摩 10 ～ 20 秒，使麻醉剂向周围组织浸润，3 ～ 5 分钟后，钳夹包皮外口缘测试感觉，不痛后可开始手术。

部分患者一次进针不能完成环形注射，根部腹侧不能注射到，可作 2 次注射，即 12 点处退针后，再从 6 点处进针，分别在皮下向 5 点、4 点注射，然后退针向 7 点、8 点注射，而完成环形阻滞麻醉。

（三）皮下浸润麻醉

使用 10 ml 注射器，于阴茎皮下环形一圈注射 1% 利多卡因 5 ～ 10 ml，阻滞包皮的感觉神经末梢而达到麻醉作用。包皮袖套状切除，可采用此麻醉：先设计好需切除包皮的宽度并用记号笔画好两条线，消毒铺巾后在画线下注射 1% 利多卡因，麻醉液可使需切除的包皮与皮下的血管、淋巴管分开，环形切除包皮时就能尽可能少地切断皮下的血管和淋巴管，减少术后的水肿，利于切口的愈合。

（四）阴茎静脉麻醉

阴茎的静脉由阴茎背浅静脉、阴茎背深静脉和阴茎深静脉组成。阴茎背浅静脉行走在会阴浅筋膜与阴茎筋膜之间，阴茎背深静脉行走在阴茎筋膜与白膜之间，是阴茎最大的不成对的静脉，在其两侧面为阴茎背神经和阴茎背动脉。阴茎背深静脉与阴茎深静脉有许多交通支相通，阴茎背深静脉还与尿道海绵体通过环绕阴茎海绵体外侧的阴茎旋静脉相通，阴茎海绵体与尿道海绵体之间通过阴茎旋静脉、阴茎深静脉的交通支相通。此外，阴茎海绵体的一部分静脉与阴茎背深静脉交通。注入阴茎背浅静脉的麻醉药通过上述的交通支进入阴茎背深静脉、阴茎深静脉、阴茎海绵体、尿道海绵体。由于阴茎根部被止血带阻断，回流受阻，麻醉药液通过毛细血管渗入组织间，作用于阴茎背神经和会阴神经的各个分支的神经末梢而产生麻醉效果。

常规消毒铺巾后，将灭菌的橡皮止血带扎在阴茎根部，松紧适当，这时可见阴茎背侧的阴茎背浅静脉充盈。用 5 ml 注射器抽取 1% 利多卡因 3 ml，连接在 4.5 ～ 6 号静脉输液的软管针头上。术者一手持阴茎龟头，将阴茎背浅静脉拉直并固定，另一只手持输液针头穿刺阴茎背浅静脉，有回血后，推入 1% 利多卡因约 2 ml 后退针，用小纱布压迫穿刺点片刻，1 分钟左右就可开始手术。

优点是麻醉剂用量小，麻醉起效快。但阴茎短小、阴茎背浅静脉条件不好者不宜使用，可用其他方法。穿刺点可能出现皮下瘀血。

（五）阴茎海绵体麻醉

如上所述，由于阴茎海绵体与尿道海绵体、阴茎背深静脉之间有交通，因而从阴茎海绵体或从尿道海绵体内注射麻醉剂，同样可通过毛细血管渗入组织间，作用于阴茎背神经和会阴神经的各个分支的神经末梢而产生麻醉效果。

常规消毒铺巾后，将灭菌的橡皮止血带扎在阴茎根部，松紧适当，牵拉阴茎使呈紧张状态，于靠近阴茎根部的两侧面选择一无皮下静脉区，用 10 ～ 20 ml 注射器、4.5 号或 5 号细针头，与阴茎成 45° 角，从阴茎侧面穿刺一侧阴茎海绵体，突破阴茎海绵体的白膜后即进入到阴茎海绵，不必作回抽血试验，缓慢注入 1% 利多卡因，剂量依阴茎大小而定，成人可注射 10 ～ 15 ml，至阴茎膨胀，退针后，用小纱布按摩阴茎，使麻醉剂均匀分布，1 ～ 2 分钟后可开始手术。由于止血带阻断血流，手术可在无出血的术野进行，仍然可以分辨被切断的皮下血管，予以结扎或电凝。手术快结束时放开止血带，显露残留出血点，充分止血后，有足够的时间进行皮肤创缘缝合。

优点：穿刺较阴茎背浅静脉注射更容易。缺点：白膜的创伤远期可能形成阴茎硬结；儿童阴茎小不宜使用，成人阴茎短小不宜使用；部分患者从心理上不愿接受。

（六）外用乳膏表面麻醉

将穿透力强的局麻药涂抹在包皮及龟头的表面，麻醉剂透过皮肤和黏膜而阻滞位于皮肤及黏膜下的神经末梢产生麻醉。常用的有 5% 浓度的恩纳霜 (EMLA5%cream，eutecticmixture Of localanaesthetics)，含有 2.5% 利多卡因和 2.5% 丙胺卡因。

术前 1～2 小时将恩纳霜涂抹于整个阴茎的皮肤，如包皮能翻开，则在龟头和包皮内板表面也涂抹，效果更佳。

恩纳霜较适用于婴幼儿及 10 岁以内儿童使用包皮套切或套扎器械行包皮环切术。因不打针，儿童容易接受。不良反应有少数患儿发生短暂一过性的皮肤反应，如皮肤灼热发红，但不严重。注意不能让皮肤涂抹的范围过大。婴儿如无意涂抹了下腹或大腿内侧，使皮肤涂抹的面积过大，丙胺卡因的代谢物可氧化血红蛋白，使婴儿出现高铁血红蛋白血症。

（七）无针式麻醉

无针式麻醉是采用无针注射器注射局麻药物的一种局麻方法，也有人称无痛麻醉。

无针注射器采用高压射流原理，按下注射器扳机后，药物随即通过专用一次性药筒前端的 0.12 mm(比头发丝还要细) 的小孔快速 (0.25 秒) 穿透皮肤，进入皮下并呈雾状分布。该注射方法的药物吸收面积是传统注射的 25 倍以上，较传统注射更易吸收，麻药起效更快，不会出现硬结、无痛，患者仅有蚊子叮咬的感觉。而普通的针头直径约为 0.39 mm。一般使用无针注射器仅需要 1% 利多卡因 0.9 ml，能最大限度减少麻药副作用。这种无针、无痛的局麻方法应用在包皮环切手术中，必将大大减轻患者 (特别是儿童) 的疼痛感和内心的恐惧感，使患者更愿意接受包皮环切术，是今后发展的方向。

方法：消毒铺巾后，用无针注射器抽吸 1% 利多卡因 1 ml，于阴茎根部环形多点注射，注射 8～10 个点，喷射一次喷入麻醉剂 0.1 ml，8～10 个注射点仅需要 1% 利多卡因 0.8～1 ml，即可取得较好的麻醉效果。6 岁以上儿童及成人亦可使用 2% 浓度的利多卡因 1 ml，利多卡因总量为 20 mg，在安全范围内，局麻效果更佳。

优点：操作简单，易于掌握，减轻患者注射时的紧张和疼痛，麻醉剂量小，麻醉起效快，无注射后皮下青紫瘀血，患者 (特别是儿童) 易于接受。

缺点：需价格较高的无针注射器；注射时要注意避开皮下的血管，正好喷射到血管上可能发生皮下小血肿；注射阴茎腹侧时不要正对着尿道喷射，否则可能损伤尿道而发生出血。

（八）基础麻醉

麻醉前先使患者神志完全消失的方法称基础麻醉。

用于基础麻醉的药物有水合氯醛、三溴乙醇 (阿佛汀)、硫喷妥钠和氯胺酮。包皮手术时间不长，特别是使用包皮套切或套扎器械对不合作小儿行包皮环切术，适宜在基础麻醉下完成。常用氯胺酮肌内注射。此外，尚可用硫喷妥钠直肠灌注基础麻醉和硫喷妥钠肌内注射基础麻醉。

1.氯胺酮基础麻醉

氯胺酮是一种具有深度镇痛作用、对呼吸和循环系统影响较轻的静脉全麻药，尤其体表镇痛效果好。临床上常用作小儿基础麻醉。氯胺酮肌内注射，可用 2.5% ～ 5% 溶液做臀部或上臂三角肌深层注射，用量为 4 ～ 6 mg/kg。一般先给每千克体重 6 mg，给药后 5 分钟内入睡，可维持麻醉 30 分钟左右，镇痛作用强。待小儿入睡后就可开始手术。如手术未完，可隔一定时间，用递减的剂量反复注射，总量可达每千克体重 15 mg。鉴于氯胺酮的副作用有精神症状、刺激唾液胃液分泌增多及术后恶心呕吐发生率高，在氯胺酮基础麻醉前应常规给予地西泮类及抗胆碱类术前药。辅以哌替啶、异丙嗪还可明显减少氯胺酮用量和延长持续时间。

2.硫喷妥钠直肠灌注基础麻醉

麻醉手术前需禁食，常规注射阿托品，用 10% 硫喷妥钠液，按 45 ～ 50 mg/kg 计算，最大剂量不超过 1.5 g。于手术前 15 ～ 30 分钟经直肠灌入，一般 5 ～ 10 分钟起效，20 ～ 30 分钟后可达深睡眠状态，但对痛刺激反应灵敏。用药后需加强对呼吸循环的监测。要注意因呼吸过快而发生麻醉过深的危险。由于本法操作复杂、效果不稳定，故临床已多改用肌内注射。

3.硫喷妥钠肌内注射基础麻醉

一般用 2.5% 硫喷妥钠溶液按 15 ～ 20 m/kg 肌内注射，体弱者或 3 ～ 12 个月儿剂量宜减至 10 ～ 15 mg/kg，浓度也宜改为 1.5% ～ 2%，一次总用量不得超过 0.5 g。3 个月内婴儿容易并发呼吸抑制，最好不采用。注药后一般 5 分钟左右入睡，维持深睡眠 45 ～ 60 分钟。如果注药后 20 分钟仍不能入睡，可再追加半量。手术时间长者，可在首次用药 45 分钟后补注半量。注药后，如果患儿于 1 ～ 2 分钟内即人深睡眠或对痛刺激无明显反应时，提示用药已过量，需密切注意呼吸变化，酌情处理，以后的追加剂量必须减少。肌内注射的部位应在臀部外上方的肌肉深层，禁忌注入皮下，更不能注入坐骨神经部位，术中追加药物时可做股外肌深层注射。

(九)全身麻醉

麻醉药经呼吸道吸入或静脉、肌内注射进入人体内，产生中枢神经系统的抑制，表现为患者神志消失、全身的痛觉丧失、遗忘，这种麻醉方法称为全身麻醉。

6 岁以下儿童局麻时及手术中不能配合，必须做包皮环切术时才考虑使用全身麻醉。全身麻醉费用高，有一定的风险，可能发生呼吸抑制，需要有执业麻醉医师执照的专科麻醉医师实施，并须在配备有麻醉设备(如麻醉机、气管插管、氧气、血压、心电及血氧饱和度监测仪等)的手术室内进行。外科医师不能实施全身麻醉。

七、手术注意事项

(一)术前注意事项

1.包皮环切术术前准备

(1)有炎症者，需要先用抗生素控制感染，炎症完全消退后再手术。

(2)手术前 1 天洗澡，用肥皂清洗外阴、阴茎及包皮，尽可能洗去包皮垢。

(3)术前剔净阴毛，防止感染及影响术中操作。

(4)对包茎者，用注射器抽吸碘伏消毒液穿刺包皮腔并冲洗。

(5)糖尿病患者需要药物控制血糖后再手术。

2. 手术体位、消毒与麻醉

(1) 接受手术者取平卧位。

(2) 用碘伏消毒液消毒手术视野皮肤、阴茎、包皮、龟头后，铺消毒手术洞巾。

(3) 常用局部麻醉，即阴茎背神经阻滞及根部周围浸润。常用麻醉剂为 1% 利多卡因。

(二) 术中注意事项

包皮环切术中，创面要彻底止血，以防手术后切口边缘渗血及切口内发生血肿：包皮切除长度，一般以留下包皮内板 5～10 mm 为宜。切除过多，勃起时可能产生疼痛；切除过少，龟头仍不能外露，包皮垢仍可积存，达不到治疗的目的－包皮环切缝合应用可吸收线缝合，可免除患者日后拆线之痛。同时要特别注意保留系带的长度，过短会导致勃起时阴茎上翘牵拉疼痛，不能完成正常性活动；过长会影响美观，对患者心理产生不良影响

(三) 术后注意事项

1. 术后避免剧烈运动 2 周，防止切口出血

2. 短程口服抗生素预防感染

3. 术后应用雌激素 3～5 天，减少阴茎勃起。术后前 3 天，每晚应给予镇静剂、止痛剂，防止阴茎勃起、产生疼痛及继发性出血 3 如尿液浸湿纱布，应及时更换。如术后水肿严重，可用 0.05% 温热的高锰酸钾液浸泡或行物理治疗，每日 1～2 次

八、包皮环切术的应用解剖

因为包皮环切手术中涉及麻醉、切割及钛钉缝合止血等操作，现将阴茎的韧带、肌肉等解剖结构进行简介。阴茎的外部支持来自于两条韧带样结构，即阴茎系韧带和阴茎悬韧带。阴茎系韧带起自 Colles 筋膜，分布于外侧，较表浅，不附着于阴茎海绵体白膜。阴茎悬韧带源自 Buck 筋膜，呈三角形，将阴茎海绵体白膜固定于耻骨上，由两个侧束和一个中间束组成，围绕阴茎背静脉。

阴茎根部的肌肉：骨盆出口肌肉分为肛提肌、尾骨肌和会阴肌两部分。会阴肌以会阴中心腱为界分为前后两部分，会阴中心腱后部者称为肛门外括约肌，前部者在尿生殖道周围分为会阴浅横肌、会阴深横肌及 2 块海绵体肌 (即坐骨海绵体肌和球海绵体肌)：坐骨海绵体肌包绕阴茎脚的大部分，肌束平行走行；球海绵体肌起自会阴中心腱，包绕尿道球和尿道海绵体的近端，肌束斜向走行，附着于尿生殖膈下筋膜和阴茎背部。

九、术后加压包扎的止血机制

因为包皮环切缝合器切割、钛钉缝合术后，完全依靠压迫止血，了解止血过程及其原理，可以更高效地调整压迫止血的力度及持续时间。止血过程是重要的生理功能，它包括血管、血小板与凝固系统等重要因素，这些因素之间有着密切的关系其中任何一种因素或一种以上的因素发生障碍时，就会出现自发性出血或外伤后出血延长。因此，了解各个因素的情况，有助于出血性疾病的诊断和治疗：现将包皮环切术术后加压包扎的止血机制简述如下

(一) 血管因素

影响血管功能状态 (如脆性、通透性、舒缩性等) 的因素很多，但目前对其作用机制尚不十分明了。通常血管因素是指毛细血管。维生素 C 与钙在维持血管壁完整性有重要作用。血小板的质与量对于维持血管机能状态与正常抵抗力是不可缺少的，即血小板本身可黏附、聚集

以及释放 5- 羟色胺，保障毛细血管的完整性。血液凝固系统和纤维蛋白溶解的动态平衡又与血管壁的完整性密切相关。血液凝固性降低，可伴有毛细血管通透性升高及深部组织的出血。

(二) 血小板

正常人的血小板为圆形或椭圆形的小体，直径镜下可见中央颗粒区和周围透明区。电子显微镜观察，血小板无细胞核，但含有颗粒糖原，线粒体及内质网等。血小板离体后极易因容器表面性质、温度、pH 等影响而破坏或发生形态变化，表现为中央颗粒融合，周围形成多数突起。血小板系由骨髓巨核细胞生成，寿命 8～11 天。血小板在止血过程中有重要意义，尤其在维持毛细血管的完整性和毛细血管的止血中更有重要作用。血小板的功能可概括如下。

1. 黏附、聚集

血小板有黏附组织表面和互相聚集的能力，当血管受损伤后，血小板立即黏附于受损血管断端上，继之有更多的血小板聚集于已黏附于创伤处的血小板上，在数 10 秒钟内聚集成团，称为白色栓子 (whiteembolus)，将破裂的毛细血管机械性堵塞，从而暂时止血。同时，随着凝血过程的"始动"，产生小量的凝血酶，在凝血酶的作用下，血小板形态发生变化，白色栓子中的血小板出现大量伪足而融合，并且其间形成纤维蛋白，血小板中有效物质也释放了出来，进一步加固止血栓子。

2. 活性物质的释放

血小板本身含有多种作用于血管或凝血过程的物质，概述如下。

(1)5- 羟色胺：5- 羟色胺由胃肠系统的嗜银细胞生成，不能在血液内游离存在，90% 以上的 5- 羟色胺由血小板吸附携带。5- 羟色胺可使血管收缩，并有抗肝素、抗纤维蛋白溶酶等作用。

(2) 血小板第 2 因子：加速纤维蛋白原转变为纤维蛋白。

(3) 血小板第 3 因子：为磷脂经凝血酶作用而释放，与 X a 共同作用使凝血酶原转变为凝血酶。

(4) 血小板第 4 因子：有抗肝素作用。

(5) 血块回缩酶：促使血块回缩，只有活的正常血小板才具有这一功能，因此也常作为分离血小板是否存活的观察指标之一。

(6) 抗纤维蛋白溶酶：血浆中的抗纤维蛋白溶酶约 70% 为血小板所吸附，能中和血浆中的纤维蛋白溶酶，拮抗纤维蛋白溶解。

(三) 血液凝固过程

血液由流体变为固体的过程就是血液凝固过程，这是一个很复杂的过程。

1. 凝血过程

血液凝固是十分复杂的过程，为两个阶段。第一阶段：凝血酶原组织凝血活酶和钙离子，即凝血酶阶段。第二阶段：纤维蛋白原凝血酶，即纤维蛋白阶段。

(1) 经过一系列的研究证实，凝血酶阶段理论基本如下。

1) 内源性凝血系统——即血浆内的成分互相作用：在这一系统中，凝血因子既是前一过程的作用基质，又是下一过程的作用物。当血液与创面或玻璃等表面接触后，ⅩⅡ因子立即被激活成ⅩⅡ a，ⅩⅡ a 又使ⅩⅠ激活成ⅩⅠ a，形成连锁反应，直至 X 因子被激活成 X a，X a 在 V 因子、磷脂和钙离子的共同作用下，使凝血酶原（Ⅱ因子）变成凝血酶。在这些反应中，有许多都是酶的反应，因此它们的反应是逐步的、扩大的。虽然最初仅仅是少量的Ⅻ因子被活化，但最后可形成较多的凝血酶，同时一定量的凝血酶，不仅可促使血小板释放磷脂(血小板第3因子)，而且可使更多的Ⅷ、Ⅴ因子被激活，这样就加速反应过程，使更多的凝血酶原转变成凝血酶，这一过程被称为自动催化反应：它使血液在短时间内突然凝固。同时大量的凝血酶又可破坏Ⅵ和Ⅴ因子，因此在血液凝固后，血清中Ⅷ、Ⅴ因子含量甚少。这一作用也有一定的生理意义。

2) 外源性凝血系统——组织中的一种脂蛋白能与Ⅶ因子形成复合物使Ⅹ因子激活：在这一系统中，被激活的Ⅹ因子、磷脂和钙离子的共同作用下，凝血酶原转变成凝血酶。

在凝血过程中，起着主要作用的是内源性凝血系统，外源性凝血系统是始动的，在正常时两者是相辅相成的。

(2) 纤维蛋白的形成基本上可分为两个阶段。

1) 酶作用阶段：纤维蛋白原经凝血酶分解作用，使其分解成纤维蛋白单体及两对多肽(A、B多肽)。

2) 理化作用阶段：纤维蛋白单体电荷与纤维蛋白原电荷不同，其分子间静电斥力下降，因而互相聚合成纤维蛋白聚合体，进而形成纤维蛋白缺乏Ⅻ因子(纤维蛋白稳定因子)时所形成的纤维蛋白，可被尿素或溴化钠溶液溶解。反之，即不被其溶解。

2. 血块回缩

在显微镜下可见血块中为纤维蛋白纤维互相交织构成网状，网隙中充以红细胞及血清，而血小板位于纤维交接之处。血液凝固一定时间后(一般为30～60分钟后)纤维即收缩，并将网隙中的血清及少量红细胞挤出，而使血块更为牢固，有利于封闭伤门血块回缩主要由于血小板中的血块回缩所致当血小板质量不正常或数目至60×10^9/L以下时，血块回缩将不出现。此外，纤维蛋白原含量、血细胞比容等对血块回缩也有一定影响。

第四节 包皮环切术并发症的预防与处理

一、术后并发症

(一) 出血

出血是包皮环切术常见的并发症之一，原发性出血主要为术中止血不彻底所致，表现为术后阴茎肿胀明显，少量出血可通过加压止血，大出血需再次手术电刀止血或结扎止血的血管继发性出血主要为感染所致

(二) 感染

包皮环切术感染发生率可达10%，多为轻度感染，局部处理即可。偶可致严重败血症而导致死亡者。细菌多来自于会阴部正常寄生菌。

(三) 尿道外口狭窄

尿道外口狭窄多见于婴幼儿，包皮环切术后发生尿道溃烂，进而发生狭窄和梗阻。狭窄发生时应行尿道外口成形术。

（四）包皮切除过多或过少

包皮切除过多或者过少多为手术经验不足所致。包皮保留过多可再次行包皮环切，包皮过少需通过转移皮瓣覆盖阴茎体。

（五）阴茎损伤

阴茎损伤多为龟头损伤，术中以器械不适当地牵拉龟头、单极电凝、带肾上腺素的麻醉药物的应用等均有可能导致阴茎损伤。

（六）尿道损伤

阴茎腹侧缝线过深可损伤尿道。

（七）痛性瘢痕或囊肿

龟头与阴茎体之间有瘢痕时可导致勃起时疼痛，包皮垢植入包皮后，可产生包涵性囊肿。瘢痕或囊肿可再次手术切除。

（八）勃起功能障碍

有研究发现，包皮环切术后部分患者出现勃起功能障碍(ED)、勃起信心下降及插入困难等。可能与以下因素有关。

1. 包皮环切术破坏一部分阴茎血管、神经末梢和感觉组织，阴茎受到刺激时不容易产生兴奋冲动，减弱了反射性阴茎勃起功能。

2. 术后首次性交失败致心理负担过重，或对包皮环切术并发症的恐慌、误解和忧虑均可引起心理性 ED。

（九）阴茎癌

早期行包皮环切术可有效预防阴茎癌的发生，但成年人行包皮环切术并不能杜绝阴茎癌的发生。Seyam 等研究表明，包皮环切后瘢痕形成是可能的致癌因素：目前包皮环切术及术后阴茎癌发生两者是否存在相关性尚不能明确包茎环切术患者发生阴茎癌在早期多位于皮下、浅筋膜以上位置，而非在皮肤表面发生。包茎环切术后，皮下组织的创伤与暴露是否会增加阴茎鳞状细胞癌的发生，有待进一步研究。

（十）其他并发症

手套滑石粉导致肉芽肿形成，包皮环切术后淋巴水肿及海绵体内麻醉药物浓度过高损伤海绵窦内皮而引起 ED 等。

二、预防与处理

（一）阴茎包皮淋巴水肿

包皮环切术后数日，阴茎包皮出现淋巴水肿，肿胀明显呈半透明状，手指挤压能使其凹陷并很快复原。主要是由于手术中切断了较多淋巴管，大量淋巴液从淋巴道漏出，形成阴茎包皮水肿。

1. 预防

包皮环切手术过程中尽量不要破坏淋巴管，不要越过阴茎浅筋膜做过多的剥离，以免造成多处小淋巴管的断裂。术中对细小索带样组织尽量结扎或电凝。

2. 处理

(1)较轻的阴茎包皮淋巴水肿不需要处理，随着阴茎局部淋巴微循环的重建，不久就会消退。

(2) 中度的阴茎包皮淋巴水肿，消毒水肿表皮后用注射器针头，在淋巴水肿处做多点穿刺，穿刺针眼即可溢出透明的淋巴液，用无菌纱布包绕阴茎并适当挤压阴茎包皮使淋巴液溢出加快，水肿消退，阴茎用无菌纱布适当加压包扎

(3) 重度的阴茎包皮淋巴水肿，消毒水肿表皮后用较粗的注射器针头，在淋巴水肿处做多点贯通性穿刺，并将消毒后的自体头发经穿刺针孔引入，剥除穿刺针，自体头发从另一个穿刺针眼引出，主要是防止穿刺针眼的闭合，有利于持续引流淋巴液，消除阴茎包皮淋巴水肿。待包皮淋巴水肿消退后拔出自体头发。同时，适当口服抗生素。

(二) 单纯包皮系带水肿

1. 原因

(1) 包皮系带处的皮瓣保留得过多，切口上凡士林纱条包扎压迫过紧，影响回流，或包皮内板处缝合后张力过大。

(2) 包皮环切术后当天站立过久或步行时间过长，致阴茎长时间下垂，不利于血液和淋巴液的回流。

(3) 包皮环切术全层剥离皮肤过深，超过了浅筋膜，破坏了血液和淋巴循环，导致术后血液循环差，淋巴回流受阻，出现包皮系带水肿。

(4) 使用包皮环切器时，保留的包皮内板过多，特别是在腹侧内板及系带处；使用的包皮环切器内环内径过小或位置不妥，部分影响淋巴回流。

2. 预防与处理

(1) 包皮环切时，注意保留包皮系带的长度在 8～10 mm。

(2) 系带两侧包皮内板与外板缝合后不能有张力。

(3) 包皮切口缝合线结扎凡士林纱布时，要平整压在切口表面，缝线间距，特别是包皮系带两侧，凡士林纱条不能压迫过紧。

(4) 包皮环切术应在阴茎浅筋膜上分离，以防损伤小血管及淋巴管。

(5) 选择包皮环切器的型号时，应依据测量阴茎周径 (环切器放置部位) 选用恰当的型号。手术出现包皮系带水肿时，如凡士林包扎过紧，立即松解凡士林纱条；将龟头朝向上方并贴在腹壁，用丁字带兜起；包皮系带水肿局部用30%硫酸镁湿敷；水肿局部热敷或红外线理疗至水肿消退。对系带水肿程度较重者，消毒局部后用针刺破水疱放出液体，使用抗生素预防系带水肿处包皮感染。

(三) 阴茎血肿

1. 原因

阴茎血肿的原因主要是血管结扎线脱落，特别是在夜间阴茎勃起的时候发生阴茎血肿，形成的部位常在阴茎背部包皮切口上方和系带处。

2. 预防与处理

预防阴茎血肿的形成主要有两点，一是术中对创面血管的结扎止血要彻底、牢靠。较大的血管断端尽量不要用电凝止血，应缝扎止血。二是术后抑制阴茎的勃起能有效地防止阴茎血肿的形成。一旦阴茎血肿形成应尽快处理，小血肿可经皮穿刺抽吸，用相对粗的针头穿刺抽吸后，适当加压包扎。对较大的血肿则要拆开包皮切口缝线，分离出血肿并清除血块，结扎或缝扎出

血的血管，观察有无活动性出血，缝合包皮切口。术后可服用止血药和抗生素。

（四）龟头溃疡粘连

1. 原因

龟头溃疡及粘连多见于粘连性包茎术后。多因术中暴力剥离包皮龟头粘连，使龟头表面部分皮肤剥离，导致术后发生溃疡，并与阴茎冠状沟发生粘连。

2. 预防及处理

对粘连性包茎的手术处理，术中剥离包皮与龟头时应轻柔，包皮环切术后，用单层凡士林纱布覆盖龟头（露出尿道外口），等待痂下愈合。粘连严重者先从龟头表面剥离包皮，剥离创面涂以抗菌眼药膏，择期再行包皮环切术。术后患者应口服抗生素，正确处理创面，及时更换敷料。龟头局部适度加热理疗有利于创面的愈合。

（五）切口感染

包皮切口感染多发生在手术后 4 ～ 7 天，表现为切口皮肤红肿、切口不干燥并有分泌物。

1. 原因

(1) 手术前对包皮龟头的局部炎症没能有效控制；合并有糖尿病而未被发现及时控制血糖。

(2) 嵌顿包茎时间过长急诊复位后即时行包皮环切手术，导致切口局部的感染。

(3) 包皮环切术中没有严格按照无菌操作技术的要求来执行，或在手术中操作粗糙，术中止血不牢靠，继发血肿形成等。

(4) 手术后切口未能保持干燥，或切口被尿液污染。

2. 预防

(1) 严格掌握包皮环切手术的适应证和禁忌证。

(2) 对嵌顿包茎时间过长的急诊处理，仅做手法复位或手术复位加抗生素运用，局部炎症或水肿消退后再依据包皮的情况而实施包皮环切手术。

(3) 龟头或包皮口炎症者，术前应口服或局部使用抗生素控制感染后再实施包皮环切术。

(4) 术前应严格进行手术野的消毒，术中应绝对无菌操作，手术操作应精细，止血彻底可靠，以防血肿形成。

(5) 腹侧包皮切口包扎的凡士林纱布条应远离尿道外口，以防尿液污染敷料和切口。

3. 处理

(1) 加大抗生素的运用，口服降血糖药物或注射胰岛素控制血糖在正常范围内。

(2) 拆除包皮红肿切口处的部分缝线，撑开切口，引流血肿或炎性渗出液，有利于感染的控制。

(3) 做好切口创面的处理，清除变性坏死组织，局部用碘伏溶液浸浴，及时更换创面敷料。

(4) 必要时，取包皮切口的感染分泌物进行细菌培养和药敏试验，合理选用抗生素。

(5) 减少行走或久站，建议卧床休息。

（六）包皮切口裂开或延期愈合

包皮环切术后第 7 天，部分包皮切口裂开，或未能Ⅰ期愈合而需要经过数天的局部换药才能愈合。

1. 原因

(1) 术前包皮的局部感染没有控制，术中消毒不严密，污染切口导致切口的愈合能力下降。

(2) 手术中使用电刀或激光刀，导致切口边缘的大量毛细血管闭塞，影响切口的愈合。

(3) 使用包皮环切器时，包皮因慢性炎症增厚，相对于环切器内、外环之间的间距较窄，外环压窄致包皮部分断裂而裂开。

2. 预防

(1) 术前仔细检查包皮局部的情况，如有无炎性病灶的存在、包皮切口距离炎性病灶的远近等。

(2) 包皮局部的炎症经抗感染治疗后再择期手术。

(3) 手术中避免用电刀或激光刀做包皮内、外板皮肤的切开和皮缘的止血。

(4) 对包皮慢性炎症增厚的病例炎症未控制，待炎症彻底控制后方可使用包皮环切器手术。

3. 处理

(1) 包皮切口在拆线后即发生裂开较大，切口新鲜无污染，消毒清洗后再次缝合；裂开较小，则不必缝合，清洁换药可自行愈合。

(2) 包皮切口因感染而裂开者，不需再缝合，局部清创后换药，使用抗生素加强抗感染的治疗至切口愈合。

(七) 阴茎皮下硬结或瘢痕形成

包皮环切术后在阴茎皮下可扪及数个硬结，有触痛，严重者形成线结性肉芽肿；部分病例术后的阴茎皮肤表面出现凹凸不平的瘢痕，或皮肤褶皱。

1. 原因

主要发生于手术中断端血管血栓闭塞、出血点结扎线用线过粗、结扎线留得过长、结扎组织过多或包皮环切时切除包皮下组织过深而引起。

2. 预防

包皮环切手术中，结扎止血时不要结扎的组织过多导致较大的结节形成，术中用血管钳尖夹住血管断端或出血点即可。皮下结扎止血时，要用 0 号细线结扎，同时结扎线尾不要留长。小的渗血点及过于近皮下者，可用纱布压迫片刻或用电凝止血代替线扎止血。术中不要过多、过深地切除阴茎浅筋膜，以防术后皮肤凹凸不平、瘢痕形成。

3. 处理

阴茎皮下可扪及硬结而无触痛者不需要特别处理，如线结即将破出皮肤或有明显触疼并影响性交者，可在线结处皮肤消毒后刺破皮肤，血管钳提起线尾剪除线结。明显的皮肤瘢痕或凹凸不平影响美观或阴茎勃起，可切除瘢痕皮肤并做阴茎皮肤整形。

(八) 包皮环切过多或过少

包皮环切时正确的判断切除包皮的长度是非常重要的，因为包皮切除过多，术后则影响阴茎的勃起；包皮切除过少，术后则包皮仍然包着阴茎头或呈半包状态，未能达到包皮环切术后使阴茎头在阴茎疲软时显露的目的。

1. 原因

主要是手术者的判断力和经验，医源性造成包皮环切术后的包皮切除过多或过少。

2.预防

(1) 术中保留包皮的长短以距冠状沟 5 mm、距系带 8 ～ 10 mm 为宜

(2) 对包皮系带过短者，在做包皮环切的同时行系带成形术。

(3) 包皮外板的切开线不应做成环绕阴茎前端的正圆形，而是与冠状沟大致相平行的椭圆形，可以避免发生包皮切除过长或过短，同时还可以避免切口瘢痕造成对阴茎头的紧束感。

3.处理

(1) 对包皮切除过多者的处理：如果影响阴茎勃起，可行包皮松解联合植皮手术或在包皮四周做对称 4 条与阴茎长轴呈垂直切口，行与阴茎长轴平行的缝合切口 (即横切纵缝)，可适当延长包皮，但对阴茎周径有一定的影响。缝合后保证在阴茎头伸直时系带无张力。

(2)对包皮切除过少者的处理 如果包皮可以上翻，最好不再做手术，每日上翻包皮清洗1次;如果切除过少的包皮口狭窄、瘢痕形成，影响阴茎勃起及性交，则应再次行包皮环切手术。

(九) 阴茎勃起性弯曲

主要是切包皮太多 (即留下太少)，有的几乎整个阴茎皮肤都被切除，从而导致冠状沟附近的黏膜与阴茎根部皮肤愈合，致使阴茎缩进耻骨上脂肪垫中表现为隐匿阴茎;有的阴茎根部或阴囊皮肤与包皮内板缝合，以致阴茎上出现阴毛，甚至两侧睾丸被拉至阴茎腹侧。切除太多的原因，可能是手术中将包皮过分向远端牵拉，在包皮环切之后，近端残留包皮向阴茎根部退缩，而使阴茎裸露;或者在腹侧包皮与龟头粘连未得到完全分离的状态下进行包皮环切。因此在包皮环切之前，要充分分离包皮内板与龟头之间的粘连，在明确冠状沟的位置，并保留足够内板下再行包皮切除。如果阴茎包皮完全缺失，则需通过皮肤移植予以补救，如带蒂阴囊皮瓣重建阴茎皮肤等。

(十) 医源性包茎

主要是切除包皮太少所致，这种情况较普遍，有报道其发生率高达 31%。其次是切口未呈斜椭圆形，只做包皮部分横断。最直接的表现就是包皮切除形成环形狭窄，龟头不能外露。如果切口瘢痕增生挛缩严重者可引起尿路梗阻，有一组报道，这种并发症的发生率约为 2%。包皮切除太少的原因可能是由于远端包皮有瘢痕缩窄，显露不佳所致;或术者有宁可多留一点，不可多切一点的想法。如果包皮保留太多，但无包皮口狭窄，包皮可轻易翻转至冠状沟以上者，不必再行手术;如果有纤维增生，甚至缩窄，包皮不能上翻，则需再次行包皮环切加以修正。

(十一) 痛性勃起

包皮环切术后极少人在阴茎勃起或性交时感到疼痛，性质多为牵拉性。

1.原因

(1) 包皮环切切除过多的包皮。

(2) 本身包皮系带过短或术后保留过短。

(3) 术后包皮切口外板瘢痕狭窄，形成环形束带。

2.预防及处理

(1) 包皮环切手术前正确标记两包皮内、外板切口线，以防过多切除包皮。

(2) 保留系带时，应牢记在龟头伸直时系带无张力为度。

(3) 对包皮外板的环形束带，可以多处纵行切断束带，横向缝合，亦可多处纵向切断束带，

不缝合创面敷盖凡士林纱布，让其愈合。

（十二）尿道口炎及外口狭窄

在一般情况下包皮环切手术不会引起尿道口炎症及外口狭窄。大多数是在粘连性包茎情况下，手术后发生尿道口红肿，尿道外口狭窄是长期、慢性炎症的结果，患者排尿时尿线细、排尿时间延长及排尿费力等。

1. 原因

(1) 粘连性包茎导致包皮不能上翻，包皮腔内潮湿、温度相对升高、包皮垢增多、尿碱的刺激等。

(2) 包皮环切术后腹侧切口感染，处理不当污染尿道口引起炎症。

(3) 用包皮环切器未消除包皮腔的包皮环切，也容易发生尿道口炎症。

2. 预防

(1) 对包茎者，术前用注射器抽吸碘伏液冲洗包皮腔。

(2) 对粘连性包茎伴有包皮头慢性炎症者，术前口服抗生素 5～7 天；包皮背侧剪开后，用碘伏消毒并仔细地分离包皮内板与龟头的粘连，直到冠状沟显露。

(3) 采用包皮环切器手术，尽量选用能消除包皮腔的环切器。

3. 处理

(1) 一旦术后发生尿道口红肿，使用抗生素是必要的。

(2) 尿道外口狭窄的处理包括尿道口扩张或狭窄外口切开。

（十三）尿道皮肤瘘

包皮环切术后发生的皮肤尿道瘘极少见，瘘口常位于包皮系带与外板连接处，瘘口的大小确定由排尿时漏尿是点滴状，还是呈线状。

1. 原因

(1) 包皮环切手术时，剥离过深误伤尿道或破坏尿道局部的血供，引起缺血坏死，尿道瘘口形成。

(2) 包皮系带与包皮外板缝合处缝合结扎过紧，导致局部缺血愈合不良，继发切口感染，破坏尿道壁形成瘘口。

2. 预防

(1) 包皮环切手术中不应剥离超过阴茎浅筋膜，特别注意在冠状沟尿道处，仔细保护该处的细小血管。

(2) 采用 U 形缝合系带与包皮外板时，线结不要结扎过紧以防结扎切口皮缘缺血坏死。

3. 处理

一旦发生包皮环切术后的尿道皮肤瘘，首先应控制瘘口周围皮肤的炎症，减少炎性瘢痕皮肤的形成；其次在瘘口周围皮肤炎症消退，瘢痕软化后，行瘘口修补术 + 留置导尿或膀胱穿刺造瘘术。

（十四）龟头、尿道外口损伤

1. 原因

在包皮环切手术中，一般不会发生龟头或尿道外口的损伤，但对伴有包皮与龟头粘连者，术中很容易发生龟头、尿道外口的损伤。尤其是在实施血管钳引导法包皮环切术，加上手术经验不足更容易发生此类损伤。

2. 预防

(1) 对粘连性包茎的手术，包皮背侧剪开后应仔细地分离包皮内板与龟头的粘连。

(2) 手术经验不足的情况下不采用血管饼引导法包皮环切术，而采用其他术法。

3. 处理

(1) 对龟头较小的浅表损伤，如能保持干燥和不感染，无须特别处理，上皮能逐渐生长愈合。

(2) 对龟头较大的全层皮肤缺损，应给予中厚皮肤游离植皮。

(3) 一旦发生尿道外口的损伤，可进行尿道外口修补整形术。

(4) 尿道外口损伤后期形成瘢痕狭窄时，可以定期做尿道外口扩张；狭窄严重者可行尿道外口成形术。

(十五) 皮桥

如果包皮与龟头间的粘连未能及时处理，形成瘢痕后，就在阴茎与龟头之间形成皮桥，可手术矫正。

三、手术意外

1. 阴茎坏疽脱落

为了减少或预防出血，有人采取在局部或阻滞麻醉药中加入肾上腺素液，或用肾上腺素液湿敷或喷雾创面。较浓的肾上腺素液可能产生局部组织缺血坏死；有的应用电凝止血，可引起局部或邻近组织内血管内栓塞，尤其是单极电凝，可使阴茎体部分或全部坏疽脱落；在阴茎根部上止血带，如果时间掌握不好，也可导致整个阴茎坏疽脱落；有的包皮环切术后微波热疗，由于温度过高，持续时间过长，亦可导致整个阴茎坏死。

2. 龟头横断脱落

主要发生在应用包皮环切器包皮切除术中，其原因是在内环直径过小，阴茎勃起时龟头突出内环外，致使龟头嵌顿充血、水肿，重者龟头缺血坏死。

3. 尿道损伤

因部分包茎伴有包皮系带过短，术者在切除内板时，不但切除全部系带，而且切入尿道，形成医源性尿道瘘。在发生尿瘘患者中，常常因尿道发育缺陷，尤其是尿道海绵体发育不良者，尿道与皮肤之间紧密粘连，类似阴茎下弯患者。这类患者在术中更容易发生尿道损伤，尤其是采用阴茎体皮肤环切手术，术中更容易损伤尿道，形成尿瘘 (也有发生在环扎器环扎包皮切除术者，主要是内环位置不当，其边缘压迫冠状沟处薄弱尿道而出现局部缺血坏死以致尿瘘发生。

四、应避免的问题

1. 由于切除不够而不美观。

2. 由于邻近皮肤切除过多而使包皮变短，妨碍了阴茎勃起时包皮的展开。

3. 由于止血不完全而致出血或血肿形成，必须再次手术止血。

4. 对同时患有血液疾病的其出血的状况不了解。

5. 由于不适当的应用电凝止血而使阴茎邻近血管的血栓形成，引起阴茎坏死。

6. 由于系带动脉深部止血后的尿道瘘。

术者应详细了解以上包皮环切术应当避免的一系列问题，因为这些并发症从医学理论方面来看，有时是相当严重的。

第五节　实用包皮环切缝合器手术技巧

一、理想的包皮环切器应符合要求

1. 安全、容易使用和学习。

2. 无须全身麻醉。

3. 无须缝合。

4. 疼痛少。

5. 出血少。

6. 无须电烧灼。

7. 并发症发生更低。

8. 伤口愈合快、创口更小。

9. 术后无明显瘢痕。

10. 体积更小、成本更低、一次性使用。

11. 此外，它还应该能很容易和更安全地被即使是经验不多的卫生护理人员掌握和操作。

二、钳夹法包皮环切缝合器手术常规操作步骤

1. 常规备皮，碘附消毒铺巾。

2. 常规局部麻醉、骶麻等，小孩不合作者可用全麻（也可在其他手术如斜疝或阑尾炎手术时进行包皮环切术），等待并确定麻醉起效。

3. 先处理其他并发症包茎扩大包皮口，必要时剪开些，剪开时不要一处剪得超过欲切割缝合部位，如还放不下钟形龟头座时，可多剪几处；粘连者得先分离粘连，系带过短者也要先矫正，这些前期处理都须先彻底止血。

4. 用1把止血钳在内外板移行处夹住包皮腹侧（系带处），另外用2～4把止血钳分别钳夹其他部位，以便提起包皮，注意内板适当拉紧（内板拉得偏紧则留的偏短，拉得偏松则留得偏长），以确保系带不会切除过多。遇有预先剪开的部位，可增加止血钳钳夹各叉口以防止放置钟形龟头座时撕裂。将钟形龟头座放入包皮腔内，钟罩罩在龟头上。

5. 右手拇指或示指顶住拉杆尾，将包皮提起，左手掌内侧（小鱼际肌侧）配合小指以半握拳状抵住腹壁皮肤防止提起，中指和无名指配合手掌握住阴茎，示指将系带侧顶松并感觉龟头已进入钟座内，钟形龟头座纵轴与阴茎纵轴成一定角度以保持钟沿与冠状沟方向一致，确定要切割的部位。用束带或丝线将包皮捆扎在拉杆上。再次检查确定预切割部位是否准确，包皮是否充分固定在了拉杆上，若有误，及时进行调整：包皮扎得过多时，左手将包皮往腹侧退些，并在套上器械时拉紧包皮；过少时，可再次用止血钳提起部分包皮并在原扎带或扎线下再扎一次，注意系带处于松弛状态。包皮太厚太多或小孩包皮相对过多，必须在扎带或扎线以外剪除

多余包皮，这样才能顺利放置器械，完成包皮切割。

6.左手中指、无名指和小指配合手掌握住阴茎，示指和拇指固定钟形龟头座钟沿部位，右手套上包皮环切缝合器体，手把方向最好放置于握持的方向，此时左手示指配合大拇指可握住整个器械，右手将调节旋钮旋上并收紧到拉杆尾端与旋钮后面相平或稍突出止，不要突出太多使得按下手把时拉断钟形龟头座，调节旋钮的两个"耳朵"要避开手把方向使手把按下时不会冲突。

7.助手用纱布裹住器械头部的包皮，以尽可能防止挤压组织导致渗血。

8.双手按手把，以靠手把头部之手用力为主，手把尾部之手主要是保持稳定和辅助用力：将手把稳定按下，可有包皮被切割缝合的感觉，保持几秒钟以达到充分切割和缝合。几秒钟后松开手把，当手把不会自行松开时，可用手辅助松开，左手握住器械，右手旋开调节旋钮达 5～10 mm 时，将旋钮向前顶，使得切割部位松开，观察是否完全切断，如有少许未切断，可用刀片或剪刀修剪 3 轻柔旋出钟形龟头座并立即用干纱布裹住手术部位，用 5 个手指平均分开按压止血 (切割缝合时的挤压过程会造成组织渗血)3～10 分钟，松开后再观察缝合情况，罕见的点状喷血时，必须加缝止血。不要长时间等待，立即用凡士林或碘伏纱布条裹住术口，外用干纱布再裹好，最好用自粘弹力绷带适当加压包好，没有自粘弹力绷带时，建议将外敷料缝好防止短时间松脱，如果松紧度没有把握，在起到加压作用的前提下，最好几针松几针紧。

9.术后护理：加压太紧致小便解不出来时，几小时后患者可自己松开一两圈弹力绷带，再做稍松些的加压包扎；如果是缝线导致小便解不出来时，患者应到医院将过紧的几针缝线拆除，敷料污染时请及时换药处理，2 天后可将加压包扎改为稍松些的包扎，1 周后可淋浴，浴后用碘伏行术口消毒。为防止与内裤摩擦不适，平时可用纱布或手帕等包住。此后每天用碘伏术口消毒处理 2 次以上，1 个月内不要有过激的活动。依个体体质原因，缝合钉 1 周后开始自行相继脱落，绝大部分 1 个月内脱完，罕见个别超过 1 个月脱落者，也不会有任何影响。

10.建议禁性生活 1 个月。

三、包皮环切缝合器常用手术术中、术后可能出现的情况及应对方法

1.内板留得太多克服方法是手术时将内板稍拉紧些。

2.缝合钉没有缝合术口如果拉杆旋到位后，出现的原因还有两个：一是动作过大，取下龟头座时把缝合好的缝合钉拉开了；二是包皮确实太厚缝合钉不能钉穿包皮。克服的方法是取龟头座时要轻旋取出，若看到还有少许未切断，可以用剪刀或刀片修剪一下再取；包皮太厚的，在扎紧包皮于拉杆上时，将扎带处的包皮先剪除，再套上器械进行切割，调节旋钮旋紧些，切割时按手柄的时间稍长些。

3.术后血肿形成克服的方法是取下龟头座后，立即用干纱布裹住术口，按压 5 分钟左右进行压迫止血 (因为手术有一个挤压的过程，近术口 1 mm 左右的组织还是有些挤压伤，如不进行几分钟压迫止血，会出现一定量的渗血，手术熟练者可省除这些步骤，可直接进行加压包扎)，之后再用外敷料适当加压包扎。

4.术后包皮及龟头水肿注意是活动过多，平时被包裹的龟头外露，与内裤摩擦所致，克服的方法是尽可能减少活动，龟头可涂些红霉素软膏以减少摩擦。

5.缝合钉脱落时间长这与个体体质有关，没有任何影响，到目前为止，1 个月后缝合钉尚未完全脱落的，不愿等待自行脱落者，可由医生协助拆除。1周后每天用碘伏进行术口消毒，这样不但可以防止感染，还可以缩短缝合钉脱落时间。

四、使用包皮环切缝合器应注意事项

1. 临床医生应当了解包皮环切缝合器的工作原理，经过培训后方可进行包皮环切术操作。

2. 根据龟头大小选择不同型号的包皮环切缝合器进行手术。

3. 严禁使用小型号环切器代替大型号环切器进行手术。

4. 缝合钉全部脱落后的1周内严禁剧烈活动。

5. 术后愈合前，由医生指导口服雌性激素控制阴茎充血勃起。

6. 术后愈合前，不宜剧烈活动。

包皮环切缝合器的应用简化了手术操作，但要求手术者熟悉包皮环切缝合器的性能的操作特点，否则，操作不慎同样会导致严重的并发症，如出血、感染、系带保留过短，甚至是阴茎坏死。包皮环切缝合器使用应当建立在熟悉的手术操作技能的基础上，没有经验的低年资医师不主张使用。

五、包皮环切缝合器术中、术后特殊情况的处理方法

1. 将钟形龟头座放入包皮后，用右手示指在系带处轻按几下，将龟头抵入钟罩内，确保系带处松弛，用束带将包皮固定在拉杆上，环切体部应与阴茎体部成150°左右钝角，以免系带保留过短导致勃起后阴茎下弯。

2. 初次使用本器械时，如果确实难以确定环切部位，可以在放入龟头座前，在预计要切割的部位环形画一圈（此圈为环切部位），再在此圈内侧约15～20 mm处再画一圈（此圈为放入龟头座后，再装上器械时，可以在器械头部外侧看到，因环切部位在装上器械是看不到的，用以鉴别切割位置是否正确

3. 遇包皮太长太厚，剪除扎线外的包皮再上器械，这样有利于更好地切缝。

4. 环切时应一次性成形，两边手柄同时均匀受力下压，如果一边已压下去，而另一边尚未压下，此时应继续加压，直至另一边压下为止，切忌松开后再次下压，这样会导致反复切割，切割开已缝部位，导致手术失败。下压到位后保持10秒钟左右，以保证彻底切断和钉合到位。

5. 切割完毕，旋松调节旋钮后退5 mm以上，保持位置，不要动作太大。通过顶按调节旋钮向前推出钟形龟头座，不易推时可轻按手柄（尽量不要反复操作）将切割缝好部位（缝合器前面）松开，此时观察是否完全切断包皮，若完全切断，则轻旋退出器械，若还有少许未切断，可用剪刀或刀片稍加修剪后推出器械。有时刀片被刀砧脱出一小部分，对手术完成无任何影响。

6. 退出器械后，不要费时观察，应立即用干纱布裹住切口，适当加压止血约5分钟，松开后还有活动出血时，可用可吸收线加缝几针止血，再按常规适当加压包扎即可，切忌反复用纱布擦拭切口缘，以防纱布挂脱缝合钉，造成出血及内板撕裂出血。

7. 加压包扎建议使用自粘弹力绷带，否则最好将外敷料缝住几针以免在短时间内松脱。

8. 术后一般不会有明显异常，包扎过紧时，小便会感到不畅。如果是弹力绷带包扎的，可以嘱咐患者自行松动一下，再稍微松些包扎即可，如果是缝线缝住的原因，可将偏紧的一两针缝线剪除。

9. 1周内局部弄湿或污染时要及时消毒术口并更换外敷料。2天后可做稍宽松的包扎，

1 周内淋浴时，可用大号的避孕套套上或用保鲜膜保护好，近侧用橡皮筋扎住不进水即可。洗完后撤除避孕套或保鲜膜。1 周后可撤除敷料淋浴，结束后用无菌纱布沾干水，再用碘附处理术口，此后每天用碘伏处理几次，依个人因素决定包与不包。

10. 包皮较薄者，可以在肌内注射 50 mg 盐酸哌替啶 10 分钟后直接手术，也可以在接受其他下腹部或会阴部（包皮环切术部位同时达到麻醉效果时）手术时，在征得同意前提下切除包皮；由于小孩在包皮环切手术时绝大部分需在全麻下进行，有些小孩可以在其他手术时同时行包皮环切术。

六、缝线环扎法包皮环切缝合器单人手术技巧

（一）术前准备阶段

术前根据阴茎直径大小、包皮口内缘的直径大小、阴茎皮肤的弹性，用标尺测量后选择相应尺寸的狼和牌包皮环切缝合器。常规会阴部备皮，有利于术野清晰，避免手术感染 – 在阴茎疲软状态下画切割线，因为每一位患者对包皮环切手术应激反应不同，紧张的心理状态个体差异显著，有的患者过度紧张，体内儿茶酚胺明显高，阴茎的体积较平时明显缩小；有的患者无明显紧张，阴茎体积无明显变化；有的患者反而放松，阴茎反而处于勃起状态评估患者紧张程度，适当调整画切割线的位置。亦可以与患者沟通，询问患者当前状态，让患者看到阴茎的长度与平时长短的差异，客观正确评估患者阴茎自然状态下的大小，以最终决定切除包皮的长短。通过视诊、触诊可以很容易了解患者阴茎冠状沟的位置 3 按照评估为自然状态下的阴茎大小的结果，于阴茎冠状沟远端 8 mm 画好平行的切割线；位于尿道口下方约 3 mm 处包皮外板画一个标记点，于阴茎背侧与阴茎冠状沟距离 8 mm 处做一个标记点，再于阴茎两侧中线与冠状沟交点远端 8 mm 处做一个标记点，在平行两侧冠状沟连接各点，画一椭圆弧形切割标记线因为当儿童处于青春期发育时，儿童包皮过长或包茎术前两切割线，切除的包皮应当较成人少些（术后要嘱患者经常扩张包皮切缘），以防止因瘢痕挛缩导致病理性包茎的发生术前切割线只是为了术中切割参照，术中可根据手术具体要求，可以有 2～3 mm 的变动范围，不会影响手术最终效果。

碘附消毒阴茎周围皮肤、包皮外板、包皮内板及龟头，反复消毒 3 遍。对于包茎患者，术前 1 天用注射器抽吸碘伏冲洗包皮腔，包皮背切开暴露龟头后，再次消毒 3 遍。消毒时，于画好的切割线处勿过度用力，避免擦去切割标记线。当然，术者术前应通过各种渠道（包括手术录像、参观手术演示等）充分了解狼和牌一次性包皮环切缝合器的机器结构与性能，术前要亲手接触包皮环切缝合器，通过触觉感受其性能；

（二）术中麻醉阶段

一台成功的手术，良好的麻醉效果是必不可少的。可根据情况选择局部麻醉、硬膜外麻醉、腰麻、骶麻等，小孩不合作者可选用全麻（也可在其他手术如斜疝或阑尾炎手术时进行包皮环切笔者的经验是局部麻醉效果最好，因为其他麻醉手术中并发阴茎勃起，使手术很难进行，还要等待并确定麻醉起效才能手术。笔者的 I 个病例是在腰麻下完成的应用包皮缝合器的包皮环切术，在切割钛钉缝合完毕后，刚要包扎时，患者出现阴茎勃起，大大增加了手术难度。经过对多种麻醉方法的评估，成人或能配合的儿童选用阴茎根部神经根阻滞法具有很好的优势。因为本法麻醉起效快，止痛效果好，并且深部注射麻醉药后，阴茎皮肤无明显隆起，不会因为皮

肤隆起对阴茎皮肤的牵拉，导致包皮变形，使切缘歪斜影响美观手术站位以个人习惯，单人手术，医生可位于患者左、右侧。术者斜向外上方45°稍用力牵拉阴茎，用另一只手示指轻压阴茎根部，探查阴茎根部与耻骨联合间的空虚处垂直的进针以1%浓度的利多卡因与生理盐水按1：1稀释，在位于中点处的两侧5 mm处进针，注射深度成人一般为针头的全长，可以根据患者年龄、身高适当加减；每次注射时，一定要先回吸有无回血，确定未刺入血管后，再注射入麻醉药物，分次向阴茎脚侧方移动扇形注射，直致注完为止。同理，注射对侧数秒后，于位于两侧的尿道海绵体与阴茎海绵体间沟近阴茎根部，注射深度约为注射针头长度一半，分别注射3 ml麻药等待麻醉起效，此段时间用于准备手术器械、纱布、缝针等。

（三）术中准备阶段

将2条纱布均匀4折，其中1条一端取长度约1.5 mm的纱布3折叠，用以增厚纱布，使包扎时进一步压迫系带止血。将凡士林纱布折成宽度约1.5 mm凡士林纱条；撕开宽约25 mm的1条纱布条，用于结扎阴茎根部，起到止血带的作用，余下的纱布，折叠好用于擦拭血用；持针器夹持好4-0丝线带线针；准备好2把直钳和2把弯钳；器械护士取出包皮缝合器，注意检查外包装是否破损，术者拿到器械后，取下防护罩，先旋紧螺母，右手触摸螺丝根部的外凸长度，了解空旋紧时的拉杆突出螺母的高度，用以评估夹紧包皮时的螺丝外凸长度（做到术中旋紧按钮夹闭包皮时，心中有数），再旋松螺母，取出钟座（注意外顶时，一手应当扶住钟座，以防用力过猛将钟座顶出落到地上造成污染）；将螺母放入托盘；检查塑料砧板圈是否外突，遇到有外突出的应将其压紧归位，放入托盘；将包皮缝合器取出后，可先取下防护罩（因为产品出厂时，钛钉与钉槽结合紧密，盖子只是为了防止在运输时的剧烈颠簸导致钛钉外移）动作轻柔，将缝合器斜倒放在托盘中，钟罩朝上。

（四）术中环扎定位阶段

此时，麻醉已经生效。先处理其他并发症，包茎应当先扩大包皮口行背侧切开术，对于"针孔"包茎，一定要先用止血钳提起包皮外缘，以止血钳尖插入包皮腔进行扇形滑动，确定无系带后再进行；包皮过长或包皮外口狭小的亦应当常规先行背切术，使用环切器切割缝合时，保证环切器体部背仰时无阻挡先用2把钳子平行夹闭欲切除线，2把钳子间距约5 mm，再于两钳子中点间剪开，直达钳尖近侧约2 mm处，两断端分别用4-0号丝线间断缝合切口止血，防止断端血管回缩形成水肿，再于切口终点处缝合1针止血；背切时剪开线不要剪得超过切割缝合部位，当尝试放不下钟形龟头座时，可重复上法与旁侧再剪一处放入钟形龟头座；因为包茎患者多数包皮内板长度正常且包皮外板也不明显长，为了防止扩大包皮背切口过长，导致包皮切割过多，可行双背切或二背切法，在不过多切除包皮内外板的情况下，有效扩大包皮口，顺利置入钟形龟头座对于包皮粘连者应当先分离粘连；系带过短者要先纵切，应用可吸收线缝横缝合矫正：这些前期处理都须以彻底止血为前提，防止血管回缩，以保证不形成血肿，因为血肿会导致包皮厚度增加，大大降低包皮切割钛钉缝合的成功率。

术中准备4把手术钳子，2把直钳，2把弯钳，直钳用于夹持标记系带侧和背侧正中，弯钳用于夹持标记两侧，在包皮上两切割线应当选择包皮处于疲软状态下完成，冠状沟上8 mm椭圆形包皮环切线（有时，患者过度紧张，阴茎体积明显缩小，导致包皮切割过多，可以根据患者对当时阴茎大小与平时体积比较的描述，适当调整冠状沟上的两线距离）；笔者经过对正常人阴茎系带侧长度反复研究，正常患者拉紧时，包皮缘平面与尿道口相平。在阴茎自然状态下，背侧阴茎包皮外板与尿道口平行交汇处作为切割点(上拉包皮，此线与系带近端连线交点处，即是系带侧的止血钳夹持点)再以适当的力量上拉提起包皮背侧，保持内板处于拉紧状态，凭视觉观察此时切割线平面与尿道门相平，因为包皮过长拉紧时，从外表面看不到尿道口，可以用手术刀柄伸入包皮腔，触及尿道外口时，再水平外移接触包皮，通过观察到术前画的切割线是否与刀柄外移接触点重合，当画的切割线位置低于刀柄外移接触点时，应当调整手术钳夹持点外移，缩减包皮外板长度，增加包皮内板长度，变化的长度等于画的切割线与刀柄间距离的一半；当画的切割线高于刀柄外移接触点时，应当增加包皮外板长度，缩减包皮内板长度，变化的长度等于画的切割线与刀柄间距离的一半；按照以上方法调整到切割线与刀柄外移接触点相重合时，可以保证切割后的切缘正好位于冠状沟上8 mm，使术后内板、外板及系带保留适中。因为缝线环扎法环形缝扎固定包皮后，不像束带结扎会占有较多的空间，缝线结扎不占用空间，且包皮有很好的伸缩性，切割的包皮压缩后可填塞于钟罩内，无须剪除缝线以外的多余包皮。

细丝线贯穿缝合定位，其优点是既可以缝合定位，又可以防止内外板间相对滑动、位置改变，可以明显弥补钳夹上提法的不足。因为系带侧的长度最短，可由系带侧边缘进针，定位系带的缝合点为起始点。外翻包皮，在系带侧，可以看到系带外缘与内板的交点即为系带的远端，在交点与系带侧切割画线的间距中点处进针约1 mm深，将针尾的线用血管钳夹住放于阴茎根部，防止在环形缝针时挂住线，影响手术进程。覆盖住包皮，如前述应用目测法确定缝线点与切割线间的最短距离。再以同样的间距分别位于左右两侧钳夹一把弯钳，钳尖距离等于系带侧钳夹点到切割线的距离。此时，开始沿着钳尖的弧形连线平行于切割线进行环形全层连续贯穿荷包式缝合，针间距由阴茎的粗细及阴茎包皮的长短决定，阴茎越粗、包皮越长，针间距约5 mm；反之，阴茎越细、包皮越短，针间距约3 mm，以保证环形缝合后牵拉时，欲切割线受力均匀，使术后切缘光滑；缝合时，可用刀柄插入包皮腔进行间隔，防止缝合时针尖刺入对侧包皮。当包皮环形缝合结束时，位于缝线长度约100 mm处剪断缝线。取下4把止血钳，用2把止血钳位于包皮缘的10点和2点处分别钳夹。将钟形龟头座钉槽沾满碘伏，便于钉合缝合结束后，包皮与钉槽容易分离，再左右两端夹持包皮缘向外牵拉，可以保证留取最大的空间，钟形龟头座一端由系带侧置入包皮腔，再将钟形龟头座整体滑入包皮腔。钟形龟头座放入包皮腔内后，拉紧环扎的缝线，慢慢收紧缝线两端，打外科结的第1个结，同时上提钟座调整，3亦可以在阴茎系带侧压1个卷厚的纱布卷，压在系带侧的外板皮肤，使切割的系带侧的切割线与钉槽相对应，向患者头侧方向倾斜45°角，可见钉槽线与欲切除线平行(拉紧时，力量要均衡适度，防止拉裂系带)。此时，左手固定此位置后，拉杆插入环切器中心孔，使用外套扎圈将位置收紧固定，再次确定内外板位置及残留包皮位置后，将钉合槽与钟座夹紧，调整旋钮到适张力固定。术者食指压迫纱布卷，拇指压迫包皮背侧，使钉槽线与欲切割线平行，此时快速调紧旋钮，与术前准备阶段评估的空旋紧时的拉杆突出螺母的高度相比较后，再以适当力量旋紧螺母。此时，包皮已经被牢牢地夹闭固定。夹闭完成后可放下缝合器，在阴茎根部用细长纱布环绕两圈，拉紧后再用止血钳夹住两端扎闭血管，进行术中阴茎止血。术中环扎止血是整个手术成败关键之一，术中一定要保证内板切割面应当在拉紧时平铺于钉合槽上，因为，如果包皮呈松弛状态，当旋紧螺母时会使内板组织嵌入钉合槽中，钉合槽内无空隙，当钉合时钛钉不能穿出包皮全层,造成脱钉 6 术中外板可以肉眼观察到是否处于拉紧状态,内板只有靠术中标准化的操作相对定位后,使之处于完全拉紧状态。当然,保证包皮处于完全拉紧状态下,夹闭无须过紧,只要不发生滑动即可完整高效的切割、缝合包皮断端。

(五)术中环切钛钉缝合阶段

左手中指、无名指和小指配合手掌握住阴茎,示指和拇指握持住钟形龟头座钟沿部位,右手持环切缝合器套在钟形龟头座拉杆上,手把方向最好放置于平行于人体长轴的方向,便于握持。此时左手示指配合拇指可握住整个器械,右手将调节旋钮旋上并收紧到拉杆尾端与旋钮后面相平或稍突出止,不要突出太多使得按下手把时拉断钟形龟头座,保证钉合环与龟头座契合紧密,微调调节旋钮的 2 个"耳朵"与侧方,要避开手把方向使手把按下时不会冲突。然后,右手持缝合器,保持缝合器与阴茎体间处于相对无张力的状态,双手缓慢均匀用力按闭合缝合器手柄,手把尾部的左手主要是保持环切缝合器的稳定作用,取下保险扣,用力握住手把均匀用力平稳按下,缝合器击发手把发出"咔"一声,可感觉到有包皮被切割和缝合的摩擦感,保持约 10 秒钟后缓慢松开手把,以达到充分切割和止血的目的。此时,由于刀片嵌入刀砧环中,夹持力大于弹簧的回缩力,多数手把柄不能完全自行张开,可用手将双手柄向两边被动分开。可使切割刀片与刀砧环分离开;再左手握住缝合器体,右手旋开调节旋钮,缓慢均匀用力回旋螺母,放松包皮环切缝合器,回旋外露约达 5 mm. 右手示指按下拉杆,将拉杆向前顶出,外推出钟座,使钟座钉槽面与包皮内板侧分离;再次闭合两手柄到底 1 次,通过钉合推杆将嵌入钉合槽内的包皮推出,防止切割的包皮缘与钉合仓嵌顿,此时放松下推钟座,可使嵌顿入钉合的包皮外板与钉合分离。

持续回旋放松取下螺母,轻推螺杆,一手扶住钟形龟头座,一手取下缝合器,外翘钟形龟头座从包皮腔内取出。如同苏绣一样,取下钟形龟头座时,要仔细、轻柔,因为,刚刚钉合上的包皮内板缘很脆弱,轻微的拉力即可造成撕裂:可先取下缝合器体部,使之暴露的更加清楚,再用剪刀剪除未切除系带组织时,更便于操作:如果出现有时钛钉与刀砧环结合紧密,可以用带有无菌乳胶手套的拇指轻轻外推分离粘连,对 3 个钉的片状范围外拉,可以顺利取下钟形龟头座,因为手套具有弹性,对切缘损伤最小。对于还有部分包皮粘连未切割下来的可以在直视下,将剪刀插入切下的包皮,切断包皮环,仔细检查,如有少许未切断,可用剪刀向上轻挑起,在位于切痕处切断包皮此时多余包皮已被完全离断,残端已被钛钉完整缝合。

(六)术后包扎阶段

经过对临床应用一次性包皮环切缝合器的不断经验总结,笔者总结"7 分做,3 分包扎",足可以说明术后包扎的重要性。因为应用一次性包皮环切缝合器,术中止血只有依靠钛钉钉合和弹力绷带压迫止血,切割下包皮后,只是单纯应用钛钉对切缘进行钉合止血,一方面钛钉间有间隙,有漏缝的血管可能,钛钉钉合不紧密,血管仍会有出血,加之会有少许回缩的血管等,如果包扎质量差,很容易出血并发术后血肿,甚至有大出血的发生术中切割缝合后,轻柔地外暴露缝合的钛钉,仔细、快速检测钛钉缝合效果,检查 1 圈即可,不要浪费太多时间,如果确定无异常,立即用凡士林或碘伏纱布条裹住术口,盖上纱布,纱布系带侧长度约 15 mm 折叠 3 层纱布,包扎时增加压力,可大大提高系带处加压止血的作用(因为系带处血供丰富,容易出血,应当重点压迫);第一层纱布填塞凹陷处轻轻覆盖;第二层纱布包扎适当增加压力,压迫止血

（两侧纱布既可保证高效弹性压迫，同时又可以吸收吻合口渗血），此时放开止血带，可最大限度保证最短有效止血时间，避免包皮缺血时间过长，导致阴茎坏死严重并发症的发生，术中止血带应用时间约 20 秒钟，不会对阴茎造成损伤。止血带的作用是，压迫阴茎根部后，可以短时间内降低阴茎动脉的压力，减少动脉供血，同时切断了阴茎表浅的动脉供血，大大降低了阴茎背浅静脉断端反流出血；加之钉合后，内板侧外翻 180°，折叠内板血管后，可以进一步止血，钛钉的体部有一个内翘的趋势，对皮肤则有一个压迫的力量，可进一步止血。最外层应用自粘弹力绷带均匀用力包扎压迫止血。

（七）术后护理阶段

适当加压包扎，很少有出现小便解不出，因为整个手术几乎在完全封闭状态下完成的，切割包皮和钛钉缝合包皮内外板断端同时进行，创口皮下组织几乎未暴露，术后只有切缘暴露，很少出现感染；术后纱布包扎宽度应达到阴茎长度远端的 2/3，以防止阴茎背部血管回缩出血，形成血肿；笔者曾出现一次因包扎过短，阴茎背部血管回缩入皮下出血，术中即见到了阴茎背部皮下小的血肿，当时术后只包扎了阴茎长度远端的 1/3，术后 2 小时，阴茎背部出现巨大血肿，急诊清创缝合时拆了 2 个钛钉，见到阴茎背部两小动脉活动性出血，给予及时结扎血管，清除血块处理，预后良好。一般情况下患者无须静脉应用药物，可术后口服抗生素预防感染为防止阴茎勃起引起出血，可睡前口服雌激素药物。

术后密切观察病情，提早放松弹力绷带，减少阴茎的压迫时间，对预防系带撕裂、瘀血、水肿等并发症的发生尤为重要。笔者曾经将术后患者分组后，分别于术后 2 小时、术后 1.5 小时、术后 1 小时及术后 0.5 小时对患者弹力绷带进行放松，观察缝合刀口的渗血情况最后得出结论，术后观察 0.5 小时进行放松弹力绷带，可达到有效止血的目的，缝合刀口的渗血少，可明显降低术后瘀血、结节等并发症的发生，且术后患者恢复较快。术后加压 0.5 小时期间，患者可以不小便，等到放松弹力绷带后再去小便。放松弹力绷带的方法是：先观察龟头水肿情况及龟头的软硬度，以评估弹力绷带的放松程度；放松并拆除弹力绷带，再拆开第 2 层纱布，因为第 1 层纱布是松散覆盖的，无须重新再次包扎，放松状态持续观察 3 分钟，再将第 2 层纱布稍松些轻度加压包扎，再适当力量包扎弹力绷带，以保证纱布不掉即可。

术后要嘱患者保持阴茎的直立位，必要时可用胶布将阴茎与背侧皮肤固定，使阴茎直立位紧贴腹部背侧的皮肤，可以明显减轻包皮水肿，加之加压包扎可以进一步减轻水肿，两种方法的联合可大大减轻术后包皮水肿。于术后第 1 天更换纱布，主要目的是观察患者环切切口出血及血肿形成情况，对预后进行评估，注意此次换药时不要更换凡士林纱条，因为凡士林纱条与创口结合紧密，有压迫小血管止血的作用，如移开凡士林纱条，小血管血栓不牢固使血栓脱落，可导致再次出血。术后第 4 天，再次换药 1 次，此时小血管血栓牢固，可以去除凡士林纱条，更换新纱布，包扎可不用弹力绷带，保持包扎处松弛状态即可，使包皮切除缝合处有充分的血供，有利于切口愈合。如果无异常，患者医院换药治疗结束；此时包皮缝合缘的愈合达到了一定的张力，如果出现因包皮缘卡压导致的顽固性包皮水肿，应及时停止包扎纱布，将阴茎龟头直接推入包皮腔内，以解除包皮缘的嵌顿，对消肿可以起到事半功倍的治疗效果对于患者小便时不慎尿液淋湿纱布，应随时更换无菌纱布于术后第 8 天，患者可以去除纱布淋浴，浴后用碘伏行术口消毒，为防止缝合的切缘及包茎术后露出的龟头与内裤摩擦不适，可用无菌纱布或干净手帕等包裹住龟头。此后每天用碘伏术口消毒处理 2 次以上，1 个月内不要过激活动：依个人体质原因，缝合钉 1 周后开始自行相继脱落，术后 15 ～ 20 天处于脱钉高峰，绝大部分 1 个月内脱完，个别超过 1 个月脱落者，极少数患者 1 个月后仍不脱落，可手工拆除。因为应用一次性包皮环切缝合器行包皮环切术，术中切口皮下无缝扎及电凝止血，术后钛钉间断缝合，内外板切缘对合良好，切缘血供丰富，切口甲级愈合，建议患者术后禁性生活 1 个月。

第六节　包皮环切术的相关研究进展

一、包皮环切术降低男性 HIV 感染率的研究进展

艾滋病 (AIDS) 是当今对人类威胁最大的传染性疾病，其病原体是人类免疫缺陷病毒。自 1981 年美国发现首例艾滋病患者以来，短短的 20 余年间，艾滋病已肆虐全球。据世界卫生 (WHO)/ 联合国艾滋病规划署 (UNADS)2007 年公布的全球艾滋病流行病学报告指出，全球约有 3 320 万人感染艾滋病病毒 (HIV)，相当于世界人口的 0.5%；仅在 2007 年，就有新发感染者 250 万，210 万人死于艾滋病。尽管人们不断努力寻找有效的治疗方法，但始终未能如愿，因此，如何有效地预防 HIV 感染和传播是目前工作的重点。令人振奋的是，近年来已有研究表明，男性包皮环切术显著降低了 HIV 通过异性性交感染 HIV 的概率。有鉴于此项研究的重要意义，2008 年 2 月美国《时代》周刊将其称之为 2007 年十大医学突破之首。

（一）男性包皮环切术真的可以减少 HIV 感染率吗

近 20 年来，不断有学者注意到包皮环切术可减少 HIV 感染的风险，但是苦于没有确实的研究数据来证明。2005—2007 年期间，在非洲进行的 3 项随机对照临床实验结果证实男性包皮环切术确实降低了 HIV 感染的风险。例如，在非洲撒哈拉以南的地区进行的 3 项男性包皮环切术随机对照临床研究结果显示：在南非、乌干达和肯尼亚参加临床实验人数有 11 304 人，其中在南非的实验结果显示 - 随机分配到包皮环切组的男性 HIV 感染率比等待进行手术组的男性低 60%，但由于存在部分包皮环切组的人没有完成包皮环切术等因素影响，因此对数据重新整理后再分析发现包皮环切组比未施行包皮环切组的男性 HIV 感染率下降了 76%；无独有偶，在肯尼亚和乌干达的研究亦发现包皮环切组与等待包皮环切组男性相比，HIV 感染率分别降低了 53% 和 51%，数据的重新分析同样发现包皮环切组比未施行包皮环切组的男性 HIV 感染率分别下降了 60% 和 55%。为此，WHO 与 UNAIDS 于 2007 年召集相关学科专家进行咨询会议，并发表了有关包皮环切用于艾滋病预防的 11 条结论和 43 条建议，其内容主要如下：男性包皮可预防 HIV 自女性传递给男性，降低感染率达 60%；男性包皮环切术可有效阻止 HIV 感染，推广男性包皮环切术应视为预防男性 HIV 异性传播的重要措施之一；数学模型研究结果显示，推广包皮环切术在今后 20 年内可减少 570 万人感染 HIV，减少 300 万人死于 HIV 感染。2008 年，美国疾病控制与预防中心针对上述有关研究发表报告指出：男性包皮环切术可作为预防艾滋病的方法之一。

（二）男性包皮环切术减少 HIV 感染风险的原因是什么

为什么包皮环切术后能显著减少 HIV 感染风险呢？其可能的预防机制如下：①包皮过长或包茎常在包皮与阴茎龟头间积聚包皮垢和形成潮湿环境，可能利于病毒的生存，包皮环切术后可充分暴露阴茎头与冠状沟，从而消除潮湿的微环境；②男性包皮内板皮肤与外板皮肤组织结构有明显的差异，前者皮肤组织角质层较薄，比后者更易摩擦损伤或形成溃疡感染等，病原体易经此易感途径侵入机体，包皮环切术切除大部分包皮内板皮肤，消除这些易感因素；③包皮内板皮肤黏膜层含有较多的 HIV 靶细胞，如朗格汉斯细胞 (Langerhans 细胞) 以及 CD4 T 细胞和巨噬细胞等，包皮环切术后，这些靶细胞数将大量减少。由上可知，包皮内板和系带等部位是 HIV 的主要侵入途径，病毒与靶细胞表面受体结合后侵入细胞内进行大量复制，并随之游走到远处淋巴结传播给更多的 CD4 T 细胞。包皮环切后，随着易感因素被清除，可以减少 HIV 感染的风险率。

（三）如果包皮环切术能够如此有效地减少 HIV 感染概率，在我国应怎样去推广

自 1985 年我国发现第一例 HIV 感染者以来，HIV 感染流行趋势日益严峻。据报道，我国 2006 年新发现的 HIV 感染人数中，20 ～ 39 岁的青年人占 78.96%。WHO/UNAIDS/UNICEF 在 2008 年公布的 1990—2007 年中国 HIV/AIDS 流行病学研究数据显示，我国成人中 HIV/ATOS 发病率有明显上升趋势。我国目前防治艾滋病的形势相当严峻，由于宣传教育不够，广大人民群众缺少预防 HIV 的相关知识。

我国 2003 ～ 2007 年发表的相关男性生殖健康报告显示：包皮过长比例为 43.9%，包茎比例为 11.55%。但是，由于缺乏对包皮环切术益处的基本认识和受我国传统文化思想的影响等，我国目前包皮环切术率约为 2.66%，明显低于全球 30% 左右的环切率，更远远低于韩国 90% 的环切率。我国人口众多，防治艾滋病的工作任重而道远，既然包皮环切术能够如此有效地减少 HIV 感染的概率，那么在我国迫切需要宣传和开展这些工作。WHO 呼吁世界各国重视包皮环切术预防艾滋病的作用和深远意义，并认为男性包皮环切术是预防 HIV 感染的里程碑。我国学者响应此号召，已有多家研究机构参与标准化包皮环切术推广研究工作，并同时提出了多项建议，如尽快将包皮环切术纳入医保范围、制定包皮环切术标准化培训、推广应用计划和进一步开展包皮环切术预防艾滋病的研究工作和扩大化宣传教育工作，相信随着这些举措的执行和工作的开展，必将明显提高我国全民生殖健康水平，降低我国艾滋病感染率，促进我国社会经济和文化生活良性发展。

二、包皮环切术对男性性功能的影响

包皮过长是男性外生殖器常见的一种畸形，它不仅可以妨碍排尿，而且易导致包皮垢沉积、反复发作包皮阴茎头炎及上行性尿路感染，并可诱发阴茎癌，对未成年人会影响阴茎的发育，对成人会影响正常的性生活。包皮环切术是目前治疗包皮过长最常见的外科手术，也是预防和治疗反复发作的包皮龟头炎、包茎的常见手术，并对尿道炎、前列腺炎有一定的防治效果。其方法简单，作用直接，效果好，广泛应用于临床。但由于包皮环切术是对男性生殖器进行手术，常给人们带来会影响性功能的心理负担。本章节主要介绍包皮环切术与男性性功能之间的关系。

有许多学者认为，包茎或包皮过长患者因包皮腔内长期潮湿，有利于细菌生长，并发前列腺炎概率大大增加，而慢性前列腺炎易引起阳痿、早泄等性功能障碍。包皮环切术不仅有助于

包皮龟头的局部卫生，也有利于防止前列腺炎等疾病的发生。因此，包皮环切术有利于改善患者的性功能。但亦有学者认为单纯包皮过长若能保持清洁，一般不需手术，同时包皮环切术后，因龟头上皮在某种程度上发生角化，进而龟头对性刺激触觉的敏感度减退，从而对性功能产生不利影响。国外有医疗机构准备给那些婴儿期做过包皮环切的成年人采用外科手段修复其包皮，以期望增加性感觉。包皮环切术对于男性性功能的影响一直以来是一个长期争论的话题。针对此两种观点，国内外学者对包皮环切术与男性性功能的影响做了大量的临床实验研究，现已初步得到共识，汇报如下：

包皮在正常情况下覆盖在阴茎头上，起到保护作用。包皮中含有丰富的血供和神经分布，尤以包皮边缘带为甚。包皮中含有大量的机械性刺激感觉受体，其中大部分为触觉小体，在包皮皮肤与黏膜交界处分布最为丰富，拥有良好的精细触觉，是一种专门化、特有的唤起情欲的组织，是性生活的主要感受部位和性高潮启动点。而包皮环切术切除了阴茎皮肤 33% ～ 50% 以及几乎所有的司职精细感觉的神经末梢触觉小体，可能会对男性性功能产生影响。阴茎背神经在男子性功能中起重要作用，而该神经的末梢组织在环切时被切除亦可能对男子性功能产生影响。环切可改变阴茎的敏感性，而环切男子阴茎的勃起硬度、射精快感和配偶的评价又与阴茎敏感性变化密切相关。由于环切的切除部位是位于近冠状沟处和 BUCK 筋膜之上，很难伤及海绵体动脉和阴茎背神经干，而两者对阴茎的勃起功能起着至关重要的作用，因此，环切后的阴茎敏感性变化可能与切除包皮处的神经末梢有关。

阴茎龟头主要分布着司职粗感觉的游离神经末梢。TAYLOR 和 COLD 研究发现包皮内板的所谓"皱褶区"具有丰富的司职精细感觉的触觉小体。切除皱褶区本身就可引起阴茎敏感性变化，并可能打破龟头处游离神经末梢与包皮内板处触觉小体之间的平衡。有些学者认为包皮环切后神经再生可以形成新的神经末梢。而有些研究认为神经切除远端后，近端神经增生形成凌乱的树突团和纤维瘢痕。我们在以往的研究中发现包皮中的触觉小体在不同的年龄和包皮解剖形态中具有明显的差异，环切对阴茎敏感性影响可能与术前包皮中触觉小体的密度密切相关。

Temucins 和 Enkul 等通过对 42 名男性（平均年龄 22.3 岁）包皮环切术后患者进行 BMSFI(briefmalesexual functioninventory) 随访问卷和性生活射精时间调查显示：BMSFI 评分差异在包皮环切术前、术后没有统计学意义，而射精时间包皮环切术后较前显著延长。得出结论：男性包皮环切不会直接影响男性性功能，但它会影响射精时间，使时间延长，它是包皮环切术的一个优点而不是并发症，根据这个原理，我们可以有针对性地对一些临床当中早泄患者进行包皮环切术，以期达到治疗的目的。

早泄是男性性功能障碍的一种，是常见的射精功能障碍，发病率大约占成年男性的 35% ～ 50%，包皮环切术对早泄患者能起到一定的治疗作用。有报道称阴茎背神经选择性切断术治疗早泄有效率达 81%。包皮环切术虽然没有切断阴茎背神经，术后龟头充分暴露，股内侧皮肤、内裤的长时间摩擦刺激，使龟头、冠状沟感觉神经的敏感性有所下降，这样的刺激强度都在阴茎头生物感觉阈值之下，所以延长了阴茎头刺激诱发的体感，诱发电位潜伏期延长，从而使性交时间得以延长、性生活满意度提高。有报道认为，包皮环切术后环形瘢痕、阴茎头外露后的内裤摩擦等作用，使得阴茎勃起能力增强，阴茎头、系带部的敏感性降低，提高了性交时阴茎头的抗摩擦、抗刺激的能力，从而达到延长性交时间、改善心理障碍、得到性满足的结果。张世杰等报道，由于龟头的包皮过长，令其接受刺激少，敏感度高，易发生早泄，包皮环切术破坏了部分具有精细触觉神经受体的包皮，术后初期龟头敏感度较高，对内裤的轻微刺激难以耐受，随着时间的推移，龟头直接暴露于外界，其表面逐渐角质化，裸露龟头上皮层增厚，使其敏感度降低，逐渐提高射精阈，延缓射精，使性交时间延长和性满意度提高，起到治疗早泄的作用。

另外，包皮环切术可以帮助改变手淫的习惯。由于手术改变了阴茎局部的结构，给手淫者造成了不便，加之术后一段时间不能或不便局部刺激等，便于消除其依赖心理，纠正其行为，从而对改变手淫习惯起到了重要作用。

综上所述，男性包皮环切术后不会直接影响男性性功能，但它会延长男性射精的时间。根据这个观点，我们可以对一些临床中早泄患者进行包皮环切术，能达到一定的治疗作用。

（贾登国）

参考文献

[1] 吴肇汉，王国民 . 临床外科学 . 上海：上海医科大学出版社 .2000.08

[2]RobertJ.Baker，JosefE.Fischer. 临床外科学 . 天津：天津科技翻译出版有限公司 .2002.06

[3] 徐纪海 . 临床外科学 . 长春：吉林科学技术出版社 .2016.08

[4] 岳宏 . 精编实用临床外科学 . 西安：西安交通大学出版社 .2014.11

[5] 刘四清 . 临床外科学（上）. 济南：济南出版社 .2007.05

[6] 刘四清，邹可进，陈连斌 . 临床外科学（下）. 济南：济南出版社 .2007.05

[7] 凌宝存 . 临床外科学实践 . 北京：中国科学技术出版社 .2001.10

[8] 林治瑾 . 临床外科学（上）. 天津：天津科学技术出版社 .1995.06

[9] 齐兆生，计建华 . 临床外科学纲要 . 上海：上海科学技术出版社 .1996.06

[10] 祝玉堂 . 现代临床外科学 . 天津：天津科学技术出版社 .2009.03

[11] 逄锦忠，谢伟，程济栋 . 现代临床外科学 . 天津：天津科学技术出版社 .2011.08

[12] 温志大，郝景坤 . 高原临床外科学 . 成都：四川科学技术出版社 .1989.12

[13] 张玉奇 . 实用临床外科学 . 天津：天津科学技术出版社 .2007.07

[14] 林治瑾 . 临床外科学（下）. 天津：天津科学技术出版社 .1995.06

[15] 艾儒棣 . 中西医临床外科学 . 北京：中国医药科技出版社 .2002.01

[16] 张金坚 . 临床外科学 案例与对策 . 国立台湾大学医学院 .2002.01

[17]ROBERT J.BAKER JOSEF E.FISCHER . 临床外科学（第 4 版）下 . 天津：天津科技翻译出版有限公司 .2002.06

[18] 韦绪怀 . 中西医临床外科学 . 北京：中国中医药出版社 .1996.10

[19] 张金坚，郭文宏，黄实宏，等 . 临床外科学手术图谱 . 国立台湾大学医学院 .2002.02

[20] 赵勇刚，史海军 . 阶梯临床外科学（初级本）. 郑州：中原农民出版社 .2004.09